AF628036

Dagmar Dölcker

Körperliche Untersuchung für Heilpraktiker

4. Auflage

ELSEVIER

Elsevier GmbH, Bernhard-Wicki-Str. 5, 80636 München, Deutschland
Wir freuen uns über Ihr Feedback und Ihre Anregungen an kundendienst@elsevier.com

ISBN 978-3-437-55007-2
eISBN 978-3-437-05507-2

Alle Rechte vorbehalten
4. Auflage 2023
© Elsevier GmbH, Deutschland

Wichtiger Hinweis für den Benutzer
Die medizinischen Wissenschaften unterliegen einem sehr schnellen Wissenszuwachs. Der stetige Wandel von Methoden, Wirkstoffen und Erkenntnissen ist allen an diesem Werk Beteiligten bewusst. Sowohl der Verlag als auch die Autorinnen und Autoren und alle, die an der Entstehung dieses Werkes beteiligt waren, haben große Sorgfalt darauf verwandt, dass die Angaben zu Methoden, Anweisungen, Produkten, Anwendungen oder Konzepten dem aktuellen Wissensstand zum Zeitpunkt der Fertigstellung des Werkes entsprechen.
Der Verlag kann jedoch keine Gewähr für Angaben zu Dosierung und Applikationsformen übernehmen. Es sollte stets eine unabhängige und sorgfältige Überprüfung von Diagnosen und Arzneimitteldosierungen sowie möglicher Kontraindikationen erfolgen. Jede Dosierung oder Applikation liegt in der Verantwortung der Anwenderin oder des Anwenders. Die Elsevier GmbH, die Autorinnen und Autoren und alle, die an der Entstehung des Werkes mitgewirkt haben, können keinerlei Haftung in Bezug auf jegliche Verletzung und/oder Schäden an Personen oder Eigentum, im Rahmen von Produkthaftung, Fahrlässigkeit oder anderweitig übernehmen.

Für die Vollständigkeit und Auswahl der aufgeführten Medikamente übernimmt der Verlag keine Gewähr.
Geschützte Warennamen (Warenzeichen) werden in der Regel besonders kenntlich gemacht (®). Aus dem Fehlen eines solchen Hinweises kann jedoch nicht automatisch geschlossen werden, dass es sich um einen freien Warennamen handelt.

Bibliografische Information der Deutschen Nationalbibliothek
Die Deutsche Nationalbibliothek verzeichnet diese Publikation in der Deutschen Nationalbibliografie;
detaillierte bibliografische Daten sind im Internet über https://www.dnb.de abrufbar.

23 24 25 26 27 5 4 3 2 1

Für Copyright in Bezug auf das verwendete Bildmaterial siehe Abbildungsnachweis.

Das Werk einschließlich aller seiner Teile ist urheberrechtlich geschützt. Jede Verwertung außerhalb der engen Grenzen des Urheberrechtsgesetzes ist ohne Zustimmung des Verlages unzulässig und strafbar. Das gilt insbesondere für Vervielfältigungen, Übersetzungen, Mikroverfilmungen und die Einspeicherung und Verarbeitung in elektronischen Systemen.

In ihren Veröffentlichungen verfolgt die Elsevier GmbH das Ziel, genderneutrale Formulierungen für Personengruppen zu verwenden. Um jedoch den Textfluss nicht zu stören sowie die gestalterische Freiheit nicht einzuschränken, wurden bisweilen Kompromisse eingegangen. Selbstverständlich sind **immer alle Geschlechter** gemeint.

Planung: Stefanie Schröder, München
Projektmanagement: Ulrike Schmidt, München
Redaktion: Karin Beifuss, Ohmden
Rechteklärung: Katja Sieger-Schauer, München
Herstellung: Der Buchmacher, Arthur Lenner, Windach
Satz: Thomson Digital, Noida/Indien
Druck und Bindung: Printer Trento S.r.l., Trento/Italien
Umschlaggestaltung: SpieszDesign, Neu-Ulm
Titelfotografie: G. Kaiser, München

Aktuelle Informationen finden Sie im Internet unter **www.elsevier.de**

D. Dölcker

Körperliche Untersuchung für Heilpraktiker

Vorwort zur 4. Auflage

Das vorliegende Buch umfasst sämtliche Untersuchungstechniken, die im praktischen Alltag unabdingbar und auch Prüfungsgegenstand sind. Durch die unzähligen Möglichkeiten der apparativen Untersuchung droht die direkte körperliche Untersuchung zu verkümmern. Dieses Phänomen hat bedaucrlicherweise nicht nur im klassischen medizinischen Sektor (z. B. durch Sonografie und andere bildgebende Verfahren), sondern auch im naturheilkundlichen Sektor (etwa durch Irisdiagnostik oder kinesiologische Verfahren) immer mehr Gewicht bekommen, nicht zuletzt dadurch, dass Patientinnen und Patienten apparativen Untersuchungen eine überaus große Wertschätzung entgegenbringen.

Die direkte körperliche Untersuchung kann jedoch durch apparative Verfahren nicht ersetzt werden. Sie ist und bleibt, zusammen mit der sachgerecht erhobenen Anamnese, das erste und wichtigste Werkzeug bei der Diagnostik von Erkrankungen und liefert der aufmerksamen Therapeutin bzw. dem aufmerksamen Therapeuten eine ganze Flut von Befunden, Eindrücken und Besonderheiten des Körpers.

Es ist ratsam, zunächst die anatomischen Gegebenheiten des menschlichen Körpers zu verinnerlichen und dann die Technik der körperlichen Untersuchung geduldig an mehreren Menschen zu üben. Jeder Körper erzählt eine andere Geschichte und weist Eigenheiten auf, z. B. hinsichtlich des Hautturgors, der Muskelspannung oder der Verteilung von Fettgewebe, die als Normvarianten angesehen werden können. Wenn man weiß, was „Normalbefunde" sind, können auch pathologischen Veränderungen wahrgenommen und interpretiert werden.

In der 4. Auflage wurden zahlreiche Abbildungen, die zum Verständnis beitragen, ergänzt. Das Kapitel zur Untersuchung der Geschlechtsorgane ist ebenfalls neu und komplettiert die Untersuchungstechniken.

An dieser Stelle danke ich Frau Schröder und Frau Schmidt für die gute und konstruktive Zusammenarbeit. Frau Beifuss danke ich herzlich für zahlreiche Anregungen und die wunderbare redaktionelle Bearbeitung des Manuskripts.

Ich wünsche Ihnen viel Freude und Erfolg bei Ihrer Praxistätigkeit.

München, im März 2023
Dagmar Dölcker

Benutzerhinweise

Folgende Kästen helfen Ihnen bei der Orientierung:

MERKE
Besonders wichtige Inhalte

PRAXISTIPP
Nützliche Hinweise für die Praxis

WEITERFÜHRENDE DIAGNOSTIK
Zusammenfassung der weiterführenden Diagnostik bei ausgewählten Erkrankungen

Anamnese und Untersuchungsbogen

Die Bögen zum Download und Ausdrucken können Sie online abrufen unter https://else4.de/30g oder über nebenstehenden QR-Code.

Fehler gefunden?

An unsere Inhalte haben wir sehr hohe Ansprüche. Trotz aller Sorgfalt kann es jedoch passieren, dass sich ein Fehler einschleicht oder fachlich-inhaltliche Aktualisierungen notwendig geworden sind. Sobald ein relevanter Fehler entdeckt wird, stellen wir eine Korrektur zur Verfügung. Mit diesem QR-Code gelingt der schnelle Zugriff.

https://else4.de/978-3-437-55007-2

Wir sind dankbar für jeden Hinweis, der uns hilft, dieses Werk zu verbessern.
Bitte richten Sie Ihre Anregungen, Lob und Kritik an folgende E-Mail-Adresse: kundendienst@elsevier.com

Abkürzungen

↑	erhöht
↓	erniedrigt
A.	Arteria
ABI	Ankle Brachial Index
ACE	Angiotensin Converting Enzyme
ACR	American College of Rheumatology
ADHS	Aufmerksamkeitsdefizit-/Hyperaktivitätsstörung
AFP	Alpha-Fetoprotein
Ak	Antikörper
ANA	antinukleäre Antikörper
ANCA	antineutrophile cytoplasmatische Antikörper
AP	alkalische Phosphatase
ASL	Antistreptolysin
AT	Antithrombin
BMI	Body-Mass-Index
BNP	Brain-Natriuretic Peptide
BPH	benigne Prostatahyperplasie
BSG	Blut(körperchen)senkungsgeschwindigkeit
BWS	Brustwirbelsäule
CA	Cancer Antigen
Ca^{2+}	Kalzium
CDT	carbohydrate-deficient transferrin (kohlenhydratdefizientes Transferrin)
CEA	carcinoembryonales Antigen
CK(-MB)	Kreatinkinase (MB: in Herzmuskelzellen vorkommend)
Cl^-	Chlorid
CLL	chronische lymphatische Leukämie
CML	chronische myeloische Leukämie
CO-Hb	Carboxyhämoglobin
COPD	chronisch-obstruktive Lungenerkrankung
COVID	corona virus disease
CRP	C-reaktives Protein
CT	Computertomografie, -gramm
CVI	chronische venöse Insuffizienz
EBV	Epstein-Barr-Virus
EEG	Elektroenzephalografie, -gramm
EHEC	enterohämorrhagische *Escherichia coli*
EKG	Elektrokardiografie, -gramm
ERCP	endoskopische retrograde Cholangiopankreatikografie
ETEC	enterotoxische *Escherichia coli*
evtl.	eventuell
FEV	forciertes exspiratorisches Volumen
FSH	follikelstimulierendes Hormon
γ-GT	Gamma-Glutamyltransferase
ggf.	gegebenenfalls
GLDH	Glutamatdehydrogenase
GOT	Glutamat-Oxalacetat-Transaminase
GPT	Glutamat-Pyruvat-Transaminase
HCG	humanes Choriongonadotropin
HCV	Hepatitis C
HDL	High-Density-Lipoprotein
HiB	*Haemophilus influenzae* B
HIV	humanes Immundefizienzvirus
HLA	humanes Leukozytenantigen
HNO	Hals-Nasen-Ohren
HWS	Halswirbelsäule
i. d. R.	in der Regel
i. S.	im Serum
i. U.	im Urin
i. v.	intravenös
i. m.	intramuskulär
ICR	Interkostalraum
IfSG	Infektionsschutzgesetz
IgE	Immunglobulin
inkl.	inklusive, einschließlich
INR	International Normalized Ratio
ISG	Iliosakralgelenk
K^+	Kalium
KHK	koronare Herzerkrankung
LDH	Laktatdehydrogenase
LDL	Low-Density-Lipoprotein
LH	luteinisierendes Hormon
LWS	Lendenwirbelsäule
M(m).	Musculus, -i
MCL	Medioklavikularlinie
Mg^{2+}	Magnesium
min	Minute
MRT	Magnetresonanztomografie, -gramm
MS	multiple Sklerose
N(n).	Nervus, -i
Na^+	Natrium
o. B.	ohne Befund
OP	Operation
p. m.	punctum maximum
pAVK	periphere arterielle Verschlusskrankheit
PCHE	Pseudocholinesterase
PSA	prostataspezifisches Antigen
PTT	partielle Thromboplastinzeit
RF	Rheumafaktor
RKI	Robert Koch-Institut
Rö	Röntgen
RR_{diast}	Blutdruck nach Riva-Rocci, diastolischer Wert
RR_{syst}	Blutdruck nach Riva-Rocci, systolischer Wert
SCCA	squamous cell carcinoma antigen
SLE	systemischer Lupus erythematodes
STH	somatropes Hormon (Wachstumshormon)
STI	sexually transmitted diseases (sexuell übertragbare Krankheiten)
STIKO	Ständige Impfkommission am Robert Koch-Institut
TAK	Thyreoglobulin-Antikörper
TEE	transösophageale Echokardiografie
Tg-Ak	Thyreoglobulin-Antikörper
TIA	transitorische ischämische Attacke
TPO	Thyreoperoxidase
TRAK	Thyreotropin-Rezeptor-Autoantikörper
TSH	Thyreoidea-stimulierendes Hormon

TTE transthorakale Echokardiografie
TVT tiefe Venenthrombose
u. a. unter anderem, und andere
u. U. unter Umständen
V(v). Vena, -ae
V. a. Verdacht auf
z. B. zum Beispiel
Z. n. Zustand nach
ZNS zentrales Nervensystem

Abbildungsnachweis

Der Verweis auf die jeweilige Abbildungsquelle befindet sich bei allen Abbildungen im Werk am Ende des Legendentextes in eckigen Klammern. Alle nicht besonders gekennzeichneten Grafiken und Abbildungen © Elsevier GmbH, München.

A400 Reihe Pflege konkret, Elsevier GmbH, Urban & Fischer Verlag, München
E273 Mir A. Atlas of Clinical Diagnosis. 2nd ed. Elsevier / Saunders 2003
E288 Forbes C, Jackson W. Color Atlas and Text of Clinical Medicine. 3rd ed. Elsevier / Mosby 2003
E376 Cameron, M. H./Monroe, L.: Physical Rehabilitation - Evidence-Based Examination, Evaluation and Intervention, 1st Ed., Elsevier Saunders, 2007.
E402 Drake RL, et al. Gray's Anatomy for Students. 1st ed. Elsevier / Churchill Livingstone 2005
E420 Talley N, O'Connor S. Clinical Examination: A Systematic Guide to Physical Diagnosis. 6th ed. Elsevier / Churchill Livingstone Australia 2010
E426 Kanski J. Clinical Diagnosis in Ophthalmology. 1st ed. Elsevier / Mosby 2005
E427 DeWit SC, et al. Medical-Surgical Nursing – Concepts & Practice. 1st ed. Elsevier 2009
E451 Borzova E, et al. Clinical Immunology. 3rd ed. Elsevier / Saunders 2008
E508 Swartz MH. Textbook of Physical Diagnosis. History and Examination. 5th ed. Elsevier / Saunders 2006
E522-001 Black JM, et al. Medical-Surgical Nursing. Clinical Management for Positive Outcomes. 6th ed., Philadelphia: Saunders 2001
E536 Colledge D, et al. Davidson's Principles and Practice of Medicine. 21st ed. Elsevier / Churchill Livingstone 2010
E585-001 Habif TP. Clinical Dermatology – A Color Guide to Diagnosis and Therapy. 5th ed. Elsevier / Mosby 2010
E748 Seidel H, et al. Mosby's Guide to Physical Examination. 7th ed. Elsevier / Mosby 2011
E772 Regezi J, et al. Oral Pathology. 5th ed. Elsevier / Saunders 2007
E916 Stephenson C. The Complementary Therapist"s Guide to Conventional Medicine: A Textbook and Study Course. 1st ed. Elsevier / Churchill Livingstone 2011
E948 James W, et al. Andrews' Diseases of the Skin: Clinical Dermatology. 10th ed. Elsevier / Saunders 2006
E987 Des Jardins T. Clinical Manifestations and Assessment of Respiratory Disease. 6th ed. Elsevier / Mosby 2010
E989 Magee D. Orthopedic Physical Assessment. 5th ed. Elsevier / Saunders 2008
E990 Arndt K. Procedures in Cosmetic Dermatology: Scar Revision. Elsevier / Saunders 2006
E991 Nouri K. Techniques in Dermatologic Surgery. 1st ed. Elsevier / Mosby 2003
E992 Firestein G, et al. Kelley's Textbook of Rheumatology. 9th ed. Elsevier / Saunders 2013
E988 Wilson SF, Giddens J: Health assessment for nursing practice, ed 4, St Louis, 2009, Mosby.
F111-003 Alkhalifah A, et al. Alopecia areata update Part I. Clinical picture, histopathology, and pathogenesis. In: Journal of the American Academy of Dermatology 2010; 62(2): 177–188. Elsevier
F111-006 Aguilar-Bernier M, et al. Presence of perineuritis in a case of papular purpuric gloves. In: Journal of the American Academy of Dermatology 2006; 54(5): 896–899, Elsevier
F501 Minsue Chen T. A much-delayed complication. In: The American Journal of Medicine 118(8): 833–835
F853-002 Scully C, Mignogna M. Oral mucosal disease: Pemphigus. In: British Journal of Oral and Maxillofacial Surgery 2008; 46(4): 272–277. Elsevier
G753-002 Salmon JF. Kanski's Clinical Ophthalmology. 9th ed. Elsevier / Saunders 2020
K116 G. Kaiser, München
K183 Eckhard Weimer, Würselen
L106 Henriette Rintelen, Velbert
L126 Dr. med. Katja Dalkowski, Erlangen
L127 Jörg Mair, Illustration, München
L138 Martha Kosthorst, Borken
L141 Stefan Elsberger, Planegg
L143 Heike Hübner, Berlin
L157 Susanne Adler, Lübeck
L190 Gerda Raichle, Ulm
L231 Stefan Dangl, München
L234 Helmut Holtermann, Dannenberg
L235 Willi Schittek, Duisburg
L238 Sonja Klebe, Löhne
L255 Irina Kart, Berlin
M108 H. J. Frercks, Bad Malente
M111 Prof. Dr. med. U. Amon, Hohenstadt
M123 Prof. Dr. med. T. Dirschka, Wuppertal
M180 Prof. Dr. med. V. Hach-Wunderle, Frankfurt am Main
O1107 Dr. Helmuth Ferner - Privatklinik Döbling, Wien
R246 Gruber G, Hansch A. Kompaktatlas Blickdiagnosen in der Inneren Medizin. 2. A. Elsevier / Urban & Fischer 2009
R284 Kiechle M. Gynäkologie und Geburtshilfe. 2. A. Elsevier / Urban & Fischer 2011
S123 Classen M, Diehl V, Kochsiek K. Innere Medizin. 3. A. München: Urban & Schwarzenberg 1994
S700 Sobotta-Archiv: Sobotta. Atlas der Anatomie des Menschen, div. Aufl., Elsevier Urban & Fischer
S700-L127 Jörg Mair, Illustration, München in Sobotta Atlas der Anatomie

Inhaltsverzeichnis

Online: Anamnese- und Untersuchungsbögen zum Download und Ausdrucken

https://else4.de/30g

KAPITEL

1 Anamnese

Die Anamnese (griech. „anamnesis" = Erinnerung) hat das Ziel, die **Symptome** und die **Krankengeschichte** der Patientin bzw. des Patienten zu erfassen und durch gezielte Nachfrage eine (Verdachts-)Diagnose zu ermitteln. Ferner sollen etwaige persönliche, soziale oder berufliche **Probleme** aufgedeckt und das Krankheitsverständnis soll eruiert werden.

Die Anamnese kann in Form einer Eigenanamnese oder einer Fremdanamnese erfolgen:

- Bei der **Eigenanamnese** führt die Therapeutin bzw. der Therapeut ein Gespräch mit dem Patienten selbst.
- Die Erhebung der **Fremdanamnese** erfolgt unter Einbeziehung von Dritten (z. B. bei Kindern, Jugendlichen, bewusstlosen Patienten, alten Menschen oder desorientierten Patienten).

Die Erhebung der Anamnese hat einen sehr hohen Stellenwert. Eine gut und gezielt erhobene Anamnese führt zumeist zur (Verdachts-)Diagnosestellung. Neben der Diagnosefindung ist sie die Basis für eine fruchtbare therapeutische Beziehung.

1.1 Voraussetzungen für eine erfolgreiche Anamnese

Beachten Sie bei der Erhebung der Anamnese folgende Punkte:

- Wählen Sie einen sauberen, ruhigen, hellen und angemessen temperierten Raum. Die meisten Patienten sind vor einem Besuch in der Arzt-, Heilpraktiker- oder Psychotherapeutenpraxis aufgeregt. Laute Gespräche oder Straßengeräusche wirken sich zusätzlich irritierend aus.
- Begrüßen Sie den Patienten mit Namen, formaler Anrede und ggf. Händedruck. In Pandemiezeiten wird auf den Händedruck verzichtet. Angepasste Hygieneregeln, gesetzliche Vorschriften und Empfehlungen der Fachkreise sind an dieser Stelle zu berücksichtigen.
- Falls Sie über Vorabinformationen verfügen, z. B. Arztbriefe, Untersuchungs- oder Laborbefunde, studieren Sie diese Inhalte im Vorfeld genau und prägen Sie sich den Inhalt ein.
- Führen Sie das Gespräch auf Augenhöhe und in ausreichender, aber nicht zu großer Distanz. Günstig ist ein Platz, an dem Sie dem Patienten zugewandt sitzen (nicht den Rücken oder die Seite zuwenden). Hören Sie aufmerksam zu. Dokumentieren Sie erst anschließend die Symptome und Befunde im Computer oder in einer Patientenkartei, da sonst wichtige Informationen aus der Beobachtung verloren gehen können.
- Planen Sie ausreichend Zeit ein. Der Patient sollte den Eindruck gewinnen, dass Sie Zeit haben zuzuhören und ihn mit seinen Beschwerden, Sorgen und Ängsten ernst nehmen. Jeder Zeitdruck wird dazu führen, dass der Patient die Beschwerden nicht vollständig angibt und ein Vertrauensverhältnis nur schwer zustande kommt.
- Vermeiden Sie Unterbrechungen und Störungen, z. B. durch Telefonklingeln, private Unterhaltungen oder E-Mail-Abfragen.
- Wählen Sie ein angemessenes Sprachniveau und vermeiden Sie eine Überlastung mit medizinischen Termini, die der Patient nicht verstehen kann.
- Es empfiehlt sich, offene Fragen zu stellen, z. B. „Was führt Sie zu mir?", „Wie kann ich Ihnen helfen?" oder „Was kann ich für Sie tun?"
  Warten Sie die Antwort geduldig ab. Vorabantworten verfälschen die Angaben und lassen Unruhe aufkommen.
- Vermeiden Sie Suggestivfragen wie z. B. „Ihr Urin ist doch dunkel, nicht wahr?"
- Hinterfragen Sie „Eigendiagnosen" des Patienten und lassen Sie sich die Symptome genau beschreiben. Häufig korrelieren diese nicht mit den medizinischen Termini. Ein Patient, der z. B. von Magenschmerzen berichtet, muss noch keine Magenschmerzen haben, wenn der Schmerz sich objektiv z. B. im linken Unterbauch befindet.
- Fassen Sie zum Abschluss des Gesprächs die vom Patienten geschilderten Beschwerden noch einmal zusammen.
- Achten Sie auf das eigene Erscheinungsbild. Die Therapeutin bzw. der Therapeut sollte an eine gute Körperpflege denken, saubere, möglichst neutrale Kleidung tragen, weitgehend auf Schmuck, ausgefallene Kleidung und extravagante Accessoires verzichten. Die Nägel sollten kurz und unlackiert sein.

1.2 Erhebung der Anamnese bei alten Menschen

Die Erhebung der Anamnese bei älteren Menschen erfolgt grundsätzlich wie in diesem Kapitel ausgeführt. Zusätzlich jedoch sollten einige Besonderheiten und Syndrome, die mit dem Alter gekoppelt sind oder häufiger im Alter auftreten, berücksichtigt werden. Dazu zählen die reduzierte Mobilität oder Immobilität, Sturzneigung, Fehl- und Mangelernährung aus unterschiedlichsten Gründen (u. a. eingeschränkte Fähigkeit einzukaufen, zu kochen oder selbstständig zu essen, Armut, kognitive Einbußen, Vorerkrankungen wie Herzinsuffizienz, Arthrose usw.), sensorische Defizite (Hörschwäche, Visuseinbußen, Polyneuropathie), die mit eingeschränkter psychischer und körperlicher Leistungsfähigkeit einhergehende Gebrechlichkeit (Frailty-Syndrom) und die Multimorbidität.

Im Zuge der Anamnese sollte die soziale Situation des Patienten genau erfasst werden (➤ Kap. 1.11). Zusätzlich sollte die **Alltagskompetenz** (Basisaktivitäten des täglichen Lebens) erhoben werden. Dafür eignet sich der **Barthel-Index**, mit dem sich die Pflegebedürftigkeit bzw. Selbstständigkeit von Patienten beurteilen lässt. Folgende Kriterien werden erfasst: Essen, Baden, Körperpflege, An- und Auskleiden, Stuhl- und

Urinkontrolle, Toilettenbenutzung, Bett-bzw. Stuhltransfer, Mobilität und Treppensteigen. Bei den genannten Aspekten können maximal 100 Punkte vergeben werden; damit wird der Patient als selbstständig eingestuft. Bei einer Punktzahl von 85–95 gilt der Patient als punktuell hilfebedürftig, bei 35–80 Punkten als hilfebedürftig und bei einer Punktzahl zwischen 0 und 30 als weitgehend pflegeabhängig.

Gelegentlich kann es sinnvoll sein, die Anamnese und die körperliche Untersuchung terminlich zu trennen, weil die Konsultation sonst zu lange dauert und die Patienten nur begrenzt belastbar sind. Während der Untersuchung ist ein Fokus auf die Kognition bzw. kognitive Einbußen, die Stimmung und Mobilität zu richten, um den Hilfebedarf und den Umfang therapeutischer Maßnahmen abschätzen zu können.

1.3 Erster Eindruck

Einen ersten Eindruck gewinnt man bereits, wenn die Patientin oder der Patient zur Tür hereinkommt. Dieser Ersteindruck ist wichtig, weil er zum einen wichtige Informationen zur Erkrankung liefert, aber zum anderen auch auf ein potenzielles Notfallgeschehen hindeuten kann. Auf die folgenden Kriterien sollte ein Augenmerk gelegt werden.

1.3.1 Konstitution des Patienten

Die Konstitution eines Menschen wird nach dem Psychiater Ernst Kretschmer in ursprünglich drei Typen unterteilt: den leptosomen, den athletischen und den pyknischen Typ. Der vierte, dysplastische Typ ist eine Sammelbezeichnung für viele unterschiedliche kleinere Gruppen. Das Ziel der Typeneinteilung ist die Zuordnung von Charaktermerkmalen, psychischen Varianten des Verhaltens oder auch somatischen Erkrankungen zum jeweiligen Typus. Reine Typen sind eher selten, häufiger kommen Mischtypen vor. Diese Methode der Typenzuordnung ist umstritten.

- **Leptosomer (asthenischer) Typ:** hagerer Mensch mit dünnen Gliedmaßen und ohne Neigung zur Gewichtszunahme. Dieser Typ neigt u. a. zum abstrakten Denken und zur Detailforschung.
- **Athletischer Typ:** kräftig-sportlicher, muskelbetonter Typ mit breiten Schultern und Brustkorb, der u. a. als wenig innovativ, aber durchsetzungsfähig gilt.
- **Pyknischer Typ:** hat weiche, runde Formen – besonders im Gesicht und am Bauch – und eine besondere Neigung zur Gewichtszunahme. Der Hals ist kurz, und die Gliedmaßen sind dünn. Dieser Typ zeichnet sich u. a. durch Geselligkeit, Ruhe bis hin zu Trägheit aus.
- **Dysplastischer Typ:** Kennzeichnend ist eine angeborene oder erworbene Formstörung des Körpers, die mit einer Über- oder Unterentwicklung einzelner Körperpartien verbunden ist. Der übrige Körper ist dabei normal entwickelt. Dazu zählen z. B. Kleinwuchs oder Hochwuchs. Die charakterlichen Eigenschaften sind im Wesentlichen dem leptosomen Typen gleich.

1.3.2 Wuchs

Der Wuchs des Menschen kann auf Erkrankungen oder mögliche psychische Belastungen hinweisen.

- **Kleinwuchs:** Kennzeichnend ist eine Körpergröße < 3. Perzentile, durch vor allem verminderte Wachstumsgeschwindigkeit und / oder verkürzte Wachstumsdauer. Ursachen können genetische Komponenten sein, z. B. familiärer Kleinwuchs, konstitutionelle Entwicklungsverzögerung, Turner-Syndrom oder Trisomie 21, Zöliakie, Hypophysenerkrankungen, Hypothyreose, Rachitis, Osteogenesis imperfecta (Glasknochenkrankheit) oder Achondroplasie (disproportionierter Kleinwuchs).
- **Hochwuchs** (Großwuchs): Kennzeichnend ist eine Körpergröße jenseits der 97. Perzentile. Der Hochwuchs kann in Makrostomie oder Großwuchs (Männer > 1,92 m, Frauen > 1,80 m) und Gigantismus oder Riesenwuchs (Männer > 2,00 m, Frauen > 1,85 m) eingeteilt werden. Als Ursachen kommen familiäre Formen in Betracht, hormonelle Verschiebungen, z. B. STH-produzierende Tumoren (seltener eine externe Zufuhr), oder genetische Aberrationen, z. B. Marfan-Syndrom oder Klinefelter-Syndrom.

1.3.3 Ernährungszustand

Der Ernährungszustand liefert Informationen u. a. über mögliche (Folge-)Erkrankungen, z. B. metabolisches Syndrom oder Tumorgeschehen. Wichtig ist nicht nur die Erfassung des Ist-Zustands durch Messung des Gewichts und Berechnung des BMI, sondern auch die Beurteilung der Gewichtsentwicklung in den letzten Monaten bzw. Jahren.

- **Übergewicht und Adipositas:** Dieser Zustand entwickelt sich zumeist bei übermäßiger Zufuhr von energiedichten Lebensmitteln, häufig gepaart mit Bewegungsmangel, kann aber u. a. auch bei Hypothyreose, Cushing-Syndrom, Niereninsuffizienz, psychischen Erkrankungen oder als Medikamentennebenwirkung auftreten. Die Adipositas kann in eine stammbetonte und eine gluteofemorale Form eingeteilt werden. Die **stammbetonte Adipositas** (viszerale, zentrale Adipositas, Apfeltyp) geht mit deutlich mehr Folgeerkrankungen einher (u. a. arterielle Hypertonie, KHK, Apoplex, Schlafapnoesyndrom) und ist insgesamt gesehen ungünstiger als die **gluteofemorale Adipositas** (periphere, gynoide Adipositas, Birnentyp).
- **Untergewicht:** kann ein Hinweis auf eine Anorexia nervosa, Bulimie, Depression oder Hypothyreose sein. Um keine

voreiligen Schlüsse zu ziehen, ist eine genaue Befragung des Patienten nötig. Konsumierende Erkrankungen, wie z. B. Tumorerkrankungen oder chronisch-entzündliche Erkrankungen, gehen meist auch mit einer starken Gewichtsabnahme einher.

1.3.4 Körperhaltung

Die Körperhaltung kann wertvolle Hinweise auf diverse Erkrankungen geben, u. a.:

- **Gebückte Haltung:** kann bei strukturellen Erkrankungen, z. B. Osteoporose, Morbus Bechterew, als Schonhaltung bei Schmerzzuständen oder Morbus Parkinson auftreten.
- **Schwankende Haltung:** wird häufig bei Intoxikationen jeglicher Art, Innenohr- oder Kleinhirnerkrankungen eingenommen.
- **Schnelle Einnahme einer sitzenden Position:** typisch bei Dyspnoe, Muskelschwäche, Gebrechlichkeit im Alter oder Erschöpfungszuständen.
- **Unruhige Haltung:** kann begleitend auftreten bei Kolikschmerzen, endokrinen Störungen (vor allem Hyperthyreose), bei psychischen Erkrankungen (z. B. Schizophrenie, Suchterkrankungen).

1.3.5 Gangbild

Auffälligkeiten im Gangbild können Hinweise auf neuromuskuläre Erkrankungen geben, u. a.:

- **Wernicke-Mann-Gang:** Gangstörung, bei der das Bein gestreckt ist, der Fuß plantarflektiert und das betroffene Bein beim Gehen halbkreisförmig nach vorne bewegt (Zirkumduktion) wird. Der Arm ist nahe am Körper, Ellenbogen und Hand befinden sich in einer Beugehaltung. Der Wernicke-Mann-Gang tritt als Folge einer spastischen Hemiparese nach Schlaganfall oder bei multipler Sklerose auf und ist Ausdruck einer Pyramidenbahnläsion.
- **Scherengang:** entwickelt sich bei beidseitiger Spastik der Beine (spastischer Paraplegie), wobei die Spastik der Adduktoren im Vordergrund steht. Der Gang ist kleinschrittig; die Beine überkreuzen beim Gehen, und der Körper wird um das Standbein rotiert.
- **Steppergang (Storchengang):** entwickelt sind bei einer Peroneuslähmung. Die Dorsalextension des Fußes und der Zehen ist nicht möglich. Beim Gehen wird das gesamte Bein angehoben, und der Fuß wird nicht an der Ferse aufgesetzt, sondern zuerst mit den Zehen und dann mit der Ferse.
- **Gebundener Gang:** kleinschrittiger, schlurfender, vornübergebeugter Gang mit verminderter Spontanaktivität der Arme; typisch für Morbus Parkinson.
- **Ataktischer Gang:** Gangstörung, die als unsicherer, breitbeiniger, mit Fallneigung verbundener Gang definiert ist; kann z. B. bei Kleinhirnerkrankungen auftreten.

1.3.6 Gesichtsfarbe

Die unterschiedliche Gesichtsfarbe kann Hinweise auf bestehende Erkrankungen geben, u. a.

- **Blässe:** Mögliche Ursachen sind eine Anämie, konsumierende Erkrankungen oder ein Schockgeschehen. Blässe kann auch konstitutionell (ohne Krankheitswert) bedingt sein.
- **Röte:** tritt bei Aufregung, Polyglobulie, Hypertonie, Cushing-Syndrom oder Diabetes mellitus auf.
- **Ikterus:** Kennzeichnend ist eine Gelbfärbung zunächst der Skleren und dann der Haut; ist durch einen gestörten Bilirubinstoffwechsel bedingt. Mögliche Ursachen sind Hämolyse (prähepatischer Ikterus), Lebererkrankungen (intrahepatischer Ikterus), Erkrankungen der ableitenden Gallenwege (posthepatischer Ikterus).
- **Auffällige Bräune:** kann nach großzügiger Sonneneinstrahlung (Urlaubsreisen), bei Hämochromatose oder Morbus Addison auftreten.

1.3.7 Gesichtsausdruck, Veränderungen der Haut

Der Gesichtsausdruck und Hautveränderungen, besonders im Gesicht, sind das Erste, was die Aufmerksamkeit des Therapeuten auf ein potenzielles Krankheitsgeschehen lenkt. Dazu zählen:

- **Vollmondgesicht** (Mondgesicht, Facies lunata): Kennzeichnend ist eine runde Gesichtsform; begleitend tritt häufig eine Gesichtsrötung auf; typisch beim Cushing-Syndrom.
- **Reduzierte Mimik:** kann begleitend bei Morbus Parkinson, Depressionen oder Fazialisparese auftreten.
- **Tabaksbeutelmund:** Kennzeichnend sind eine kleine Mundöffnung und straffe Haut; wichtiges Symptom bei Sklerodermie.
- **Schmetterlingserythem:** Charakteristisch ist eine symmetrische, flache oder erhabene Rötung, die sich vom Nasenrücken bis zu den Jochbeinen und Wangen ausbreitet. Es kann bei systemischem Lupus erythematodes oder Rosazea auftreten oder bei Kindern ein Hinweis auf Ringelröteln sein.
- **Myxödem:** Typisch sind eine blass-gelbe, trockene Haut, Gewebeauftreibung und ein reduzierter Gesichtsausdruck; ein Symptom der Hypothyreose.
- **Quincke-Ödem:** Kennzeichnend ist eine akute, starke Schwellung, u. a. der Lider, Lippen mit häufig prall gespannter und glänzender Haut. Hinweis auf eine allergische Disposition bzw. allergische Reaktion.
- **Exanthem:** ein Hautausschlag, der Infektionskrankheiten, aber auch andere dermatologische oder internistische Erkrankungen begleiten kann. Eine Medikamentennebenwirkung ist ebenfalls in Betracht zu ziehen.

- **Facies hippocratica:** Kennzeichnend ist ein eingefallenes, blasses Gesicht mit tiefen Nasolabialfalten; sie kann bei schweren abdominalen Erkrankungen oder bei Agonie auftreten.
- **Facies mitralis:** Typisch sind eine rötlich-livide Verfärbung der Wangen und Lippenzyanose; kann ein Hinweis auf Herzerkrankungen, vor allem auf eine Mitralstenose sein.
- **Facies adenoidea** (Rachenmandelgesicht): Kennzeichnend sind ein offener Mund, eine hängende Unterlippe, Mundatmung und eine meist sichtbare Zungenspitze. Das Rachenmandelgesicht ist bei Kindern ein häufiger Befund bei Verlegung des Nasen-Rachen-Raums durch eine hyperplastische Rachenmandel.

Weiterhin wird der Eindruck vom Patienten durch das äußere Erscheinungsbild, Kleidung, persönliche Hygiene, Sprache, Mimik, Gestik und viele andere Faktoren bestimmt.

1.4 Ausschluss eines Notfalls

Patienten, die eine Praxis mit einer akuten Erkrankung aufsuchen, können sich in Lebensgefahr befinden. Sie müssen zeitnah notärztlich versorgt und ggf. in die nächstgelegene Klinik transportiert werden. ➤ Tab. 1.1 bietet eine Hilfestellung bei der Entscheidung, ob es sich um einen Notfall handelt oder nicht. Die Überprüfung der **Vitalparameter** wie Vigilanz, Blutdruck, Pulsfrequenz, Temperatur und Atemfrequenz dient dazu, objektive Befunde zu erheben.

Alle Patienten, die über die nachfolgend aufgeführten Ereignisse berichten, sollten zunächst ärztlich vorgestellt und untersucht werden:

- **Akute Schmerzen** unabhängig von der Region
- **Akute Dyspnoe**
- **Akute neurologische Ausfälle** (z. B. Sensibilitätsstörungen, Lähmungserscheinungen, Doppelbilder, epileptischer Anfall)
- **Akute Blutungen,**
- **Akutes hohes Fieber**
- **Blutdruckentgleisungen** (im Sinne einer hypertensiven Krise oder eines hypertensiven Notfalls)
- **Trauma**
- **Akute Herzrhythmusstörungen**
- **Suizidalität**

1.5 Basisdaten

Vor Beginn der Anamneseerhebung sollten Basisdaten des Patienten erfasst werden. Dazu zählen:

- Vollständiger Name mit Anschrift, Geburtsdatum und Telefonnummer, ggf. E-Mail-Adresse
- Versicherungsart: gesetzlich oder privat versichert, ggf. zusatzversichert

Tab. 1.1 Übersicht über die Vitalparameter

Vitalparameter	Normbereich	Pathologischer Bereich	Besonderheiten
Vigilanz	Wach, ansprechbar	• Benommenheit • Somnolenz • Sopor • Koma	Jede Vigilanzänderung stellt einen Notfall dar.
Pulsfrequenz	60–100/min	• Tachykardie: > 100/min • Bradykardie: < 60/min • Arrhythmie	Bei gut Trainierten ist eine Bradykardie physiologisch.
Blutdruck	RR_{syst} 100–139 mmHg RR_{diast} bis 90 mmHg	• Hypertonie: > 140 mmHg systolisch bzw. > 90 mmHg diastolisch • Hypotonie: systolisch < 100 mmHg	• Beidseitig messen • Schockindex = Pulsfrequenz ÷ systolischer Blutdruck (Merkhilfe: Pussy) – Schockindex = 1: Schockgefahr – Schockindex > 1: manifester Schock
Temperatur	36–37,1 °C	• Subfebril: 37,1–38,0 °C • Fieber: > 38,0 °C	Tagesschwankungen und Schwankungen zwischen den Messorten beachten
Atemfrequenz	11–18/min	• Tachypnoe: > 18/min • Bradypnoe: < 11/min	

- Kontaktpersonen
- Alter, Größe, Körpergewicht
- Aktuelle Vitalparameter: Blutdruck, Puls, Temperatur, Atemfrequenz

1.6 Aktuelle Anamnese

Im Mittelpunkt der Anamnese steht zunächst die **subjektive Hauptsymptomatik**. Die vom Patienten beschriebenen Symptome werden sehr häufig unstrukturiert vorgetragen. Zu Beginn einer Praxistätigkeit ist es daher sinnvoll, ein Schema im Kopf oder in Papierform zu haben, um wichtige anamnestische Angaben nicht zu vergessen. Im Laufe der therapeutischen Tätigkeit prägt sich das Anamneseschema so ein, dass die starre Einhaltung der Reihenfolge zugunsten einer flexiblen und situationsangepassten Befragung weicht.

Die aktuellen Symptome kann man anhand der **5 Ws** abfragen:

- **Was** führt Sie zu mir?
- **Wo** genau haben Sie Schmerzen? Strahlen die Schmerzen in eine andere (Nachbar-)Region aus?
- **Seit wann** bestehen die Schmerzen? Ist der Beginn akut oder schleichend gewesen? Haben Sie die gleichen Symptome schon mal gehabt?
- **Wie** ist der **Charakter** der Beschwerden? Sind die Beschwerden dumpf, pochend, stechend, kolikartig, konstant oder intermittierend?
- **Wie stark** sind die Schmerzen? Die subjektiv empfundene Schmerzstärke kann anhand einer Schmerzskala angegeben werden (0 = Schmerzfreiheit; 10 = stärkster vorstellbarer Schmerz; ➤ Abb. 1.1).
- **Warum?** Gibt es Auslösefaktoren? Zu den möglichen Auslösern zählen u. a. Unfälle, körperliche Arbeit, Wetter, Nahrungsaufnahme oder Emotionen.
- Weitergehende Fragen:
  - Sind bessernde oder verstärkende Faktoren bekannt?
  - Sind Begleitsymptome aufgetreten (beim Leitsymptom Kopfschmerz z. B. Übelkeit, Erbrechen, Sehstörungen)?
  - Was haben Sie bereits dagegen unternommen? Können Sie eine Veränderung der Schmerzen feststellen?

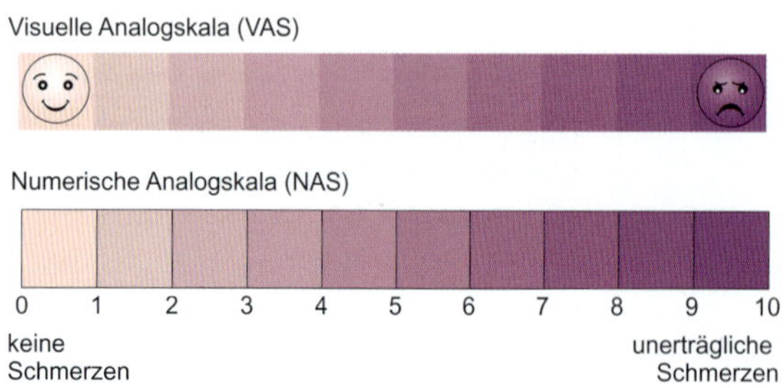

Abb. 1.1 Schmerzskala [L190]

1.7 Medizinische Vorgeschichte

Auf das Eruieren der aktuellen Beschwerdesymptomatik folgt die Erfragung der medizinischen Vorgeschichte. Sie dient der Erfassung von früheren Erkrankungen oder Anfälligkeiten, Operationen und Nebenerkrankungen, die mit dem aktuellen Beschwerdebild zusammenhängen können.

- Vorerkrankungen: Sind Sie in der Vergangenheit krank gewesen? Wie und mit welchem Erfolg wurde die Erkrankung behandelt? Wurde die Erkrankung ambulant oder stationär behandelt?
- Bestehen chronische Krankheiten (z. B. Asthma bronchiale, COPD, Stoffwechselerkrankungen, Hypertonie, Herzinsuffizienz)? Wurden bzw. werden die Erkrankungen behandelt?
- Bestehen kardiovaskuläre Risikofaktoren wie Übergewicht, Diabetes mellitus, Hypertonie, Hypercholesterinämie oder eine familiäre Belastung? Wurden bzw. werden die Erkrankungen behandelt?
- Operationen, Unfälle: Sind sie schon einmal operiert worden? Wenn ja, woran, wann und wo? Hatten Sie größere Unfälle bzw. Verletzungen?
- Erkrankungen im Kindesalter: Sind sie als Kind gehäuft krank gewesen? Wenn ja, woran waren Sie erkrankt?
- Vorsorgeuntersuchungen, Impfstatus: Nehmen Sie regelmäßig die Vorsorgeuntersuchungen in Anspruch? Welche Impfungen sind bei Ihnen in den letzten 10 Jahren durchgeführt worden? Sind COVID-Impfungen verabreicht worden? Wenn ja, wie oft?
- Geburtsanamnese: Haben Sie Kinder? Wenn ja, wie viele? Wie war der Verlauf der Schwangerschaften und Geburten? Wie haben sich die Kinder entwickelt?
- Psychische Vorerkrankungen: Hatten Sie schon einmal seelische Probleme? Gibt es in der Familie gehäuft psychische Erkrankungen?

1.8 Medikamentenanamnese

Die Medikamentenanamnese ist wichtig, um die aktuelle Therapie von Erkrankungen und die Compliance des Patienten zu eruieren. Aus einem Medikationsschema kann man ferner auf Erkrankungen schließen, die Patienten nicht angegeben haben oder die ihnen nicht bekannt sind. Empfehlenswert ist es, nach rezeptpflichtigen und rezeptfreien Medikamenten sowie nach Nahrungsergänzungsmitteln zu fragen. Ferner ist es sinnvoll, die Patienten zur subjektiven Wirkung bzw. zu den Nebenwirkungen der Medikamente sowie zu Unverträglichkeiten (Allergien) zu befragen.

Folgende Fragen sind zu stellen: Weswegen nehmen Sie das Medikament? Seit wann? In welcher Dosierung? Wie häufig am Tag? Von wem wurde es empfohlen? Haben Sie Nebenwirkungen festgestellt? Wenn ja, welche?

1.9 Vegetative Anamnese

Im Rahmen der vegetativen Anamnese werden folgende Körperfunktionen festgehalten:
- **B-Symptome:** Fieber, Schweiß bzw. Nachtschweiß, Gewichtsabnahme. B-Symptome können ein Hinweis auf konsumierende, Tumor-, chronisch-infektiöse oder chronisch-entzündliche Erkrankungen sein. Die Gewichtsabnahme ist ungewollt und beträgt meist 10 % des Ausgangsgewichts in den letzten 6 Monaten. Nachtschweiß gilt dann als Nachtschweiß, wenn die Patienten ihre Nachtwäsche wechseln müssen. Bei Fieber nach dem genauen Fieberverlauf fragen.
- **Schlaf:** Wie viele Stunden Schlaf brauchen Sie? Haben Sie Probleme mit dem Einschlafen oder Durchschlafen? Fühlen Sie sich ausgeschlafen?
- **Dyspnoe:** Leiden Sie unter Atemnot? Wenn ja, in welchen Situationen und seit wann?
- **Husten, Auswurf:** Haben Sie Husten? Wenn ja, wann im Tagesverlauf? Seit wann? Wie häufig? Haben Sie Auswurf? Wie viel? Wie sieht der Auswurf aus?
- **Appetit, Gewicht:** Wie ist Ihr Appetit? Haben Sie Gewicht verloren oder zugenommen? Wenn ja, wie viel und in welchem Zeitraum?
- **Durst:** Verspüren Sie Durst (bei älteren Menschen kann das Durstgefühl reduziert sein)? Wie viel trinken Sie pro Tag (ausgenommen Kaffee und alkoholische Getränke)?
- **Übelkeit, Erbrechen:** Leiden Sie unter Übelkeit oder Erbrechen? Wenn ja, wann im Tagesverlauf? Besteht ein Zusammenhang mit der Nahrungsaufnahme?
- **Stuhlgang:** Wie häufig haben Sie Stuhlgang? Welche Konsistenz? Welche Menge? Welche Farbe? Beimengungen?
- **Miktion:** Wie häufig? Brennen beim Wasserlassen? Nächtliches Wasserlassen? Besteht Inkontinenz?
- Bei Frauen Erhebung der **gynäkologischen Anamnese:** Erfragt werden erste und ggf. letzte Menstruation, Dauer, Stärke der Blutung, Zwischenblutungen, Einnahme von Ovulationshemmern, Schwangerschaften, Geburten und Fehlgeburten (Aborte).

1.10 Allergien

Allergien oder Unverträglichkeitsreaktionen finden sich bei rund 20 % der Patienten und nehmen an Häufigkeit zu. Sie können sich als leichte Hautrötung bis hin zum anaphylaktischen Schock manifestieren.
- Auslösende Substanzen: Sind bei Ihnen Allergien bekannt? Wenn ja, auf welche Stoffe (Pollen, Pflaster, Nahrungsmittel, Medikamente, Kontrastmittel)? In welchem zeitlichen Abstand kommt es zu einer Reaktion?
- Reaktionen: Wie reagieren Sie auf Allergene (Urtikaria, Quincke-Ödem, Asthma, anaphylaktischer Schock)? Wie oft ist eine Reaktion aufgetreten? Was haben Sie dagegen unternommen? Haben Sie ein Notfallset?

1.11 Sozialanamnese

Die Sozialanamnese kann Hinweise auf Erkrankungen und Risikofaktoren geben. Sie liefert Informationen über die Integration in das familiäre und soziale Gefüge. Durch die Berufsanamnese erhält man wertvolle Informationen über Risikofaktoren am Arbeitsplatz, die u. U. zu Berufskrankheiten führen können.
- **Beruf:** Was machen Sie beruflich? Wie sieht Ihr Arbeitsplatz aus? Bestehen physische oder psychische Belastungen am Arbeitsplatz? Wie sind Ihre Arbeitszeiten? Arbeiten Sie im Schichtdienst? Sind Sie schädlichen Stoffen ausgesetzt? Wenn ja, welchen?
- **Berentung:** Seit wann sind Sie berentet? Weswegen?
- **Familiäre Situation:** Leben Sie allein oder in einer Partnerschaft? Haben Sie Kinder? Bestehen Belastungen im familiären Umfeld? Sind Sie in der Lage, sich selbst zu versorgen?
- **Wohnsituation:** Haben Sie eine eigene Wohnung? Leben Sie bei Ihren Eltern, mit Ihrer Familie oder allein? Sind Sie obdachlos?
- **Freizeitaktivitäten:** Was machen Sie in Ihrer Freizeit? Welcher Aktivität gehen Sie nach? Was sind Ihre Hobbys?
- **Kulturelle und religiöse Überzeugungen:** Sie spielen eine wichtige Rolle für das Krankheitsverständnis und bei der Krankheitsbewältigung.

1.12 Genussmittelanamnese

Die Genussmittelanamnese (Nikotin- und Alkoholanamnese) ist von eminenter Wichtigkeit, um Risikofaktoren für bestimmte Erkrankungen abschätzen zu können, wie z. B. COPD, Leberzirrhose und chronische Pankreatitis. Weiterhin kann ein Genussmittelgebrauch bzw. -missbrauch die Symptomatik und Progredienz bestehender Erkrankungen verschlechtern. Auch ein – insbesondere intravenöser (i. v.) – Drogenabusus kann diverse Erkrankungen begünstigen und bestehende verschlechtern, z. B. Hepatitis und HIV-Krankheit.
- **Nikotin:** Rauchen Sie? Wenn ja, seit wann? Wie viel? Wie viele „Pack-Years“ sind erreicht (Anzahl der Raucherjahre × Anzahl der täglich gerauchten Zigarettenschachteln)?

- **Drogen:** Nehmen Sie Drogen? Wenn ja, welche? Wie oft? Seit wann?
- **Alkohol:** Trinken Sie Alkohol? Wenn ja, was? Wie viel? Wie oft? Hier ist eine Abschätzung der Alkoholmenge in Gramm wichtig. Bier enthält pro 0,5 l ca. 20–25 g Alkohol, 0,2 l Wein enthalten 20–30 g Alkohol, Schnäpse mit 40–50 % pro 0,02 l 8–10 g Alkohol.

Zur Abschätzung einer möglichen **Alkoholabhängigkeit** haben sich folgende CAGE-Fragen bewährt:

- **C***utting down:* Hatten Sie schon einmal das Gefühl, ihren Alkoholgenuss reduzieren zu müssen?
- **A***nnoyance by criticism:* Ärgern Sie sich über Kritik an Ihrem Trinkverhalten?
- **G***uilty feelings:* Haben Sie wegen ihres Alkoholkonsums Schuldgefühle?
- **E***ye opener:* Konsumieren Sie morgens Alkohol, um Ihre Leistungsfähigkeit zu steigern oder den morgendlichen Kater loszuwerden?

1.13 Sexualanamnese

Die Sexualanamnese muss nicht bei jeder Anamnese erhoben werden. Sie sollte aber bei entsprechender Symptomatik nicht vergessen werden, z. B. bei rezidivierender Zystitis, Fluor vaginalis, entzündlichen Prozessen an Genitalorganen. So ist es z. B. wichtig, die Anzahl der Sexualpartner zu ermitteln, da die Therapie einer Geschlechtskrankheit auch diese erfassen muss. Für viele Patienten stellt Sexualität ein delikates Thema dar. Eine kurze Erklärung der Relevanz vonseiten der Therapeutin oder des Therapeuten entspannt die Lage meist.

- **Sexualpartner:** Wie viele Sexualpartner haben Sie? Haben Sie Anhaltspunkte für Erkrankungen?
- **Libido, Potenz:** Wie oft haben Sie Geschlechtsverkehr? Haben Sie Erektionsprobleme? Treten Schmerzen beim Geschlechtsverkehr auf?
- **Verhütung, Schutz vor infektiösen Erkrankungen:** Verhüten Sie? Wenn ja, womit?
- **Übertragbare Krankheiten:** Haben Sie jemals an einer sexuell übertragbaren Erkrankung gelitten? Wenn ja, an welcher Erkrankung? Wie oft? Wie ist sie behandelt worden? Sind alle Sexualpartner behandelt worden?

1.14 Familienanamnese

Die Familienanamnese dient zum einen der Erfassung der im Folgenden genannten Erkrankungen, zum anderen aber auch der Todesursachen von Familienangehörigen.

- Erbkrankheiten: z. B. Mukoviszidose, Hämophilie
- Familiär gehäuft auftretende Erkrankungen: z. B. Diabetes mellitus, koronare Herzerkrankungen (KHK), atopische Erkrankungen, Hypertonie, Fettstoffwechselstörungen, Gicht, Schilddrüsenerkrankungen, Depressionen und andere psychische Störungen
- Tumorerkrankungen: Mamma-, Kolon-, Prostatakarzinom
- Infektiöse Kontaktpersonen, z. B. bei Tuberkulose

1.15 Reiseanamnese

Bei Symptomen wie **unklarem Fieber, Durchfallerkrankungen, Lymphknotenschwellungen**, akuten **Lebererkrankungen** oder unklaren Hautveränderungen kann die Frage nach Auslandsaufenthalten sehr aufschlussreich sein und zur Diagnosefindung beitragen. Von Bedeutung sind:

- Aufenthaltsgebiet und Art der Unterbringung
- Dauer des Aufenthalts
- Prophylaktische Maßnahmen
- Ess- und Trinkgewohnheiten
- Erfassung der Sexualpartner

1.16 Dokumentation

Nach erhobener Anamnese sind die Daten des Patienten zu dokumentieren. Dies erfolgt i. d. R. anhand standardisierter Bögen für Anamnese und körperliche Untersuchung, kann aber auch frei erfolgen. Die Dokumente werden vertraulich behandelt, sodass Dritte (Angehörige, Reinigungspersonal, Freunde usw.) keinen Zugang erhalten, auch nicht aus Versehen. Folgende Daten müssen festgehalten werden:

- Personalien des Patienten bzw. der Patientin
- Datum und Uhrzeit
- Niederlegung der Anamnese
- Diagnostik und Therapie (geplant und durchgeführt)

MERKE

Nachträgliche Änderungen von Patientendaten, eine partielle Löschung oder unrechtmäßige Verwendungen sind strafbar.

1.17 Zusammenfassung: Anamneseschema

1. Erster Eindruck von der Patientin bzw. vom Patienten: Habitus, Körperhaltung, Unruhe, Dyspnoe etc.
2. Ausschluss eines Notfalls
3. Anamnese:
   - **Hauptsymptome:** wo genau, seit wann, was, wie, Ausstrahlung, verstärkende bzw. lindernde Faktoren, Begleitsymptome, bisherige Therapie
   - **Medizinische Vorgeschichte:** Vorerkrankungen, Vorsorgeuntersuchungen, Impfstatus
   - **Vegetative Symptome und B-Symptome** (Fieber, Nachtschweiß und Gewichtsabnahme): Trinkmenge, Schlaf, Energie
   - **Medikamente:** verschreibungspflichtige und frei verkäufliche Präparate
   - **Allergien:** Medikamente, Desinfektionsmittel, Pflaster, Nahrungsmittel, inkl. Reaktionen
   - **Sozialanamnese:** Beruf, Hobbys, Alkohol, Nikotin, Drogen
   - **Familienanamnese:** genetische Erkrankungen, maligne Erkrankungen, Hypertonie, Diabetes mellitus, KHK, Schlaganfall, Epilepsie, psychische Erkrankungen
   - **Sexualanamnese:** insbesondere bei Verdacht auf Geschlechtskrankheiten genaue Erfassung der möglichen Sexualpartner
   - **Reiseanamnese:** vor allem bei Verdacht auf reiseassoziierte Erkrankungen genaue Erfassung notwendig

KAPITEL

2 Allgemeines zur körperlichen Untersuchung

Im Rahmen der Diagnosefindung ist die körperliche Untersuchung neben der Erhebung der Anamnese das erste und wichtigste diagnostische Werkzeug. Nachfolgend werden die wichtigsten Grundsätze beschrieben.

2.1 Hygienemaßnahmen

2.1.1 Händedesinfektion

Vor jeder körperlichen Untersuchung muss eine **hygienische Händedesinfektion** erfolgen. Dabei werden die **Anflugkeime** *(transiente Flora)* der Haut eliminiert. Bei starken Verschmutzungen werden die Hände zunächst desinfiziert, dann gewaschen. Beim Waschen werden Keime verschleppt, aber nicht inaktiviert. Das Waschen dient der Beseitigung von groben Verunreinigungen. Die hygienische Händedesinfektion reduziert die Keimzahl um den Faktor 10^5. Händedesinfektionsmittel enthalten im Gegensatz zu Hautdesinfektionsmitteln rückfettende Substanzen.

Durchführung

- Mindestens 3–5 ml Desinfektionsmittel auf den trockenen Händen verreiben. Wasserrückstände verdünnen das Desinfektionsmittel, Seifenreste inaktivieren es.
- Mindesteinwirkzeit von 30 Sekunden (s) beachten. In dieser Zeit muss die Hautfläche feucht sein.
- Nagelfalzen, Fingerzwischenräumen und Daumen ist besondere Beachtung zu schenken.
- Die Desinfektion erfolgt bis über die Handgelenke.

2.1.2 Händehygiene

Die Hände sollten warm und die Nägel kurz geschnitten sein. Künstliche oder lackierte Nägel haben in einer Praxis nichts verloren. Denn zum einen bringt eine hygienische Händedesinfektion nicht die gewünschte Keimreduktion mit sich, zum anderen besteht Verletzungsgefahr. Ausgefallener Schmuck darf im Privatleben getragen werden, ist aber im Praxisalltag unangebracht. Auch Piercings an exponierten Stellen, vor allem an Händen und Unterarmen sowie im Gesicht, sollten beim Umgang mit Patientinnen und Patienten (wegen Eigengefährdung bei z. B. desorientierten Patienten) entfernt werden.

2.1.3 Hygienevorkehrungen in Pandemiezeiten

Aufgrund der Coronapandemie (SARS-CoV-2-Pandemie) müssen besondere Hygienemaßnahmen beim Umgang mit Patienten und vor allem während der körperlichen Untersuchung oder auch bei Applikation von Injektionen eingehalten werden. Die Hygienemaßnahmen orientieren sich am Infektionsschutzgesetz (IfSG) und den Vorgaben des Robert Koch-Instituts (RKI) und müssen im Hygieneplan erfasst werden. Folgende Maßnahmen sind dabei zu beachten:

- Patienten zeitlich so einbestellen, dass Wartezeiten verkürzt und Patientenbegegnungen, z. B. im Wartezimmer, auf diese Weise minimiert bzw. verhindert werden.
- Patienten mit Erkältungssymptomen oder typischen Symptomen an eine Arztpraxis verweisen.
- Regelmäßig lüften.
- Persönliche Schutzausrüstung tragen; dazu gehören Handschuhe, Mund-Nasen-Bedeckung, optimalerweise eine FFP2- oder FFP3-Maske, ggf. Schutzkittel und Augenschutz.
- Die Hygiene der Hände (Hände waschen und desinfizieren) konsequent umsetzen.
- Soweit das möglich ist, Abstandsregeln einhalten.
- Nach jedem Patientenkontakt Untersuchungsliege, Oberflächen und Untersuchungsmaterialien desinfizieren.

2.2 Räumliche Voraussetzungen

Während der Anamnese und der körperlichen Untersuchung ist auf folgende räumliche Voraussetzungen zu achten:

- Führen Sie die körperliche Untersuchung in einem warmen, ruhigen Raum durch.
- Achten Sie auf gute Beleuchtung, die den Patienten aber nicht blendet. Sie ist wichtig, um Haut- und Schleimhautveränderungen erkennen zu können.
- Stellen Sie die Untersuchungsliege so im Raum auf, dass Sie die Untersuchung optimalerweise von beiden Patientenseiten durchführen können. Grundsätzlich wird jedoch von der rechten Patientenseite aus untersucht.
- Telefonieren Sie nicht während der Untersuchung und führen Sie auch keine sonstigen Gespräche. Dadurch würde die Untersuchungsdauer künstlich ausgedehnt, und der Patient ist in dieser Zeit zumindest teilweise entkleidet.
- Für die Durchführung von Visusprüfungen muss die Raumlänge mindestens 6 m betragen.

2.3 Ablauf der Untersuchung

2.3.1 Inhalt der Untersuchung

Im Anschluss an die Anamneseerhebung sollte die körperliche Untersuchung stattfinden, die neben genauen anamnestischen Daten maßgeblich zur Diagnosestellung beiträgt. Bei der Erstkonsultation sollte möglichst ein Ganzkörperstatus erhoben werden. Zu beachten ist, dass die Untersuchung immer am entkleideten Patienten erfolgt. Diese beinhaltet:

- Untersuchung von Kopf, Mundhöhle und Mundschleimhäuten
- Untersuchung des Halses mit Palpation der Schilddrüse und der Lymphknoten
- Untersuchung des Thorax mit Herz- und Lungenuntersuchung
- Untersuchung der Bauchorgane
- Untersuchung des Rückens mit Wirbelsäule und Nierenlager, ggf. Urinuntersuchung
- Untersuchung der Beine, insbesondere des arteriellen und venösen Systems sowie der Kniegelenke
- Orientierende neurologische Untersuchung
- Orientierende Hautinspektion

2.3.2 Reihenfolge der Untersuchung

Die körperliche Untersuchung sollte einem bestimmten Ablauf folgen. Empfohlen ist das **IPPAF-Schema:**

- **I***nspektion:* Auf gute Lichtverhältnisse achten, insbesondere bei der Begutachtung der Haut und der Schleimhäute.
- **P***alpation:* Mit den Kuppen der Finger palpieren bzw. mit der flachen Hand, aber nicht mit dem Daumen.
- **P***erkussion:* Sie kann als direkte Perkussion (selten) oder indirekte (häufiger angewendet) erfolgen. Bei der indirekten Perkussion dient ein Finger (bei Rechtshändern ein Finger der linken Hand) als Plessimeterfinger, der an der zu untersuchenden Körperregion fest angelegt wird. Mit der Kuppe des Mittel- und / oder Zeigefingers der rechten Hand dann den Plessimeterfinger beklopfen. Die Bewegung erfolgt aus dem Handgelenk. In Abhängigkeit vom darunterliegenden Gewebe können bei der Perkussion unterschiedliche Klangqualitäten gehört werden.
- **A***uskultation:* Mit dem Stethoskop Geräusche erfassen, die z. B. durch Herzaktion, Lungendehnung oder Darmbewegungen entstehen.
- **F***unktionsprüfung:* erfolgt im Anschluss, u. a. Laboruntersuchung, Otoskopie usw.

MERKE

Ausnahmsweise wird bei der **Untersuchung des Abdomens** von dieser Reihenfolge abgewichen. Hier schließt sich an die Inspektion zunächst die Auskultation an, erst danach folgen Perkussion und Palpation. Zunächst müssen die Darmgeräusche abgehört werden, um eine etwaige Darmparalyse nicht zu übersehen. Palpiert man davor, sind immer Darmgeräusche hörbar, weil der Darm durch die Palpation mechanisch angeregt wird. Tatsächlich sind diese Darmbewegungen aber gar nicht zu verzeichnen.

In den nachfolgenden Kapiteln 3 bis 17 werden die jeweiligen Untersuchungstechniken der einzelnen Organsysteme beschrieben, wobei der Ablauf sich stets am IPPAF-Schema orientiert. Ist eine Auskultation wie z. B. bei der orthopädischen

Untersuchung nicht möglich, schließt sich direkt die Funktionsprüfung an.

2.3.3 Untersuchungsutensilien

Das wichtigste Instrumentarium für die körperliche Untersuchung von Patientinnen und Patienten sind die Augen, Hände, Ohren sowie die Nase des Untersuchers bzw. der Untersucherin. Zudem sind ein gesunder Verstand sowie solide Kenntnisse der Krankheitslehre unverzichtbar. Zusätzlich werden einige wenige Hilfsmittel benötigt. Bei den Geräten ist auf Unversehrtheit, regelmäßige Eichung und ggf. eine Einweisung nach dem Medizinproduktegesetz zu achten. Ferner dürfen ausschließlich desinfizierte Geräte verwendet werden oder ggf. sterile, wenn sie einer invasiven Untersuchung dienen.

Standardhilfsmittel

- **Fieberthermometer** zur Ermittlung der Körpertemperatur. Die Messungen können im Gehörgang, sublingual, axillär oder rektal erfolgen. Am genauesten ist die rektale Temperaturmessung. Vor jeder Verwendung eine Überzughülle verwenden.
- **Maßband** zur Messung der LWS- und BWS-Dehnung beim Schober- und Ott-Zeichen, des Bauch- oder Beinumfangs oder einer Beinumfangsdifferenz.
- **Stablampe** zur Prüfung des Pupillenreflexes und für die Racheninspektion.
- **Reflexhammer** zur Prüfung der Reflexe. Darauf achten, dass der Reflexhammer ein Gewicht von > 200 g hat (optimal sind 220 g). Leichtere Reflexhämmer sehen meist eleganter aus, sind aber für den Anfang schwieriger in der Bedienung.
- **Stethoskop** für die Auskultation von Geräuschen. Empfehlenswert sind Stethoskope mit einem Schlauch, der so kurz wie möglich sein sollte. Günstig sind weiche Oliven, die für die Untersucherin bzw. den Untersucher komfortabel sind.
- **Blutdruckmanschette** zur Blutdruckmessung. Eine Standardmanschette mit einer Manschettenbreite von 12–13 cm ist empfehlenswert. Ist die Praxis vor allem auf Kinder ausgelegt, sind zusätzlich kleinere Kindermanschetten mit 5–8 cm bereitzuhalten. Für sehr adipöse Arme müssen XL-Manschetten mit 15–18 cm vorgehalten werden.
- **Holzspatel** (Einmalartikel) zur Untersuchung des Rachens und für die Leberkratzauskultation.
- **Vibrationsgabel** nach Rydel-Seifer mit 128 Hz zur Prüfung der Tiefensensibilität und eine 440-Hz-Gabel zur Prüfung des Gehörs beim Rinne- und beim Weber-Versuch.
- **Waage** und **Messlatte** zur Bestimmung des Gewichts und der Körpergröße.
- **Einweghandschuhe**.

Fakultative Utensilien Zusätzlich sinnvolle Utensilien sind:

- **Otoskop** zur Untersuchung des äußeren Gehörgangs und des Trommelfells
- **Dermatoskop** zur Untersuchung von Hauteffloreszenzen
- **Glasspatel** zur Untersuchung von Hauteffloreszenzen

KAPITEL

3 Untersuchung des Bewegungsapparats

3

PRAXISTIPP

Die Techniken zur Untersuchung von Wirbelsäule und Knien sollten im Hinblick auf deren Durchführung und die Interpretation der Befunde sicher beherrscht werden. Darüber hinaus sind Grundkenntnisse über die weiterführende (apparative) Diagnostik relevant, auch wenn diese überwiegend in der Facharztpraxis durchgeführt wird.

3.1 Erster Eindruck

Bei der allgemeinen Inspektion soll ein erster Eindruck von der Konstitution des Menschen gewonnen werden. Ferner dient sie der groben Orientierung und Erhebung erster auffälliger Befunde, z. B.

- **Fuß- und Beinachsen** bzw. Abweichungen: Sie können als Genu varum (O-Beine) oder Genu valgum (X-Beine) auffallen und sind ein Risikofaktor für die Entstehung der Arthrose.
- **Beckenstand:** Ein ungleicher Beckenstand kann z. B. im Rahmen einer Beinlängendifferenz oder Skoliose auftreten.
- **Schulterstand:** Ein ungleicher Schulterstand kommt bei Skoliose vor.
- **Kopfhaltung:**
  - Gerader, vornüber gebeugter Kopf: kann sich z. B. bei Morbus Bechterew, ausgeprägter Osteoporose oder Morbus Scheuermann zeigen.
  - Schiefhaltung des Kopfes: kann z. B. bei muskulärem Schiefhals auftreten. Ursachen sind angeborene oder erworbene strangförmige Verkürzungen des M. sternocleidomastoideus. Der Kopf ist zur Gegenseite gedreht und zur kranken Seite geneigt.
- **Gangart:**
  - Hinkend, z. B. schmerzbedingt bei fortgeschrittener Arthrose
  - Ataktisch, z. B. bei multipler Sklerose
  - Kleinschrittig, z. B. beim Morbus Parkinson
  - Watschelnd, z. B. durch Insuffizienz der Glutealmuskulatur
- **Wirbelsäule:** Eine ausgeprägte Kyphosierung ist z. B. bei Morbus Bechterew, Osteoporose (Witwenbuckel) oder Morbus Scheuermann zu sehen.

3.2 Ausschluss eines Notfalls

Die wichtigsten und häufigsten Notfälle am Bewegungsapparat sind:

- **Fraktur:** Leitsymptome sind Achsenabweichung, abnorme Beweglichkeit, Stufenbildung, sichtbare Knochenfragmente und Krepitation.
- **Bandscheibenvorfall:** Leitsymptome sind plötzliche, einseitige, starke radikuläre Schmerzen (bis zu den Zehen ausstrahlend) und neurologischer Ausfälle, vor allem Sensibilitätsverlust im Dermatom, Schwäche der Kennmuskeln und erloschene Eigenreflexe.
- **Septische Arthritis:** Leitsymptome sind die plötzliche Entwicklung von lokalen (Rötung, Schwellung, Schmerzen, Überwärmung und eingeschränkte Beweglichkeit) und systemischen (Fieber, Krankheitsgefühl) Entzündungssymptomen. Die Erkrankung kann in kürzester Zeit zur Gelenkzerstörung führen.

3.3 Anamnestische Anhaltspunkte

Im Rahmen der Anamnese können folgende Angaben Hinweise auf Erkrankungen des Bewegungsapparats liefern:

- Persistierende, rezidivierende oder nächtliche Rücken- und Gelenkschmerzen mit oder ohne Ausstrahlung (➤ Tab. 3.1, ➤ Tab. 3.2)

Tab. 3.1 Differenzialdiagnostik von Rückenschmerzen

Ursache	Differenzialdiagnosen
Degenerativ, muskulär	• Myogelose (Muskelhartspann) • Spondylose • Spondylolisthesis (Wirbelgleiten) • Bandscheibenvorfall • Morbus Scheuermann • Skoliose
Entzündlich, rheumatisch	• Bakterielle Spondylitis, durch Staphylokokken, Streptokokken und *Mycobacterium tuberculosis* • Abszess • Osteomyelitis • Morbus Bechterew • Rheumatoide Arthritis
Traumatisch	• Wirbelfraktur • Wirbelsäulenstauchung
Neoplastisch	• Wirbelkörpermetastasen • Multiples Myelom (Plasmozytom) • Osteosarkom
Endokrin, metabolisch	• Osteoporose • Osteomalazie • Morbus Paget
Fortgeleiteter Schmerz	• Hüft-/Kniegelenkerkrankung • Aortenaneurysma • Myokardinfarkt • Pneumothorax • Abdominale Erkrankung (z. B. Pankreatitis, Pankreaskopfkarzinom, Ulcus ventriculi) • Gynäkologische Erkrankungen (z. B. Adnexitis, Lageanomalien des Uterus) • Herpes zoster

Tab. 3.2 Differenzialdiagnostik von Gelenkschmerzen

Ursache	Differenzialdiagnosen
Artikuläre Ursachen	
Entzündlich	• Rheumatoide Arthritis • Morbus Bechterew • Psoriasis-Arthritis • Reaktive Arthritis und Reiter-Syndrom • Systemischer Lupus erythematodes (SLE) • Sklerodermie
Infektiös	• Bakterielle Infekte (z. B. Borreliose, Tuberkulose) • Virale Infekte (z. B. Hepatitis, Influenza) • Sepsis • Abszess • Osteomyelitis
Degenerativ	• Arthrose • Überlastung
Metabolisch	• Gicht
Traumatisch	• Fraktur • Fremdkörper
Andere	• Leukämie und andere Neoplasien • Hämophilie, antikoagulative Therapie
Extraartikuläre Ursachen	
Sonstige	• Tendovaginitis • Fibromyalgie-Syndrom • Polymyalgia rheumatica • Bursitis

- Schulterschmerzen beim Ankleiden, Kämmen
- Anlauf- und Belastungsschmerzen der Gelenke
- Morgensteifigkeit der Gelenke
- Schwellung der Gelenke oder der Weichteile
- Gelenkdeformitäten
- Muskelatrophie
- Lokale Entzündungsreaktionen
- Berufliche Belastungen, die Fehlhaltungen / Haltungsfehler begünstigen, z. B. Fliesenleger und andere Handwerksberufe, Frisöre oder Menschen, die überwiegend am PC arbeiten

3.4 Untersuchung der Wirbelsäule

3.4.1 Inspektion

Der Patient oder die Patientin steht aufrecht und unbekleidet. Die Wirbelsäule wird zunächst **von hinten** und dann **von der Seite** inspiziert. Von hinten werden die Symmetrie des Stamms, der Schulterstand, die Taillendreiecke, der Beckenstand und etwaige Verkrümmungen der Wirbelsäule beurteilt. Anschließend wird die Wirbelsäule von lateral betrachtet, wobei besonders auf die physiologischen Krümmungen (Lordose im Hals- und Lendenbereich, Kyphose im Brust- und Sakralbereich) der Wirbelsäule geachtet wird. Folgende wichtige Symptome können erhoben werden:

- **Symmetrie des Rumpfes:** Unter physiologischen Bedingungen ist der Rumpf annähernd symmetrisch. Pathologische Veränderungen sind im Rahmen von angeborenen Erkrankungen, chronischen Fehlhaltungen, Traumata oder entzündlichen Prozessen zu finden und können sich manifestieren als
  - Achsenabweichungen,
  - ungerade Beckenstellung oder
  - ungleiche Schulterstellung.
- **Skoliose:** erkennbar entweder am aufrechtstehenden Patienten von hinten an der S-förmigen Krümmung sowie ungleichen Schulter- und Beckenständen oder bei einer ausgeprägten Skoliose an einem Rippenbuckel oder Lendenwulst (➤ Abb. 3.1). Im Vorbeugetest wird der Rippenbuckel sehr deutlich sichtbar. Zusätzlich sind asymmetrische Hautfalten erkennbar.
- **Taillendreieck:** asymmetrische Taillendreiecke bei Skoliose.
- **Flachrücken:** kann als funktionelle Haltungsanomalie angesehen werden.
- **Gebeugte Haltung:** kann u. a. durch Veränderungen der Wirbelkörperhöhe oder der Wirbelkörperstruktur im Rahmen einer Osteoporose, einer Kompressionsfraktur, eines Morbus Scheuermann (➤ Abb. 3.2) oder eines Morbus Bechterew (➤ Abb. 3.3) auftreten.
- **Gibbus:** umschriebene, spitzwinklige Kyphose, die häufig nach entzündlichen Prozessen an den Wirbelkörpern mit anschließender Frakturierung (Höhenminderung und Deformierung) auftritt, z. B. im Rahmen einer Spondylarthritis.

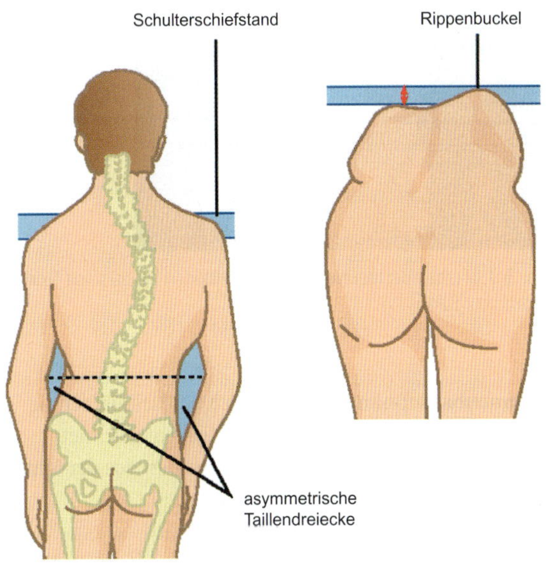

Abb. 3.1 Rechtskonvexe BWS-Skoliose. Beim Vorbeugetest deutlich sichtbarer Rippenbuckel [L138]

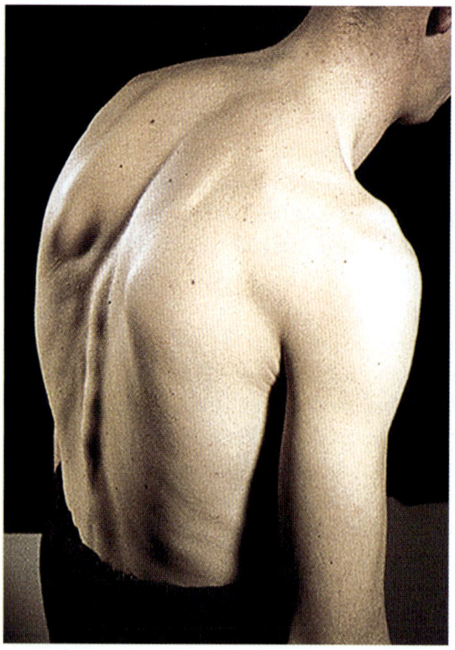

Abb. 3.2 Fixierter Rundrücken bei Zustand nach Morbus Scheuermann [R246]

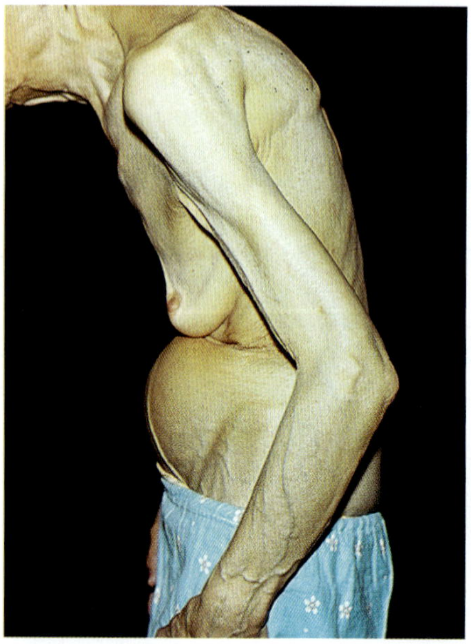

Abb. 3.3 Morbus Bechterew im fortgeschrittenen Stadium mit fixiertem Rundrücken [R246]

- **Tannenbaumphänomen:** ist durch beidseitige, schräg nach unten verlaufende Hautfalten gekennzeichnet (➤ Abb. 3.4). Dieses Phänomen resultiert aus der Sinterung der Wirbelkörper bei Osteoporose.

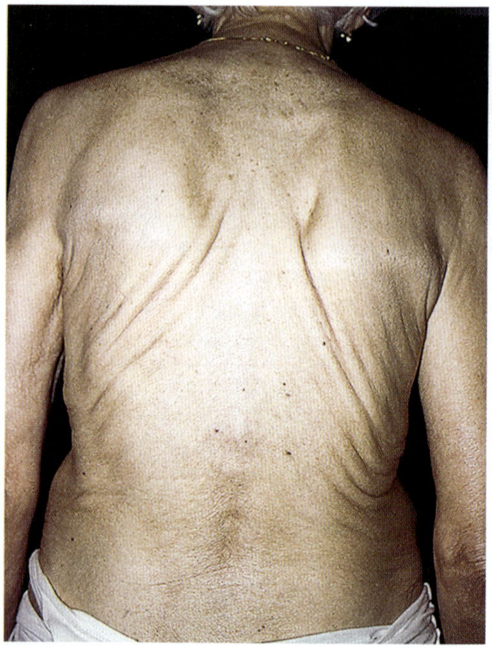

Abb. 3.4 Tannenbaumphänomen (schräg nach unten verlaufende Hautfalten) bei Osteoporose [R246]

WEITERFÜHRENDE DIAGNOSTIK

➤ Kap. 3.8

- Grundsätzlich erfolgt bei auffälligen Befunden eine Untersuchung der benachbarten Gelenke.
- Ungleicher Beckenstand: Untersuchung der Wirbelsäule, der paravertebralen Muskulatur und der Beinlänge, Röntgen des Beckens.
- Ungleicher Schulterstand: Untersuchung der Wirbelsäule und der paravertebralen Muskulatur.
- Asymmetrische Taillendreiecke und V. a. Skoliose: Untersuchung der Wirbelsäule, Röntgen der Wirbelsäule mit Bestimmung des Cobb-Winkels.
- Gebeugte Haltung:
  - V. a. Morbus Bechterew: internistische und ophthalmologische Untersuchung, Untersuchung anderer Gelenke, Röntgenuntersuchung des Beckens (ISG) und der Wirbelsäule (verwaschener Gelenkspalt, Syndesmophyten, Verkalkung des Bandapparats der Wirbelsäule [Bambusstabwirbelsäule]), MRT mit Darstellung entzündlicher Veränderungen; Labor (Blutbild, BSG, CRP, HLA-B27, ggf. Anti-CD74-Ak)
  - V. a. Morbus Scheuermann: Anamnese, Symptome, Röntgen der Wirbelsäule (Deckplattenanomalien, Keilwirbel, Schmorl-Knötchen, Kyphose)
  - V. a. Osteoporose: Anamnese, Symptome, Knochendichtemessung, Labor (CRP, BSG, Differenzialblutbild, Elektrophorese, TSH, Phosphat, Ca^{2+}, AP, γ-GT, Kreatinin, Vitamin D, Östrogen, Testosteron, Parathormon) zur Erfassung sekundärer Ursachen
  - V. a. (Kompressions-)Fraktur: Anamnese, Symptome, Neurostatus (Sensibilität, Motorik, Reflexe), Röntgen, ggf. CT (Beurteilung von Frakturlinien, Frakturfragmenten) oder MRT
- Gibbus: Anamnese, Symptome, Röntgen, ggf. CT oder MRT, Labor (CRP, BSG, Differenzialblutbild).
- Tannenbaumphänomen: Osteoporose ➤ Tab. 3.3.

3.4.2 Palpation

Bei der Palpation der Wirbelsäule werden die Dornfortsätze und die paravertebrale Muskulatur untersucht. Die weiterführende Diagnostik entspricht der Perkussion (➤ Kap. 3.4.3).

Dornfortsätze

Durchführung
Die Dornfortsätze palpiert man am stehenden Patienten mit den Fingerkuppen und achtet dabei auf Schmerzhaftigkeit und die Stellung. Empfehlenswert ist es, am Übergang zwischen Hals- und Brustwirbelsäule zu beginnen, wo die Dornfortsätze deutlich sichtbar und auch meist sehr gut tastbar sind. Von dort wird zunächst nach kranial, dann nach kaudal palpiert.

Normalbefund
Reizfreie Dornfortsätze.

Pathologische Befunde
Lokal umschriebene druckschmerzhafte Dornfortsätze bei degenerativen (Spondylosen), Frakturen, entzündlichen (Spondylitiden, z. B. im Rahmen von bakteriellem oder rheumatischem Geschehen im Wirbel) und / oder tumorösen Prozessen. Eine diffuse Druckschmerzhaftigkeit der Dornfortsätze kann ein Hinweis auf eine Osteoporose, diffuse Metastasierung oder ein multiples Myelom sein.

Paravertebrale Muskulatur

Durchführung
Die paravertebrale Muskulatur wird analog der Palpation der Dornfortsätze an der gesamten Wirbelsäule untersucht. Dabei ist auf Schmerzhaftigkeit und Verhärtungen zu achten.

Normalbefund
Keine tastbaren Verhärtungen, keine Schmerzhaftigkeit der Muskulatur.

Pathologische Befunde
Knotige oder wulstartige, druckempfindliche muskuläre Verhärtungen (Myogelose oder Muskelhartspann), die bei Rückenschmerzen anderer (vor allem degenerativer und entzündlicher) Genese infolge einer Schonhaltung sowie als Zeichen einer Fehl- oder Mehrbelastung auftreten können.

3.4.3 Perkussion

Bei der Perkussion werden die Dornfortsätze mit den Fingerkuppen beklopft. Vorgehen, Normalbefunde und pathologische Befunde entsprechen denen bei der Palpation (➤ Kap. 3.4.2).

WEITERFÜHRENDE DIAGNOSTIK

- V. a. Fraktur: ➤ Kap. 3.4.1
- V. a. degenerative Erkrankungen, z. B. Spondylose: Anamnese, Symptome, Röntgen (Syndesmophyten, Gelenkspalthöhe), ggf. CT
- V. a. Osteoporose: ➤ Kap. 3.4.1
- V. a. rheumatische Erkrankungen: Anamnese, Symptome, Untersuchung der anderen Gelenke, internistische und ophthalmologische Untersuchung, Neurostatus, Labor (vor allem CRP, BSG, Differenzialblutbild, Ferritin, RF, ANA, HLA-B27, Anti-CCP-Ak), Röntgen, ➤ Kap. 3.4.1 → Morbus Bechterew
- V. a. neoplastisches Geschehen (solide Tumoren, Metastasen): Anamnese, Symptome, internistische Untersuchung mit Primärtumorsuche, Röntgen
- V. a. multiples Myelom: Anamnese, Symptome, internistische Untersuchung, Labor (vor allem CRP, BSG, Differenzialblutbild, Elektrophorese, TSH, Phosphat, Ca^{2+}, AP, γ-GT, Kreatinin), Urinuntersuchung (Bence-Jones-Proteine), Knochenmarkpunktion, Röntgen
- Myogelose und Anhaltspunkte für eine degenerative oder entzündliche Genese: ➤ Kap. 3.4.2 → Palpation Dornfortsätze

3.4.4 Funktionsprüfung

Bei der Funktionsprüfung wird die Dehnungsfähigkeit der Wirbelsäule bzw. einzelner Abschnitte untersucht.

Neutral-Null-Methode

Mit der Neutral-Null-Methode wird der Bewegungsumfang eines Gelenks festgehalten. Die Neutralstellung aller Gelenke ist als aufrechter Stand mit herabhängenden Armen und nach vorne gehaltenen Daumen zu verstehen. Bei der Protokollierung werden immer drei Zahlen festgehalten; bei normaler Gelenkfunktion wird die 0 zwischen die beiden Ziffern für die Anfangs- und Endstellung gesetzt, weil Gelenke über die 0-Stellung hinaus in zwei Richtungen bewegt werden können. Üblicherweise beginnt man mit der Bewegung, die vom Körper wegführt, z. B. Abduktion, Extension, Pronation oder Retroversion; anschließend werden die Bewegungen untersucht, die zum Körper hinführen, z. B. Adduktion, Flexion, Supination und Anteversion. Gelegentlich werden die Bewegungsausmaße andersherum dokumentiert. Es empfiehlt sich daher festzuhalten, mit welcher Bewegung man beginnt. Ferner wird die aktive Beweglichkeit festgehalten. Falls es sich um eine passive Bewegung handelt, muss dies ebenfalls notiert werden. Die Messung der Gradzahlen erfolgt mit einem Winkelmesser.

Beispiel 1 Im Ellenbogengelenk kann ein Proband eine Beugung (Flexion, FLEX) von 150° durchführen und eine Streckung (Extension, EXT) von 5°. Dokumentiert wird dieser Bewegungsumfang: EXT / FLEX 5° / 0° / 150° oder FLEX / EXT 150° / 0° / 5°. Kann ein Gelenk nur in eine Richtung bewegt werden, steht die 0 entweder am Anfang oder am Ende, je nach dem, mit welcher Bewegung begonnen wurde.

Beispiel 2 Wenn ein Patient eine Beugekontraktur im Ellenbogengelenk von 10° hat, aber das Gelenk bis 150° beugen kann, so dokumentiert man: EXT / FLEX 0° / 10° / 150° oder FLEX / EXT 150° / 10° / 0°.

Beispiel 3 Besteht eine Gelenkversteifung im Ellenbeugegelenk in z. B. 20° Beugestellung, so wird die vorhandene Gelenkstellung zweimal angegeben: FLEX / EXT 20 / 20 / 0 oder EXT / FLEX 0 / 20 / 20.

Durchführung

Für die Prüfung der Flexion und Extension der Wirbelsäule wird der Patient gebeten, sich maximal nach vorne und hinten zu beugen. Dabei sollte das Becken fixiert werden, damit die Beweglichkeit nicht vom Hüftgelenk durchgeführt wird. Im Anschluss soll sich der Patient drehen und dann zu beiden Seiten neigen. Die jeweiligen Ausmaße werden in Gradzahlen angegeben (➤ Abb. 3.5).

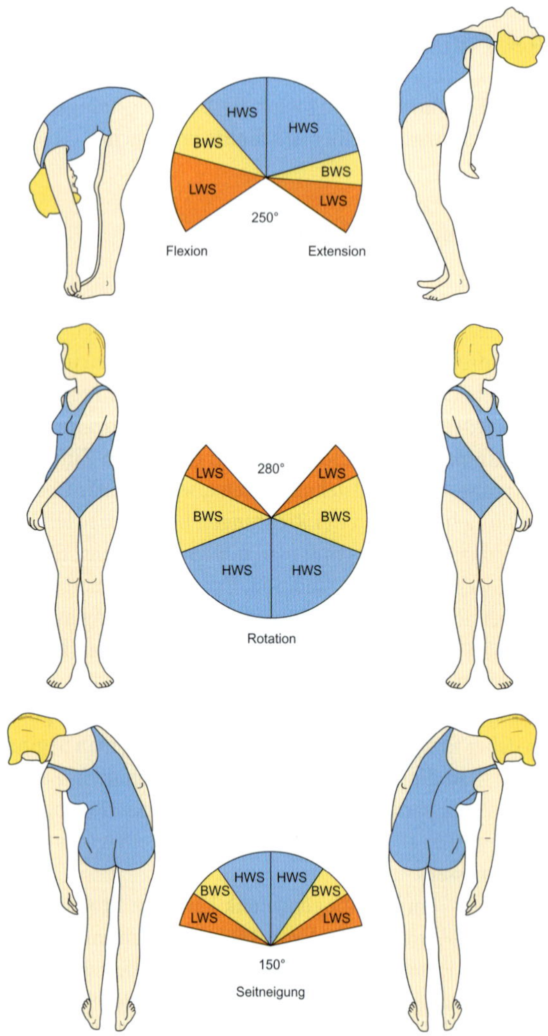

Abb. 3.5 Bewegungsausmaß der Wirbelsäule nach der Neutral-Null-Methode [L143]

Normalbefund

- Flexion / Extension 125 / 0 / 125
- Rotation 140 / 0 / 140
- Seitneigung 75 / 0 / 75

Pathologische Befunde

Alle Bewegungsgrade sind bei degenerativen, entzündlichen, traumatischen und neoplastischen Erkrankungen eingeschränkt.

WEITERFÜHRENDE DIAGNOSTIK

➤ Kap. 3.4.1, ➤ Kap. 3.4.3

Schober-Zeichen

Mit dem Schober-Zeichen wird die Dehnungsfähigkeit bzw. Beweglichkeit der **Lendenwirbelsäule** überprüft (➤ Abb. 3.6).

Durchführung

Zunächst wird am aufrechtstehenden Patienten der Dornfortsatz S1 markiert. Um diesen zu finden, sucht man zunächst auf der Verbindungslinie der beiden Cristae iliacae den Dornfortsatz L4 auf und palpiert von dort zwei Dornfortsätze nach kaudal. Danach misst man mit einem Maßband von S1 10 cm nach kranial und markiert diese Stelle ebenfalls. Im Anschluss wird der Patient aufgefordert, sich so weit wie möglich nach vorne zu beugen (Inklination). Dabei wird die zuvor gekennzeichnete Strecke noch einmal abgemessen.

Normalbefund

Die im aufrechten Stand gemessene Strecke verlängert sich bei maximaler Inklination um 4–6 cm.

Pathologische Befunde

Bei unbeweglicher oder gar versteifter Wirbelsäule ist keine oder eine reduzierte Dehnung feststellbar. Das eingeschränkte Schober-Zeichen ist ein typischer Befund beim Morbus Bechterew oder bei Spondylosen im LWS-Bereich.

WEITERFÜHRENDE DIAGNOSTIK

- V. a. auf Morbus Bechterew: ➤ Kap. 3.4.1
- V. a. auf Spondylose: ➤ Kap. 3.4.3

Ott-Zeichen

Mit dem Ott-Zeichen wird die Dehnungsfähigkeit bzw. Beweglichkeit der **Brustwirbelsäule** überprüft (➤ Abb. 3.6).

Durchführung

Zunächst wird am aufrechtstehenden Patienten der Dornfortsatz C7 aufgesucht und markiert. Danach misst man mit einem Maßband von C7 30 cm nach kaudal und markiert diese Stelle ebenfalls. Im Anschluss wird der Patient aufgefordert, sich so weit wie möglich nach vorne zu beugen (Inklination).

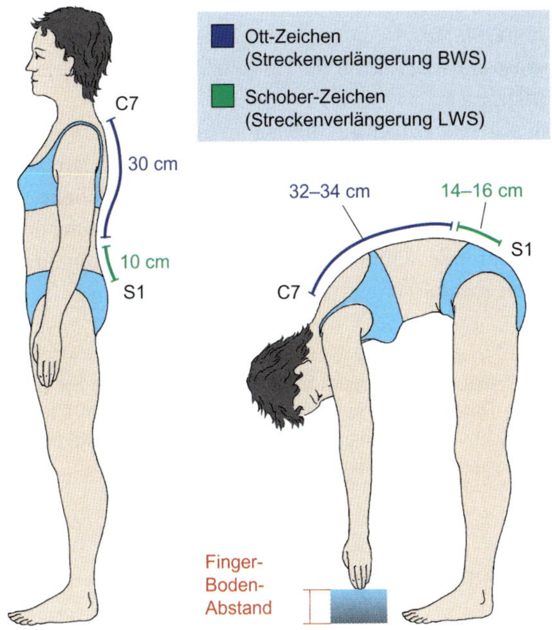

Abb. 3.6 Schober- und Ott-Zeichen [L190]

Dabei wird die zuvor gekennzeichnete Strecke noch einmal abgemessen.

Normalbefund
Die im aufrechten Stand gemessene Strecke verlängert sich bei maximaler Inklination um 2–4 cm.

Pathologische Befunde
Bei einer unbeweglichen Brustwirbelsäule ist keine oder eine reduzierte Dehnung feststellbar. Das eingeschränkte Ott-Zeichen ist ein typischer Befund beim Morbus Bechterew, bei Skoliose, Morbus Scheuermann oder Spondylosen.

WEITERFÜHRENDE DIAGNOSTIK
- V. a. Morbus Bechterew oder Spondylose: ➤ Kap. 3.4.4 → Schober-Zeichen
- V. a. Morbus Scheuermann: ➤ Kap. 3.4.1
- V. a. Skoliose: ➤ Kap. 3.4.1

Mennell-Zeichen

Mit dem Mennell-Zeichen wird die Beweglichkeit des **Iliosakralgelenks** geprüft. Die Prüfung des Mennell-Zeichens kann in Rückenlage oder in Bauchlage erfolgen. Nachfolgend wird die Untersuchung in Bauchlage beschrieben.

Durchführung
Der Patient liegt auf dem Bauch, die Therapeutin bzw. der Therapeut steht auf der linken Seite. Die linke Handfläche wird am ISG aufgelegt, die rechte Hand unter den Oberschenkel des Patienten gelegt und im Hüftgelenk eine Extension herbeigeführt. Dabei ist eine Beweglichkeit im ISG spürbar.

Normalbefund
Das Iliosakralgelenk ist während der Extension im Hüftgelenk schmerzlos beweglich.

Pathologische Befunde
Das Iliosakralgelenk ist schmerzhaft in seiner Beweglichkeit eingeschränkt – ein typischer Befund beim Morbus Bechterew, aber auch im Rahmen von ISG-Verschiebungen.

WEITERFÜHRENDE DIAGNOSTIK
➤ Kap. 3.4.4 → Schober-Zeichen

Finger-Boden-Abstand

Mit der Messung des Finger-Boden-Abstands wird die Beweglichkeit der gesamten Wirbelsäule und des Hüftgelenks überprüft. Die Ergebnisse sind nicht nur von der Dehnungsfähigkeit der Wirbelsäule abhängig, sondern auch vom Trainingszustand des Patienten.

Durchführung
Der Patient wird aufgefordert, aus dem geraden Stand in eine maximale Vorwärtsbeugung zu gehen, sodass nach Möglichkeit seine Finger den Boden berühren.

Normalbefund
Die Finger erreichen den Boden, der Abstand beträgt 0 cm.

Pathologische Befunde
Ein vergrößerter Finger-Boden-Abstand kann Hinweise auf eine Wirbelsäulenerkrankung geben, u. a. Morbus Bechterew, Morbus Scheuermann, Lumbago oder Ischialgie.

WEITERFÜHRENDE DIAGNOSTIK
- V. a. Morbus Bechterew: ➤ Kap. 3.4.1
- V. a. Morbus Scheuermann: ➤ Kap. 3.4.1
- V. a. Lumbago (nicht spezifische Rückenschmerzen): Anamnese, Symptome, Neurostatus (kein neurologischer Ausfall), ggf. Röntgen
- V. a. Ischialgie: Anamnese, Symptome, Neurostatus (eingeschränkte Sensibilität und Motorik, abgeschwächte Reflexe), MRT

Kinn-Jugulum-Abstand

Mit dem Kinn-Jugulum-Abstand wird die Beweglichkeit der Halswirbelsäule überprüft.

Durchführung
Der Patient wird aufgefordert, im geraden Stand das Kinn zum Brustbein zu führen.

3

Normalbefund
Bei normal beweglicher Halswirbelsäule beträgt der Abstand 0 cm.

Pathologische Befunde
Erkrankungen (z. B. Morbus Bechterew, rheumatoide Arthritis) oder Affektionen der Halswirbelsäule führen zu einem vergrößerten Kinn-Jugulum-Abstand.

WEITERFÜHRENDE DIAGNOSTIK
- V. a. Morbus Bechterew: ➤ Kap. 3.4.1
- V. a. rheumatoide Arthritis: Anamnese, Symptome, vollständige Untersuchung des Bewegungsapparats, vollständige internistische Untersuchung, Augenuntersuchung, Neurostatus (Erfassung extraartikulärer Veränderungen), Labor (vor allem CRP, BSG, Elektrophorese, Blutbild, Ferritin, Eisen, Kreatinin, Harnstoff, Harnsäure, RF, ANA, Anti-CCP-Ak), Röntgen, Arthrosonografie, MRT

Okzipitum-Wand-Abstand

Mit dem Okzipitum-Wand-Abstand (Hinterhaupt-Wand-Abstand) wird die Beweglichkeit der Halswirbelsäule überprüft.

Durchführung
Der Patient steht aufrecht mit dem Rücken zur Wand und wird aufgefordert, den Hinterkopf (Okzipitum) an der Wand anzulehnen.

Normalbefund
Der Hinterkopf erreicht die Wand, der Abstand beträgt 0 cm.

Pathologische Befunde
Ein vergrößerter Hinterhaupt-Wand-Abstand kann u. a. beim Morbus Bechterew oder bei rheumatoider Arthritis mit entzündlicher Beteiligung der Halswirbelsäule verzeichnet werden.

WEITERFÜHRENDE DIAGNOSTIK
➤ Kap. 3.4.1 → Kinn-Jugulum-Abstand

3.5 Untersuchung der Schulter

3.5.1 Inspektion

Die Inspektion des Schultergürtels erfolgt von vorn und von hinten. Dabei werden die knöchernen und muskulären Strukturen beurteilt:
- Klavikula
- Akromion
- Skapula
- Gelenkstrukturen: Glenohumeral-, Sternoklavikular- und Akromioklavikulargelenk
- Schultermuskulatur, vor allem Rotatorenmanschette (M. supraspinatus, M. infraspinatus, M. teres minor und M. subscapularis), die für die Führung des Schultergelenks wichtig ist

Man achtet vor allem auf die Symmetrie der Strukturen, Abweichungen von der Achse (z. B. bei einer Klavikulafraktur), Ausprägung der Muskulatur und lokale entzündliche Veränderungen. Eine eventuell vorhandene Schonhaltung durch persistierende Schmerzen oder Innervationsanomalitäten können ebenfalls erfasst werden.

WEITERFÜHRENDE DIAGNOSTIK
- V. a. Fraktur im Bereich des Schultergürtels: Anamnese, Symptome, Durchblutung, Sensibilität, Motorik, Röntgen, ggf. CT
- V. a. Schonhaltung: Anamnese, Symptome (Ursachenfahndung), Neurostatus, Sonografie, Röntgen, ggf. CT

3.5.2 Palpation

Bei der Palpation werden Klavikula, Bizepssehnenrinne, Akromion, Skapula und die Muskulatur betastet. Dabei wird insbesondere auf Schmerzhaftigkeit, z. B. der Muskelansätze, Sehnen und Gelenkkapsel, sowie etwaige Verhärtungen der einzelnen Strukturen geachtet.

WEITERFÜHRENDE DIAGNOSTIK
- Schmerzhaftigkeit, z. B. von Muskelansätzen, Sehnen, Gelenkkapsel oder knöchernen Strukturen: Anamnese, (Begleit-)Symptome, Sonografie, Röntgen
- Schmerzhaftigkeit der Schultermuskulatur und V. a. Kollagenose, Vaskulitis (z. B. Polymyalgia rheumatica, Polymyositis, Dermatomyositis, rheumatoide Arthritis, SLE): Anamnese, (Begleit-) Symptome, vollständige Untersuchung des Bewegungsapparats, vollständige internistische Untersuchung, Augenuntersuchung, Neurostatus, Untersuchung der Aa. temporales, Sonografie, Labor (vor allem CRP, BSG, Elektrophorese, Blutbild, Ferritin, Eisen, Kreatinin, Harnstoff, Harnsäure, RF, ANA, Anti-CCP-Ak, CK)

3.5.3 Funktionsprüfung

Bei der Funktionsprüfung werden die Bewegungsausmaße untersucht.

Neutral-Null-Methode

Bei der Neutral-Null-Methode werden die natürlichen Bewegungsausmaße beurteilt (➤ Abb. 3.7). Geprüft werden:
- Abduktion und Adduktion
- Anteversion und Retroversion
- Innenrotation und Außenrotation

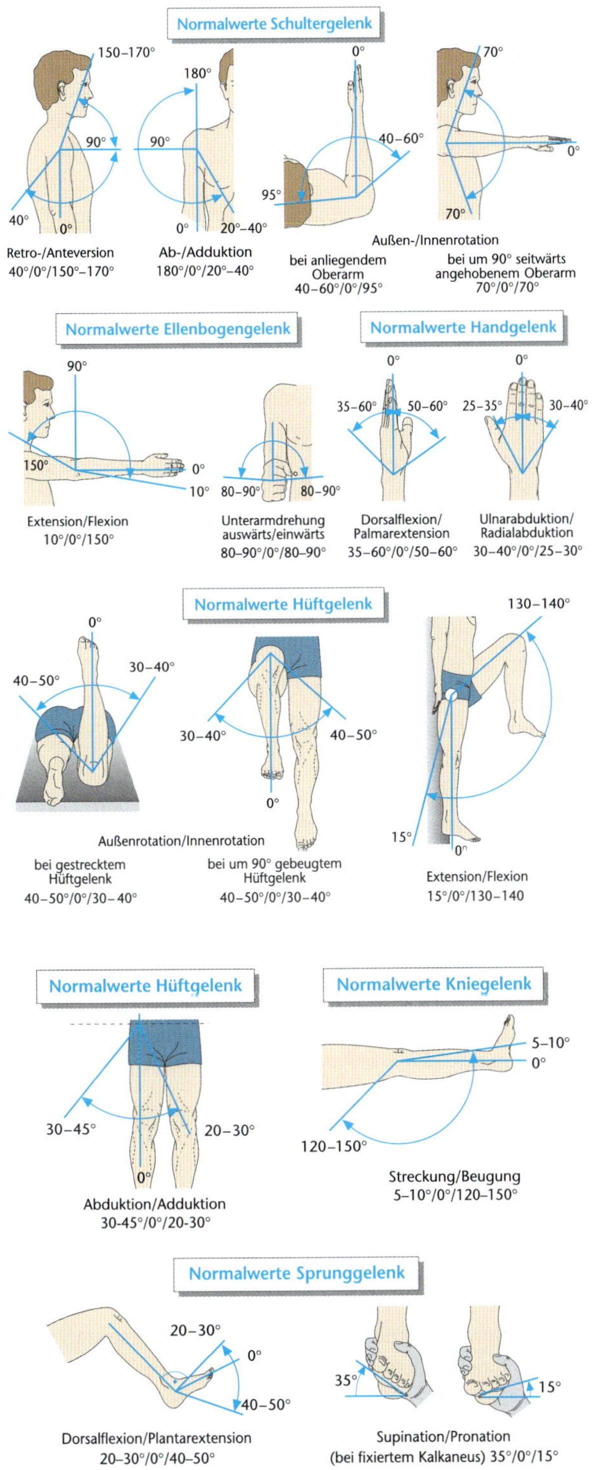

Abb. 3.7 Bewegungsausmaße ausgewählter Gelenke nach der Neutral-Null-Methode [L106]

Durchführung

Die natürlichen Ausmaße werden aktiv und passiv geprüft. Dazu wird der Patient aufgefordert, den Arm seitlich so weit wie möglich zu heben (Abduktion), danach bei leicht gebeugtem Oberkörper so weit wie möglich zum Körper zu führen (Adduktion). Anschließend wird der Arm zunächst maximal nach vorne geführt (Anteversion), dann maximal nach hinten (Retroversion). Zum Schluss wird das Schultergelenk 90° abduziert, im Ellenbogen 90° gebeugt. Aus dieser Stellung heraus wird der Patient aufgefordert, den Unterarm nach innen (Innenrotation) und nach außen zu drehen (Außenrotation), wobei die Hand als Zeiger fungiert.

Normalbefund

- Abduktion 180°, Adduktion 20–40°
- Anteversion150–170°, Retroversion 40°
- Innenrotation 70°, Außenrotation 70°
- Keine Schmerzen, keine Krepitation bei Bewegung

Pathologische Befunde

Einschränkungen der Bewegungsausmaße, z. B. bei Affektionen der Sehnenansätze, Bursae und Kapsel, bei arthrotischen Veränderungen oder Polymyalgia rheumatica.

Schürzengriff

Durchführung

Der Patient führt nacheinander oder gleichzeitig die Hände auf den Rücken, als ob er dort eine Schürze zuknoten würde (➤ Abb. 3.8). Während dieser Bewegung werden gleichzeitig eine Adduktion, Innenrotation und Retroversion im Schultergelenk ausgeführt.

Normalbefund

Schmerzfreie, annähernd seitengleiche Durchführung ohne Krepitation.

Pathologische Befunde

Schmerzhafte Bewegungen können Hinweise auf Irritationen der Sehnenansätze, Bursae oder Kapsel oder arthrotische Veränderungen geben.

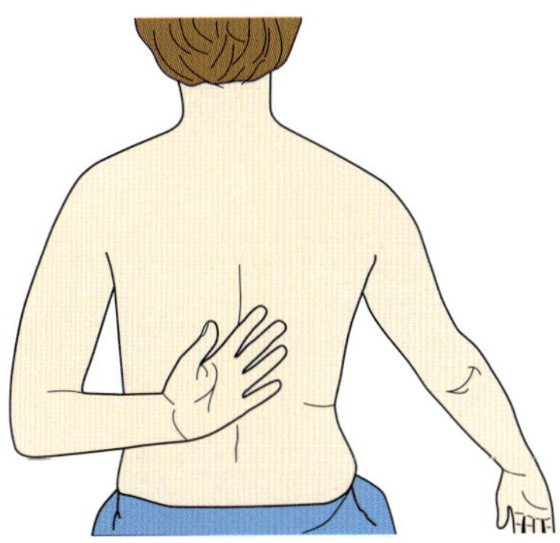

Abb. 3.8 Schürzengriff [L143]

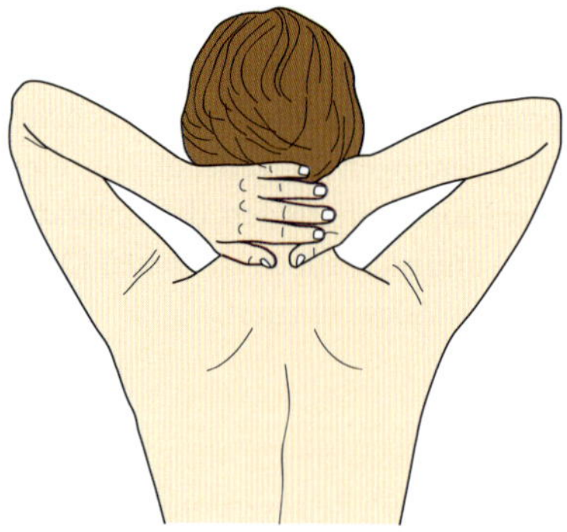

Abb. 3.9 Nackengriff [L143]

Nackengriff

Durchführung

Der Patient führt die Hände in den Nacken (➤ Abb. 3.9). Dabei werden gleichzeitig eine Außenrotation, Abduktion und Elevation durchgeführt.

Normalbefund

Schmerzfreie Durchführung ohne Krepitation.

Pathologische Befunde

Schmerzhafte Bewegungen können Hinweise auf Irritationen der Sehnenansätze, Bursae, Kapsel oder arthrotische Veränderungen geben.

Painful Arc (Schmerzhafter Bogen)

Durchführung

Der Patient wird aufgefordert, den Arm maximal zu abduzieren.

Normalbefund

Schmerzfreie Abduktion des Arms ohne Krepitation.

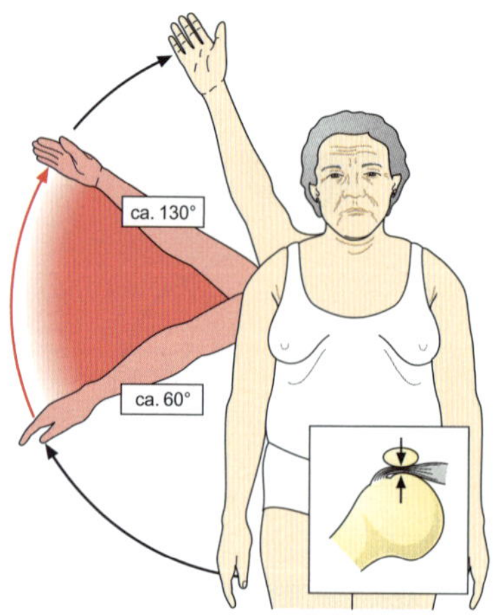

Abb. 3.10 Painful Arc [L106]

Pathologische Befunde

Bei Erkrankungen der Rotatorenmanschette (vor allem bei einer Sehnenentzündung der Supraspinatussehne) oder der Bursa subacromialis tritt ein Schmerz zwischen ca. 60 und 130° auf (➤ Abb. 3.10).

WEITERFÜHRENDE DIAGNOSTIK

- Einschränkungen der physiologischen Bewegungsausmaße: Anamnese, Symptome, Sonografie, Röntgen
- V. a. rheumatische Erkrankung: ➤ Kap. 3.5.2
- ➤ Kap. 3.5.3 → Neutral-Null-Methode

3.6 Untersuchung der Hüfte

3.6.1 Inspektion

Die Inspektion erfolgt am stehenden Patienten. Beurteilt werden:

- Beckenstellung
- Symmetrie der beiden Beckenschaufeln
- Beinlängendifferenzen
- Beugekontrakturen

Im Liegen können beim Neugeborenen inspektorisch Hinweise auf eine Hüftgelenkdysplasie über asymmetrische Falten sichtbar sein.

WEITERFÜHRENDE DIAGNOSTIK

- Ungleicher Beckenstand: Anamnese, Symptome, Bestimmung der Beinlänge, Untersuchung der Wirbelsäule, ggf. Röntgen
- Beinlängendifferenz: Anamnese, Symptome, Untersuchung des Beckenstands, Untersuchung von Knie, Hüftgelenk und Wirbelsäule, Röntgen, CT
- Beugekontraktur: Beinlängendifferenz, ggf. Neurostatus, ggf. MRT

3.6.2 Palpation

Bei der Palpation werden Trochanteren, Symphyse sowie Spinae iliacae anteriores superiores und posteriores superiores betastet. Dabei wird insbesondere auf Schmerzhaftigkeit geachtet.

WEITERFÜHRENDE DIAGNOSTIK

- Schmerzhaftigkeit: Anamnese, Symptome, Röntgen
- V. a. Fibromyalgie: Prüfung der Druckschmerzhaftigkeit am Übergang großer Muskeln und des korrespondierenden Periostbereichs. Nach den Kriterien des American College of Rheumatology (ACR) erhöhte Druckschmerzhaftigkeit an 11 von 18 definierten anatomischen Zonen, Ausschluss anderer (rheumatischer) Erkrankungen (➤ Kap. 3.5.2), psychosoziale Anamnese

3.6.3 Funktionsprüfung

Neutral-Null-Methode

Bei der Neutral-Null-Methode werden die natürlichen Bewegungsausmaße beurteilt. Geprüft werden:

- Abduktion und Adduktion
- Flexion und Extension
- Innenrotation und Außenrotation

Durchführung

Die Prüfung erfolgt am liegenden Patienten. Für die Abduktion wird das Bein vom Körper wegbewegt; dabei sollte das Becken fixiert werden. Bei der Adduktion wird das Bein zum Körper hingeführt, das andere Bein sollte von der Untersuchungsliege herabhängen.

Bei der Flexion das Bein im Hüftgelenk beugen. Die Streckung im Hüftgelenk muss in Bauchlage durchgeführt werden. Dabei steht der Therapeut seitlich vom Patienten. Eine Hand wird am Hüftgelenk angelegt, die andere wird unter den Oberschenkel gelegt und eine Extension herbeigeführt.

Die Prüfung der Rotation im Hüftgelenk erfolgt bei 90° Beugung im Knie- und im Hüftgelenk (➤ Abb. 3.11). Aus dieser Position wird im Oberschenkel innenrotiert, wobei der Fuß des Patienten wie ein Zeiger nach außen zeigt; danach wird außenrotiert, sodass der Fuß des Patienten nach innen zeigt.

Normalbefund

- Abduktion 30–45°, Adduktion 20–30°
- Flexion 130–140°, Extension 15°
- Innenrotation 30–40°, Außenrotation 40–50°
- Keine Schmerzen, keine Krepitation bei Bewegung

Pathologische Befunde

Bewegungseinschränkung, insbesondere der Innenrotation bei Koxarthrose.

Trendelenburg-Zeichen

Das Trendelenburg-Zeichen dient der Überprüfung der evtl. insuffizienten **Glutealmuskulatur** (M. gluteus medius und minimus).

Durchführung

Der Patient wird aufgefordert, zuerst auf dem einen und dann auf dem anderen Bein zu stehen. Das Bein, auf dem der Patient steht, wird als Standbein bezeichnet, das freie Bein als Spielbein. Dabei wird auf den Beckenstand geachtet.

Normalbefund

Gerader Beckenstand im Einbeinstand.

Pathologische Befunde

Bei insuffizienter Muskulatur kann das Becken im Einbeinstand nicht gehalten werden. Das Becken sinkt zur Spielbeinseite (zur gesunden Seite) ab (➤ Abb. 3.12). Ursachen können ein Bandscheibenvorfall im lumbalen Bereich sein, unsachgemäß gesetzte intramuskuläre (i. m.) Injektionen (mit Nervenläsion) oder eine Koxarthrose.

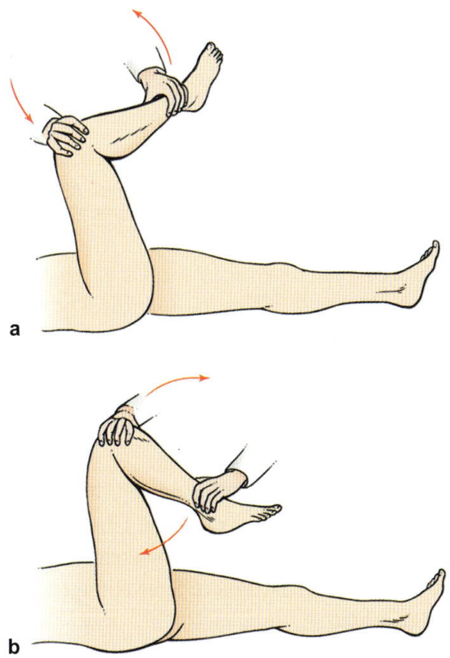

Abb. 3.11 Untersuchung des Hüftgelenks: **a** Außenrotation, **b** Innenrotation [E508]

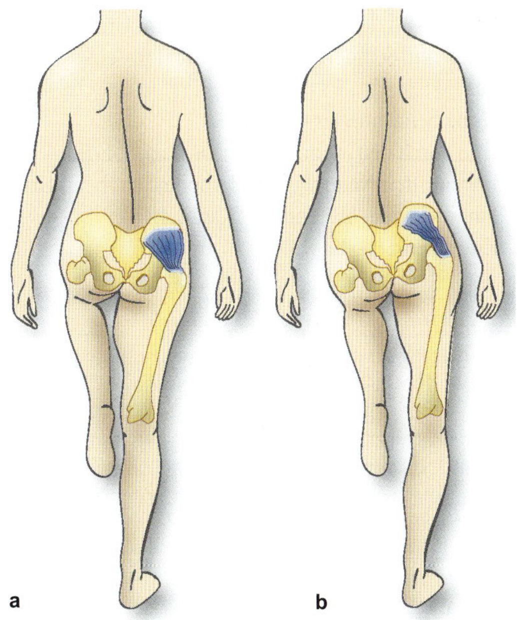

Abb. 3.12 Positives Trendelenburg-Zeichen rechts [L141]

Weitere Untersuchungen

Aus differenzialdiagnostischen Gründen, z. B. bei Knie-, Hüft- und Beckenschmerzen, sollten die benachbarten Gelenke mituntersucht werden.

- **Vierer-Zeichen:** Dieser Test dient der Überprüfung der Außenrotations- und Abduktionsfähigkeit im Hüftgelenk im Seitenvergleich. Der Patient liegt auf dem Rücken und wird aufgefordert, das Bein in Beugestellung ca. 45° im Hüft- und 90° im Kniegelenk so zu abduzieren, dass die Außenseite des Knies im Liegen (nahezu) die Unterlage der Untersucherliege berührt. Unter physiologischen Bedingungen ergibt sich die Gestalt einer liegenden Vier. Unter krankhaften Bedingungen, vor allem beim Morbus Perthes oder einer Koxitis, kann das betroffene Bein nicht richtig abduziert und außenrotiert werden, sodass das Knie nicht in der Waagerechten, sondern weit über dem Körperniveau liegt.
- **Drei-Stufen-Hyperextensionstest:** Dieser Test dient der Lokalisation von Schmerzzentren bei Hüft- und Beckenschmerzen. Beurteilt werden bei diesem Test Hüftgelenk, ISG und LWS im Seitenvergleich. Die Untersuchung erfolgt beim auf dem Bauch liegenden Patienten.
  - Zunächst mit einer Hand das Ilium fixieren. Mit der anderen Hand unter den Oberschenkel (ipsilateral) greifen und diesen in eine Hyperextension führen. Eine schmerzhafte Bewegung ist dabei ein Hinweis auf eine Affektion im Hüftgelenk.
  - Die zweite Stufe dient der Beurteilung des ISG. Mit einer Hand das Sakrum fixieren, mit der anderen im Hüftgelenk extendieren. Schmerzhaftigkeit spricht für eine ISG-Affektion.
  - Bei der dritten Stufe mit einer Hand den lumbosakralen Übergang fixieren, mit der anderen im Hüftgelenk extendieren. Schmerzhaftigkeit spricht für eine Affektion der LWS.
- Prüfung benachbarter Gelenke:
  - ISG: durch den Mennell-Test (➤ Kap. 3.4.4)
  - LWS: mittels Neutral-Null-Methode, Schober-Zeichen, Finger-Boden-Abstand (➤ Kap. 3.4.4)
  - Kniegelenk: ➤ Kap. 3.7

WEITERFÜHRENDE DIAGNOSTIK

- Einschränkung der physiologischen Bewegungsausmaße und V. a. Koxarthrose: Anamnese, Begleitsymptome, Röntgen, ggf. CT
- Einschränkung der physiologischen Bewegungsausmaße (vor allem Abduktion und Rotation) bei Kindern (Hinweis auf Morbus Perthes): Anamnese, Symptome, Röntgen, Sonografie, MRT (insbesondere im Frühstadium)
- V. a. Bandscheibenvorfall: Anamnese, Klinik, Neurostatus (Sensibilität, Motorik, Reflexe), MRT
- V. a. unsachgemäß gesetzte i. m. Injektion: Anamnese
- V. a. Koxarthrose: ➤ Kap. 3.6.3 Neutral-Null-Methode

3.7 Untersuchung des Knies

3.7.1 Inspektion

Die Inspektion erfolgt im Stehen von vorne, von hinten und von der Seite. Es wird geachtet auf:

- Beinachse und Anomalitäten der Beinachse als Genu varum (O-Beine) oder Genu valgum (X-Beine). Sie fördern arthrotische Prozesse durch einseitige Belastung.
- Beinlänge und Beinlängendifferenzen.
- Muskulatur von Ober- und Unterschenkel im Seitenvergleich: Schmale Muskelkonturen können ein Hinweis auf eine Muskelatrophie sein.
- Gelenkkonturen, Schwellungen und Hautfarbe: Beurteilung vor allem der Patella, der Patellarsehne und der Kniekehle. Ergüsse am Knie können als Vorwölbungen imponieren. Vorwölbungen in der Kniekehle können einen Hinweis auf eine Baker-Zyste geben. Sie entsteht durch Ausstülpung der Gelenkkapsel z. B. bei Arthritis oder Arthrose. Rötungen und Schwellungen finden sich bei entzündlichen Geschehen, z. B. einer septischen oder aktivierten Arthritis. Lokale Schwellungen können auf einen Tumor hinweisen.
- Varizenbildung, Ödeme und Ulzera: ➤ Kap. 5.4

WEITERFÜHRENDE DIAGNOSTIK

- Genu varum, Genu valgum: Anamnese, Symptome (im Hinblick auf arthrotische Veränderungen), Röntgen
- Schmale Muskelkonturen und V. a. Muskelatrophie: Anamnese (Begleiterkrankungen, z. B. Leberinsuffizienz, muskuläre Erkrankungen, pAVK, Polyneuropathie), Symptome, weitere Diagnostik je nach Grunderkrankung, Elektromyografie (Prüfung der elektrischen Aktivität in Muskelfasern)
- Schwellung und V. a. Kniegelenkerguss: Anamnese, Symptome, Sonografie, Röntgen, MRT, Arthroskopie, Kniegelenkpunktion
- Schwellung mit Rötung: Anamnese, Symptome, Sonografie, Röntgen, Labor (vor allem CRP, BSG, Harnsäure, ASL, RF, ANA, spezifische Antikörper, u. a. Borrelien, Lues, ggf. bakteriologische Kultur aus Punktat)
- Schwellung (kniegelenknah) und V. a. auf Tumor: Anamnese, Symptome, Röntgen, CT, MRT, Labor (u. a. CRP, BSG, Ca^{2+}, AP)

3.7.2 Palpation

Bei der Palpation wird die Temperatur geprüft und Patella mit Patellarsehne, Gelenkspalt, Kniekehle, Fibulaköpfchen und die Epikondylen des distalen Oberschenkels werden betastet. Dabei ist auf Schmerzhaftigkeit, Schwellungen und Überwärmung zu achten.

Tanzende Patella

Mit dieser Untersuchung können größere **Ergüsse im Kniegelenk** erfasst werden.

Durchführung
Die Untersuchung erfolgt im Liegen am gestreckten Knie (➤ Abb. 3.13). Eine Hand kranial am Recessus suprapatellaris auflegen und den Inhalt zur Patella hin ausstreichen. Mit der anderen Hand von kaudal den verbliebenen Raum ausstreichen. Im Anschluss mit dem Zeigefinger die Patella leicht in Richtung Femur drücken.

Normalbefund
Keine besondere Verschieblichkeit der Patella nach lateral und in dorsoventrale Richtung.

Pathologische Befunde
Starke Verschieblichkeit und „Tanzen“ der Patella nach dorsal und ventral als Zeichen einer Flüssigkeitsansammlung im Gelenk.

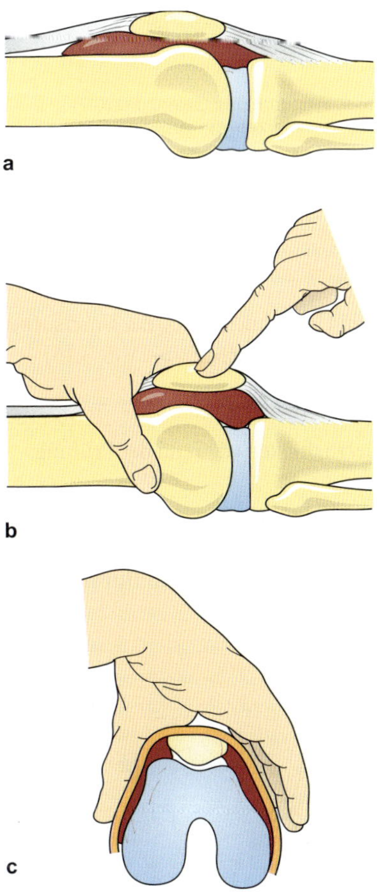

Abb. 3.13 Tanzende Patella bei Kniegelenkerguss [L106]

WEITERFÜHRENDE DIAGNOSTIK
Tanzende Patella und V.a. Kniegelenkerguss: ➤ Kap. 3.7.1

3.7.3 Funktionsprüfung

Neutral-Null-Methode

Bei der Neutral-Null-Methode werden die physiologischen Bewegungsausmaße geprüft:

- Flexion und Extension
- Innenrotation und Außenrotation

Durchführung
Die Prüfung erfolgt am liegenden Patienten. Dabei wird das Kniegelenk gebeugt und gestreckt. Im Anschluss wird im Kniegelenk innen- und außenrotiert. Die Rotation im Kniegelenk sollte bei ca. 20° angewinkeltem Knie erfolgen.

Normalbefund
- Flexion 130–140°, Extension 5–10°
- Innenrotation 10°, Außenrotation 30°
- Keine Schmerzen, keine Krepitation bei Bewegung

Pathologische Befunde
Bewegungseinschränkung, z. B. bei Gonarthrose, Meniskus-, Kreuzbandschäden oder Affektionen der lateralen Bänder.

Varus-, Valgusstress

Damit wird die Stabilität der **Seitenbänder** und der **Menisci** geprüft.

Durchführung
Die Untersuchung wird bei leichter Kniebeugung durchgeführt. Den Unterschenkel gegen den Oberschenkel abduzieren (Valgusstress) und damit das Innenband dehnen und den lateralen Meniskus komprimieren (➤ Abb. 3.14). Im Anschluss den Unterschenkel gegen den Oberschenkel adduzieren (Varusstress) und damit das Außenband prüfen und den medialen Meniskus komprimieren (➤ Abb. 3.14).

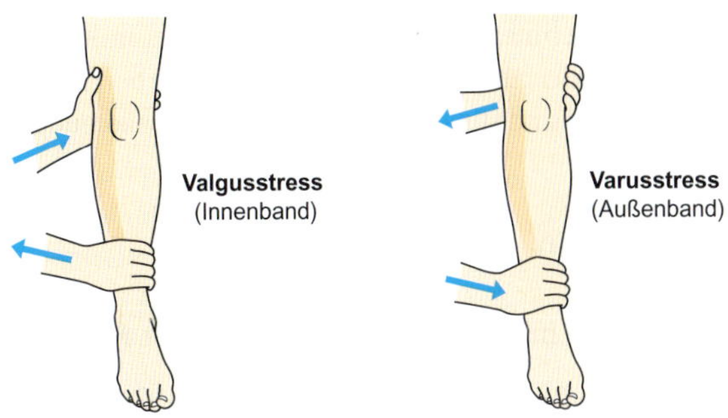

Abb. 3.14 Untersuchung der Seitenbänder [L143]

3

Normalbefund
Keine Schmerzhaftigkeit während Abduktion und Adduktion, keine Aufklappbarkeit im Kniegelenk.

Pathologische Befunde
- Schmerzhaftigkeit kann auf einen Meniskusschaden hinweisen.
- Eine Aufklappbarkeit im Gelenk ist ein Hinweis auf eine Seitenbandschädigung.

Steinmann I

Das Steinmann-Zeichen I dient der Untersuchung der **Menisci.**

Durchführung
Die Untersuchung erfolgt im Liegen bei 30° gebeugtem Kniegelenk. Eine Hand fixiert das Knie, die andere Hand umfasst den distalen Unterschenkel und rotiert im Kniegelenk nach innen und außen (➤ Abb. 3.15).

Normalbefund
Schmerzfreie Rotation.

Pathologische Befunde
Bei Schädigung des Innenmeniskus ist die Außenrotation schmerzhaft, Schädigungen des Außenmeniskus führen zur schmerzhaften Innenrotation.

Steinmann II

Das Steinmann-Zeichen II dient der Beurteilung der **Menisci**.

Durchführung
Passive Beugung und Streckung im Kniegelenk (➤ Abb. 3.15).

Normalbefund
Keine Schmerzhaftigkeit während Kniebeugung und -streckung.

Pathologische Befunde
Wandernde Schmerzen von vorne nach hinten in Richtung Kniekehle bei Beugung und von hinten nach vorne bei Streckung im Kniegelenk sind Hinweis auf eine Meniskusschädigung.

Payr-Zeichen

Das Payr-Zeichen dient als weiterer Test der **Meniskusprüfung**.

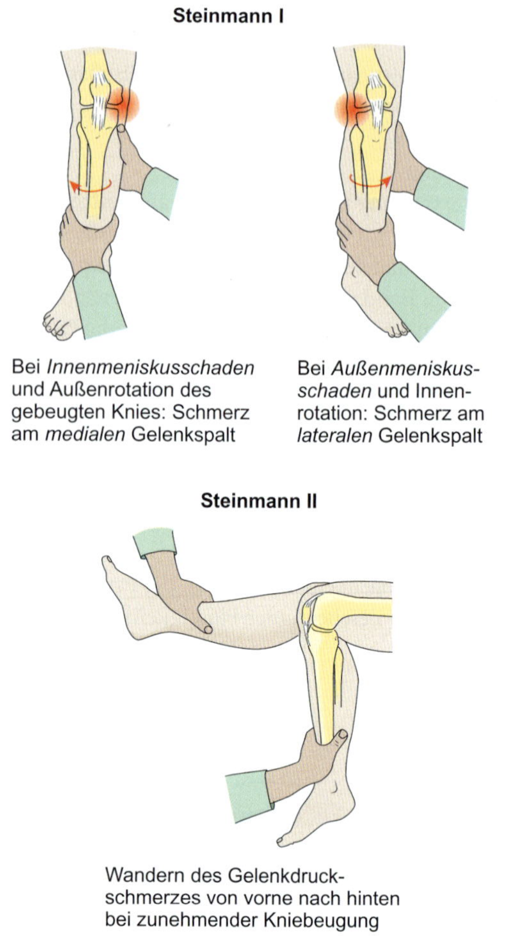

Abb. 3.15 Steinmann-Zeichen [L190]

Durchführung
Der Patient sitzt im Schneidersitz, der Untersucher drückt auf den medialen Kniegelenkspalt (➤ Abb. 3.16).

Normalbefund
Keine Schmerzhaftigkeit während der Prüfung.

Pathologische Befunde
Schmerzen am inneren Gelenkspalt bei Varusstress (O-Bein-Stellung) im Schneidersitz sind ein Hinweis auf Innenmeniskusschäden.

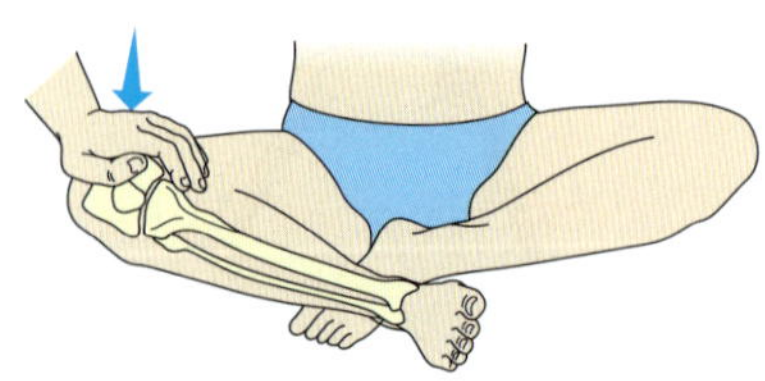

Abb. 3.16 Payr-Zeichen [L106]

Vorderes und hinteres Schubladenphänomen

Mit dem Schubladenphänomen wird die Stabilität der **Kreuzbänder** geprüft.

Durchführung
Die Untersuchung erfolgt am liegenden Patienten bei 90° gebeugtem Kniegelenk. Der Therapeut sitzt seitlich auf dem Fuß des Patienten und fixiert damit die 90°-Stellung: Mit beiden Händen das Kniegelenk des Patienten umfassen, wobei die Fingerkuppen in der Kniekehle aufgelegt werden und die Daumen auf der Tuberositas tibiae liegen. Anschließend eine kräftige Bewegung des Unterschenkels nach vorne und dann nach hinten ausführen.

Normalbefund
Minimale Beweglichkeit des Unterschenkels gegen den Oberschenkel beim Zug nach vorne und hinten.

Pathologische Befunde
Eine abnorme Beweglichkeit nach vorne ist ein Hinweis auf eine Vorderbandruptur, eine abnorme Beweglichkeit nach hinten auf eine Hinterbandruptur (➤ Abb. 3.17).

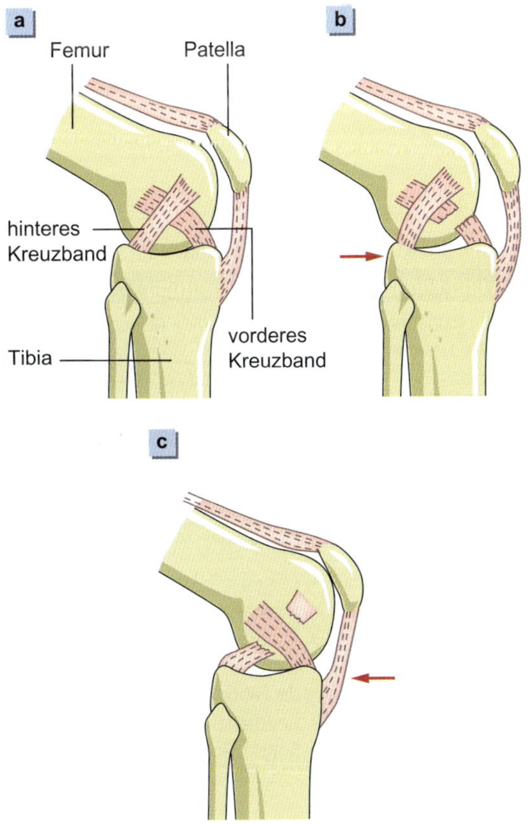

Abb. 3.17 **a** Intakte Kreuzbänder, **b** Riss des vorderen Kreuzbandes (→ vordere Schublade), **c** Riss des hinteren Kreuzbandes (→ hintere Schublade) [L157]

WEITERFÜHRENDE DIAGNOSTIK

- V.a. auf Gonarthrose: Anamnese, Symptome, Röntgen, MRT, Arthroskopie
- V.a. auf Meniskus-, Kreuzbandschäden oder Affektionen der Seitenbänder: Anamnese (Trauma), Symptome, Röntgen, MRT, Arthroskopie

3.8 Apparative Untersuchungen

3.8.1 Allgemeines

Neben der Anamnese und der körperlichen Untersuchung kommt apparativen Untersuchungen im orthopädischen Sektor ein hoher Stellenwert. Zu den wichtigsten apparativen Möglichkeiten zählt die Röntgenuntersuchung, gefolgt von der Computertomografie (CT) und der Magnetresonanztomografie (MRT) sowie der Sonografie.

3.8.2 Sonografie

Die Sonografie (Ultraschall) arbeitet mit Ultraschallwellen, die aus einem auf die Haut (mit Kontaktgel) aufgesetzten Schallkopf in das betroffene Gewebe gesendet werden. Diese Wellen werden je nach Gewebebeschaffenheit unterschiedlich reflektiert und vom Schallkopf wieder aufgenommen. Daraus wird ein Bild generiert.

Die Sonografie kann schnell durchgeführt werden, ist kostengünstig, schmerzlos und ohne bekannte Risiken. Das Verfahren eignet sich zur Untersuchung von Weichgewebe, z. B. Gelenkergüssen, Herz und Gefäßen, Leber, Gallenblase, Milz, Nieren, Lymphknoten, Schilddrüse, Uterus und Ovarien. Luftgefüllte Organe (Darmschlingen oder Lunge) sowie Knochen lassen sich sonografisch nicht gut untersuchen.

3.8.3 Röntgen

Die konventionelle Röntgenuntersuchung ist das wichtigste Verfahren zur Diagnostik von vor allem Frakturen oder Veränderungen des Knochenaufbaus und der Knochenstruktur. Die Ursachen für Veränderungen lassen sich aus dem Bild nicht ablesen.

Bei dieser Untersuchung werden Röntgenstrahlen eingesetzt, wobei der Strahlengang in eine Richtung geht. Dabei entsteht sozusagen ein Summenbild, weil sich anatomisch hintereinanderstehende (bzw. -liegende) Strukturen, auf dem Bild überlagern. Da verschiedene Gewebe Strahlen unterschiedlich stark absorbieren, ergeben sich Bilder, bei denen sich durch die unterschiedliche Absorption verschiedene Strukturen abgrenzen lassen. Luft absorbiert keine Strahlen; deswegen erscheinen lufthaltige Organe und Strukturen schwarz. Fett absorbiert verschwindend geringe Menge an Strahlen. Die Strukturen erscheinen ebenfalls schwarz. Wasser absorbiert etwas mehr Strahlen, sodass eine Abgrenzung von luft- und fetthaltigen Strukturen möglich ist. Knochen absorbiert sehr viel Strahlung und erscheint im Röntgenbild grau-weiß; knöcherne Strukturen lassen sich daher am besten beurteilen. Wichtig zu wissen ist, dass Knorpelstrukturen (Gelenkflächen, Bandscheiben) im Röntgenbild nicht beurteilt werden können. Sichtbar ist der Gelenkspalt, der weiter ist als der anatomische Gelenkspalt.

MERKE

- Eine Besonderheit in der Röntgendiagnostik ist die Benennung der Schwarz-Weiß-Schattierungen: Die Schwarzfärbung wird als *Aufhellung* bezeichnet, die Weiß- bzw. Hellfärbung als *Verschattung.*
- Die Bilder werden so angeschaut, als hätte man den Patienten vor sich stehen. Dadurch sind die Seiten „vertauscht".
- In der orthopädischen Diagnostik werden Röntgenbilder in 2 Ebenen angefertigt.

3.8.4 Computertomografie (CT)

Die Computertomografie bedient sich ebenfalls der Röntgenstrahlung. Der Unterschied zum Röntgen besteht darin, dass mit der CT hintereinanderliegende Strukturen visualisiert werden können.

Der Körper wird in Querschnittsbildern (inzwischen mit High-Resolution-CT in einer Schichtdicke von 1–2 mm) dargestellt (Schichtaufnahmen). Organe und Strukturen lassen sich durch unterschiedliche Graustufen gut voneinander abgrenzen. Indikationen sind u. a. intrakranielle Blutungen, Beckenverletzungen und Tumorstaging. Die Strahlendosis ist höher als bei der konventionellen Röntgenuntersuchung.

3.8.5 Magnetresonanztomografie (MRT)

Die MRT (frühere Bezeichnung: Kernspintomografie) arbeitet mit einem starken Magnetfeld und Hochfrequenzimpulsen. Der **Vorteil** der MRT ist die gute Weichteilauflösung, sodass Gelenkknorpel, Sehnen, Ödeme und Ergüsse, entzündliche Veränderungen, Muskelveränderungen, aber auch Gehirnsubstanz und der Spinalkanal sehr gut beurteilt werden können. Die **Nachteile** sind eine meist längere Untersuchungsdauer, Lärmbelastung (bis zu 110 dB) und für einige (klaustrophobe) Patienten, durch die Enge der Röhre bedingt, unkomfortable Untersuchungsbedingungen. Kontraindikationen sind Herzschrittmacher, (magnetische) Metallteile (z. B. Prothesen, Clips). Die betreffenden Patientinnen und Patienten dürfen keiner MRT-Untersuchung unterzogen werden. Die Kosten einer MRT-Untersuchung sind ebenfalls höher als eine konventionelle Röntgenuntersuchung oder eine Computertomografie.

3.9 Differenzialdiagnostik

➤ Tab. 3.3

Tab. 3.3 Ausgewählte Differenzialdiagnosen der orthopädisch-rheumatischen Erkrankungen und deren Befunde

Differenzialdiagnosen	Schmerzcharakter und Inspektion	Palpation und Perkussion	Funktionsprüfung
Morbus Bechterew	• Tiefsitzende nächtliche Kreuzschmerzen • Kyphotische Haltung • Evtl. Hüftbeugekontraktur	Schmerzhafte Palpation und Perkussion der Dornfortsätze	• Eingeschränkte Beweglichkeit bei der Neutral-Null-Methode • Schober- und Ott-Zeichen pathologisch vermindert • Finger-Boden-Abstand vergrößert • Kinn-Jugulum-Abstand vergrößert • Okzipitum-Wand-Abstand vergrößert • Evtl. HLA-B27 positiv, im Schub CRP ↑, BSG ↑, Leukozyten ↑
Osteoporose	• Diffuse Rückenschmerzen • Abnahme der Körpergröße • Rundrückenbildung, vor allem der oberen BWS • Tannenbaumphänomen	Schmerzhafte Palpation und Perkussion der Dornfortsätze	• Eingeschränkte Beweglichkeit bei der Neutral-Null-Methode • Je nach Ausprägung gleiche Befunde wie beim Morbus Bechterew bis auf die Laborbefunde • Knochendichtemessung: reduzierte Knochenmasse

Tab. 3.3 Ausgewählte Differenzialdiagnosen der orthopädisch-rheumatischen Erkrankungen und deren Befunde *(Forts.)*

Differenzialdiagnosen	Schmerzcharakter und Inspektion	Palpation und Perkussion	Funktionsprüfung
Koxarthrose	• Belastungs-, Anlauf- und Ruheschmerzen • Hüftschmerzen, die in die Leiste, das Gesäß oder das Kniegelenk ausstrahlen können • Hüftbeugekontraktur durch Schonhaltung • Evtl. Beckenkippung nach vorn und Hyperlordosierung der LWS	Evtl. schmerzhafte Palpation der Leiste (bei aktivierter Koxarthrose)	Eingeschränkte Beweglichkeit bei der Neutral-Null-Methode, vor allem von Innenrotation, Ab- und Adduktion
Rheumatoide Arthritis	• Ruheschmerzen • Beteiligung der kleinen Gelenke (Grund- und Mittelgelenke der Finger, HWS-Gelenke) • Symmetrischer Befall • Knopflochdeformität • Schwanenhalsdeformität • Ulnare Deviation	• Druckschmerzhaftigkeit der betroffenen Gelenke • Positives Gaenslen-Zeichen • Muskelatrophie	• Eingeschränkte Beweglichkeit bei der Neutral-Null-Methode • Positive Rheumafaktoren, Anti-CCP-Ak, evtl. positive ANA, CRP ↑, BSG ↑, Leukozyten ↑, sekundäre Anämie
Fraktur	• Sichere Zeichen: sichtbare Knochenfragmente, Stufenbildung, Achsenabweichung, abnorme Beweglichkeit • Unsichere Zeichen: Schwellung, Schmerzen, Hämatom	Schmerzhafte Palpation	Röntgenologischer Frakturnachweis

KAPITEL

4 Untersuchung des Herzens

PRAXISTIPP

Die Herzuntersuchung sollte im Hinblick auf ihre Durchführung und die Interpretation der Befunde sicher beherrscht werden. Darüber hinaus sind Grundkenntnisse über die weiterführende (apparative) Diagnostik relevant, die überwiegend in der fachärztlichen Praxis durchgeführt wird.

4.1 Erster Eindruck

Das Herz-Kreislauf-System und das Herz-Lungen-System sind untrennbar miteinander verbunden. Aus diesem Grund lassen sich einige Symptome und Befunde nicht streng einem der beiden Systeme zuordnen. Sie wiederholen sich entweder bei den entsprechenden Kapiteln, oder Sie finden einen Verweis auf das Kapitel, in dem die Sachverhalte abgehandelt werden.

Beim ersten Eindruck – die Patientin bzw. der Patient ist noch bekleidet – lassen sich mittelbar Zeichen und Symptome erkennen, die auf eine **Herz-Kreislauf-Erkrankung** hinweisen. Mögliche auffallende Befunde können sein:

- **Körperhaltung:**
  - Sitzend bei Herzinsuffizienz
  - Schonhaltung bei tiefer Beinvenenthrombose, akutem Extremitätenverschluss, Angina abdominalis, Mesenterialinfarkt, akutem Koronarsyndrom
- **Ernährungszustand:** Adipositas (vor allem Apfeltyp) als Risikofaktor für kardiovaskuläre Erkrankungen.
- **Zyanose:** Eine Blaufärbung der Haut kann sich an den Akren (Lippen, Nase, Ohrläppchen und Fingern) zeigen und ist auf einen Sauerstoffmangel zurückzuführen

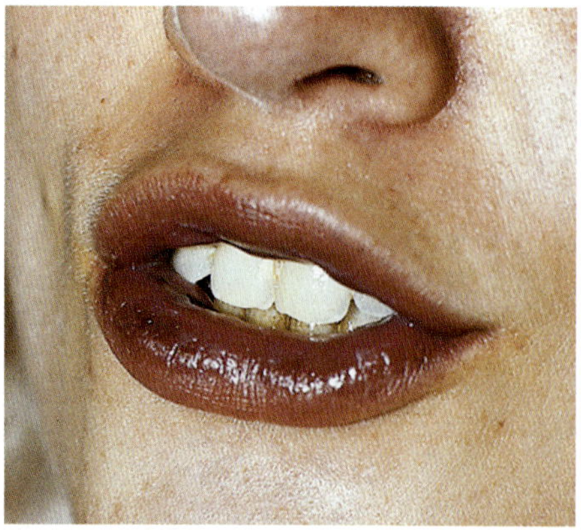

Abb. 4.1 Lippenzyanose [R246]

(➤ Abb. 4.1). Die Zyanose kann bei Lungenerkrankungen (z. B. Emphysem, Asthmaanfall, großen Atelektasen, Bronchialkarzinom, Pneumothorax) oder Herzerkrankungen (z. B. Herzfehler, Herzinsuffizienz) auftreten. Ferner kann sie durch einen reduzierten Atemantrieb verursacht sein, etwa durch Schädigung der Medulla oblongata nach Schlaganfall oder durch Intoxikation mit sedierenden Substanzen.

- **Blässe:** kann Symptom einer Anämie, aber auch – insbesondere bei schweißiger Haut – Symptom einer Herz- und Kreislaufinsuffizienz sein.
- **Dyspnoe (Atemnot):** geht mit Beklemmungsgefühl und Lufthunger einher und liefert Hinweise auf respiratorische Erkrankungen (u. a. Lunge und obere Atemwege), Herzerkrankungen oder Erkrankungen des Atemzentrums. Neben einer Dyspnoe können eine **Tachypnoe** (beschleunigte Atmung) oder **Orthopnoe** (starke Atemnot vorliegen, die den Einsatz der Atemhilfsmuskulatur im Sitzen verlangt.
- **Pulsationen der Jugularvenen:** Dieses Symptom ist bei Erkrankungen des rechten Herzens, insbesondere bei Trikuspidalklappeninsuffizienz zu beobachten.
- **Sichtbarer Kapillarpuls:** ist durch dezente Pulsationen der Fingerbeeren zu sehen und kann Zeichen einer Aortenklappeninsuffizienz sein.
- **Musset-Zeichen:** Charakteristisch ist ein pulssynchrones Kopfnicken. Es kann ein Hinweis auf eine Aortenklappeninsuffizienz sein.
- **Karotispulsation:** pulssynchrones Klopfen im Halsbereich, das meist als unangenehm empfunden wird. Es kann ein Hinweis auf eine Aortenklappeninsuffizienz sein.
- **Mitralbäckchen:** Rötungen der Backen können auf eine Mitralklappenstenose hinweisen.
- **Xanthelasmen:** periorbitale Fetteinlagerungen, die sich vornehmlich bei Fettstoffwechselstörungen zeigen.
- **Claudicatio intermittens:** zeitweiliges Hinken bzw. Stehenbleiben beim Gehen, das bei Verschlusskrankheiten der arteriellen Gefäße und damit verbundenem Sauerstoffmangel auftritt.
- **Jugularvenenstauung:** Eine symmetrische Jugularvenenstauung kann Ausdruck einer Rechtsherzinsuffizienz sein, die entweder isoliert oder im Rahmen einer Globalinsuffizienz oder eines Cor pulmonale auftritt. Eine einseitige Jugularvenenstauung gibt Hinweise auf lokale Kompressionserscheinungen, z. B. durch einen Lungenspitzentumor (Pancoast-Tumor).

PRAXISTIPP

Beurteilt werden die Jugularvenen in 30° Oberkörperhochlagerung. Bei flacher Lagerung sind die Jugularvenen auch bei gesunden Menschen gestaut.

4.2 Ausschluss eines Notfalls

Um einen Notfall auszuschließen, müssen die Vitalzeichen überprüft werden (➤ Kap. 1.4):

- Bewusstseinslage
- Blutdruck
- Herzfrequenz
- Temperatur
- Atemfrequenz

Die wichtigsten und häufigsten Notfälle im Rahmen einer gestörten Herz-Kreislauf-Funktion sind:

- **Akute Dyspnoe:** bei akuter oder chronischer (dekompensierter) Linksherzinsuffizienz (➤ Tab. 6.1).
- **Blutdruckentgleisungen:** können vor allem durch schlechte medikamentöse Einstellung einer bestehenden Hypertonie oder mangelnde Compliance des Patienten entstehen oder durch endokrine Dysbalancen, insbesondere eine Hyperthyreose. Sie können als hypertensive Krise oder hypertensiver Notfall in Erscheinung treten.
- **Schockgeschehen:** Durch unterschiedliche Ursachen, z. B. Volumenmangel, Herzinfarkt, anaphylaktische Reaktion, Sepsis oder Verletzungen des Rückenmarks (➤ Tab. 4.1). Allen Ursachen gemeinsam ist die Minderversorgung der Mikrozirkulation. Als Hilfe kann der Schockindex fungieren:
  Schockindex = Pulsfrequenz ÷ RR_{syst} (Merkhilfe: Pussy)
  Ein Schockindex von 1 kann eine Schockgefahr anzeigen, ein Schockindex > 1,0 spricht für einen manifesten Schock. Wichtig ist, dass der Schockindex primär eine Zahl ist, die Hinweise auf ein Schockgeschehen geben *kann*. Ein Schockindex > 1 ist nicht mit einem Schock gleichzusetzen, auf der anderen Seite schließt ein Schockindex < 1 ein Schockgeschehen nicht aus.
- **Retrosternale** bzw. **thorakale Schmerzen:** bei Angina pectoris, Myokardinfarkt, Lungenembolie (➤ Tab. 4.2)
- **Synkope:** bei Kreislaufinsuffizienz (➤ Tab. 4.3). Die Synkope ist definiert als ein Zustand kurzzeitiger Bewusstlosigkeit infolge einer Minderdurchblutung des Gehirns.

Tab. 4.1 Differenzialdiagnostik des Schocks

Schockart	Wichtige Kennzeichen (zusätzlich zu den allgemeinen Schocksymptomen)
Hypovolämisch / hämorrhagisch (Volumenmangelschock)	• Ursachen: Verminderung des zirkulierenden Blutvolumens u. a. durch Diarrhöen, Erbrechen, Verbrennungen, akute Pankreatitis, Blutverlust • Symptome: kühle und blasse Haut, Durst, Oligurie oder Anurie
Kardiogen	• Ursachen: Reduktion der kardialen Pumpleistung, u. a. durch Myokardinfarkt oder Herzrhythmusstörungen • Symptome: Rhythmusstörungen, Symptome eines Lungenödems, gestaute Jugularvenen
Extrakardial-obstruktiv	• Ursachen: Obstruktion des Blutflusses, u. a. durch Lungenembolie, Herzbeuteltamponade oder Aortendissektion • Symptome: retrosternale, ggf. wandernde Schmerzen, Dyspnoe, Zyanose, Tachykardie
Anaphylaktisch	• Ursachen: Maximalvariante der allergischen Reaktion mit Vasotonusverlust und Hypovolämie • Symptome: Hautreaktionen (z. B. Urtikaria), Übelkeit, Erbrechen, Dyspnoe, Asthmaanfall
Septisch	• Ursachen: Zirkulationsstörung infolge einer generalisierten Entzündungsreaktion auf Toxine und / oder mediatorinduzierte Zytotoxizität • Symptome: (therapieresistente) Hypotonie, rosige, warme Haut, Fieber oder Untertemperatur; Leukozytose oder Leukopenie, Thrombopenie, Laktaterhöhung
Neurogen	• Ursachen: u. a. Schädel-Hirn-Trauma, Rückenmarktrauma, das letztendlich zu einer Schädigung der Gefäßinnervation und Vasoparalyse führt • Symptome: verminderte oder aufgehobene Fähigkeit zu schwitzen, eingeschränkte Temperaturregulation

Tab. 4.2 Differenzialdiagnostik bei thorakalen Schmerzen

Ursachen	Differenzialdiagnosen
Kardiovaskulär	• Angina pectoris • Myokardinfarkt • Perikarditis • Lungenembolie • Aortendissektion • Funktionelle Herzbeschwerden
Respiratorisch	• Pneumonie • Pleuritis • Pneumothorax

Tab. 4.2 Differenzialdiagnostik bei thorakalen Schmerzen *(Forts.)*

Ursachen	Differenzialdiagnosen
Gastrointestinal	• Gastroösophagealer Reflux • Ösophagitis • Ulcus ventriculi, Ulcus duodeni • Pankreatitis • Cholezystitis • Gallenkolik • Abszess im Oberbauch • Roemheld-Syndrom (Herzbeschwerden, die meist nach üppigem Genuss blähender Speisen, durch Gasansammlung im Bauchraum und Druck auf das Herz verursacht werden)
Muskuloskelettal	• Trauma • Rippenfraktur
Neurogen	Zosterneuralgie bei Herpes zoster
Andere	Hyperventilation

Tab. 4.3 Differenzialdiagnostik einer Synkope

Ursachen	Differenzialdiagnosen, Merkmale
Kardiale Synkope	• Aortenstenose • Myokardinfarkt • Herzrhythmusstörungen (z. B. Adam-Stokes-Anfall, bradykarde und tachykarde Herzrhythmusstörungen) • Lungenembolie Allen Ursachen gemeinsam ist die verminderte Pumpleistung des Herzens, die in der Folge zu einer Mangelversorgung des Gehirns führt
Orthostatische Synkope	• Ursache ist eine autonome Dysregulation durch z. B. Volumenmangel oder endokrine Störungen und fehlende Vasokonstriktion der venösen Gefäße beim Aufstehen; das Blutangebot an das Herz ist meist zu gering, die Folge ist eine Minderversorgung des Gehirns • Auftreten bei Änderung der Körperlage, meist vom Liegen zum Stehen
Neurokardiogen (vasovagale Synkope)	• Blutdruckabfall und Bradykardie durch Parasympathikusaktivierung mit reduziertem Blutangebot an das Herz • Ursächlich sind meist Angst und Stress
Karotis-Sinus-Syndrom	Überschießende Reaktion der Pressorezeptoren in der A. carotis communis mit nachfolgender Vagusaktivierung
Zerebrale Synkope	Die Ursache ist meist eine vaskuläre Insuffizienz, z. B. in Form einer transitorischen ischämischen Attacke (TIA), die mit einer kurzzeitigen Durchblutungsstörung des Gehirns einhergeht
Vena-cava-Kompressionssyndrom	Kompression der V. cava inferior im letzten Schwangerschaftsdrittel vor allem in Rückenlage; geht mit einem reduzierten Blutfluss zum Herzen einher

4.3 Anamnestische Anhaltspunkte

Im Rahmen der Anamnese können folgende Angaben Hinweise auf eine kardiovaskuläre Erkrankung liefern:

- Nikotinabusus als Risikofaktor für Arteriosklerose und die damit verbundenen Folgeerkrankungen wie z. B. KHK, pAVK, Schlaganfall
- Metabolisches Syndrom mit Adipositas (insbesondere Apfeltyp), Hypertonie, pathologischer Glukosetoleranz oder manifestem Diabetes mellitus, Dyslipoproteinämie und Hyperurikämie begünstigt die Bildung einer Arteriosklerose
- Familiäre Häufung (genetische Disposition) von kardiovaskulären Erkrankungen
- Nykturie, Belastungsdyspnoe, nächtlicher Husten, vor allem in der ersten Nachthälfte (Asthma cardiale), als Hinweis auf eine Herzinsuffizienz
- Kardiovaskuläre Vorerkrankungen, z. B. arterielle Hypertonie, bekannte Herzklappenfehler, Z. n. Stentimplantation oder Bypass-Operation

4.4 Inspektion

Die Inspektion erfolgt entweder im **Sitzen** oder am **liegenden** Patienten mit 30° erhöhtem Oberkörper. Neben den Befunden, die man schon aus dem ersten Eindruck des Patienten gewonnen hat, können bei der Inspektion weitere wichtige Befunde erhoben werden:

- **Adipositas:**
  - Die Adipositas vom **Apfeltyp** gilt als Risikofaktor für kardiovaskuläre Erkrankungen. Beim Apfeltyp findet sich die Fettansammlung vorwiegend am Stamm. Durch die Ansammlung des Fettgewebes in der Bauchhöhle wird sie auch *viszerale* Adipositas genannt.
  - Beim **Birnentyp** findet sich die Fettansammlung vorwiegend an Hüften und Oberschenkeln. Die Folgeerkrankungen sind deutlich weniger ausgeprägt.
- **Nagelveränderungen:** Bei Herz- und Lungenerkrankungen kommen häufig Nagel- bzw. Fingerveränderungen vor:
  - **Trommelschlegelfinger:** imponieren als runde Auftreibungen der Fingerendglieder durch Weichteilverdickung und Schwellung des Nagelbetts (➤ Abb. 4.2). Sie finden sich bei Herzerkrankungen (am häufigsten bei zyanotischen Herzfehlern, infektiöser Endokarditis), Lungenerkrankungen (Bronchialkarzinom, Bronchiektasen, Lungenfibrose) und abdominalen Erkrankungen (Leberzirrhose, chronisch-entzündliche Darmerkrankungen, Zöliakie).

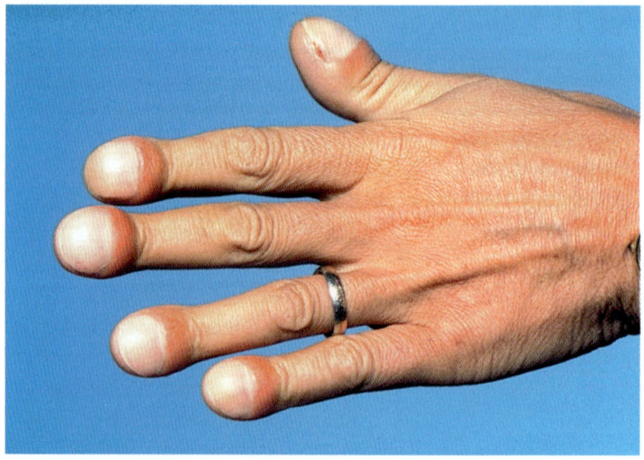

Abb. 4.2 Trommelschlegelfinger und Uhrglasnägel [K183]

  - **Uhrglasnägel:** starke Wölbung in Längs- und Querrichtung durch Schwellung des Nagelbetts (➤ Abb. 4.2). Vorkommen wie bei Trommelschlegelfingern.
  - **Osler-Knötchen:** 1–2 mm große, livide Papeln in der Haut (➤ Abb. 4.3); sie sind Ausdruck einer Vaskulitis im Rahmen einer bakteriellen Endokarditis. Daneben können subunguale (unter dem Nagel lokalisierte) Blutungen auftreten (Janeway-Läsionen).
  - **Nikotinspuren:** können als gelbliche Verfärbung an den Fingerkuppen sichtbar sein.
- **Thoraxdeformitäten:** siehe auch ➤ Kap. 6.4
  - **Herzbuckel:** knöcherne Vorwölbung der präkordialen Rippen bei frühkindlicher Herzvergrößerung
  - **Schrittmacher:** Hinweis auf Herzrhythmusstörungen in der Vorgeschichte
- **Fußödeme, Beinödeme und Stammödeme** (Anasarka). Ursachen können sein:
  - Erhöhter hydrostatischer Druck bei Rechtsherzinsuffizienz
  - Verminderte Bildung von Albumin bei Leberinsuffizienz
  - Erhöhte Ausscheidung von Albumin bei Nierenerkrankungen

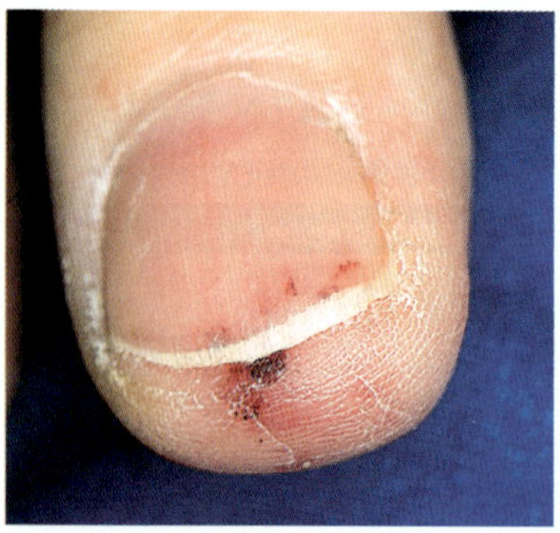

Abb. 4.3 Osler-Knötchen: deutlich sichtbare Punktblutungen unter dem Nagel und Blutungen mit Krustenbildung an der nagelangrenzenden Haut [S123]

WEITERFÜHRENDE DIAGNOSTIK

- Adipositas: Anamnese (Gewichtsverlauf, Ernährung, körperliche Aktivität, andere Erkrankungen, welche die Adipositas erklären, Medikamenteneinnahme), Symptome, Bestimmung des BMI und des Fettverteilungsmusters, vollständige internistische Untersuchung, Fahndung nach kardiovaskulären Risikofaktoren, Labor (u. a. Glukose, HbA_{1c}, oraler Glukosetoleranztest, HDL, LDL, Cholesterin, Triglyzeride, Harnsäure, TSH, Leberwerte)
- Nagelveränderungen:
  - Trommelschlegelfinger und Uhrglasnägel: Anamnese, (Begleit-)Symptome, Untersuchung der Lunge, des Herzens und des Abdomens, apparative Untersuchung der Lunge (Röntgen, Lungenfunktion, Blutgasanalyse, ggf. Bronchoskopie), des Herzens (EKG, Echokardiografie) und des Abdomens (Sonografie, Gastroskopie, Koloskopie)
  - Osler-Knötchen und V. a. bakterielle Endokarditis: Anamnese (vor allem Klappenvorschädigung, Klappenersatz), Symptome, Herzuntersuchung (Herzgeräusche), Temperaturmessung, Labor (u. a. BSG, CRP, Differenzialblutbild, Blutkulturen), Echokardiografie
  - Nikotinspuren: Anamnese (vor allem Dauer und Menge des Konsums), Symptome, Untersuchung der Lunge, des Herzens und der Gefäße
- Thoraxdeformitäten: Anamnese (Begleiterkrankungen), Symptome, Untersuchung von Herz, Lunge und Wirbelsäule
- Ödeme:
  - V. a. (Rechts-)Herzinsuffizienz: Anamnese, Symptome, Leberuntersuchung (positiver hepatojugulärer Reflux), EKG, Röntgen-Thorax, Labor (vor allem Na^+, K^+, BNP, TSH, Kreatinin, Harnstoff, Harnsäure, HDL, LDL, Cholesterin, Triglyzeride, Leberwerte), Echokardiografie, Herzkatheter
  - V. a. Leberinsuffizienz: Anamnese, Symptome, vollständige internistische und neuropsychiatrische Untersuchung, Labor (vor allem Blutbild, GOT, GPT, γ-GT, GLDH, AP, Bilirubin, Albumin, Cholinesterase, Quick / INR, PTT, Ammoniak, Glukose, HbA_{1c}), Sonografie, CT
  - V. a. Nierenerkrankung: Anamnese, Symptome, vollständige internistische und neuropsychiatrische Untersuchung, Hautuntersuchung, Labor (vor allem Blutbild, Kreatinin, Harnstoff, Harnsäure, Na^+, K^+, Phosphat, Vitamin D, AP, Parathormon), Urinuntersuchung, Sonografie, ggf. Nierenbiopsie, Echokardiografie, Röntgen-Thorax

4.5 Palpation

Die Palpation erfolgt am liegenden Patienten mit 30° erhöhtem Oberkörper.

4.5.1 Pulsmessung

Der Puls wird i. d. R. an der **A. radialis** gemessen. Im Notfall erfolgt die Messung an einem zentralen Gefäß, vorzugsweise an der A. carotis communis.

PRAXISTIPP

Palpieren Sie den Karotispuls niemals gleichzeitig auf beiden Seiten. Durch beidseitige Kompression kann eine Synkope oder eine Ischämie ausgelöst werden.

Durchführung

Die Pulspalpation erfolgt mit zwei Fingern: dem Zeige- und dem Mittelfinger. Getastet wird medial von der Speiche (Radius), indem die Arterie leicht komprimiert wird (➤ Abb. 4.4). Je nach Pulsform kann der Puls leicht durch den eigenen Fingerdruck komprimiert (etwa beim Pulsus mollis [weicher Puls] z. B. bei Hypotonie) oder nur schwer unterdrückt werden (z. B. beim Pulsus durus [harter Puls] bei Hypertonie. Ein zu hoher Tastdruck verschließt das Gefäß komplett, und der Puls kann nicht getastet werden.

Beurteilt werden **Pulsfrequenz, Rhythmus** und **Pulsform**. Ferner wird die periphere Frequenz mit der zentralen Frequenz verglichen, um ein **Pulsdefizit** auszuschließen oder zu bestätigen.

PRAXISTIPP

Nicht mit dem Daumen palpieren, weil sonst die Pulsationen der eigenen Fingerarterien gespürt werden!

Pulsfrequenz

- **Normale Frequenz:** 60–100 / min
- **Tachykardie:** Pulsfrequenz > 100 / min, z. B. bei Fieber, Anämie, körperlichem oder psychischem Stress, Herzerkrankungen, Hyperthyreose
- **Bradykardie:** Pulsfrequenz < 60 / min, z. B. bei Herzerkrankungen, sportlich aktiven Menschen, Hypothyreose

Pulsrhythmus

- **Normaler Rhythmus** (Pulsus regularis): gleichmäßiger Pulsschlag

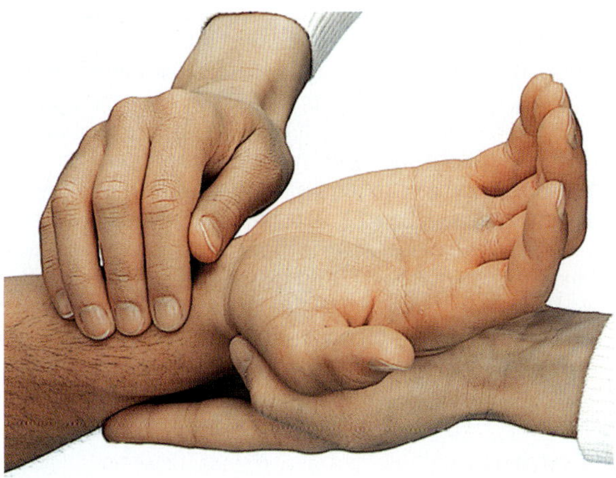

Abb. 4.4 Technik der Pulspalpation an der A. radialis [K116]

4

- **Respiratorische Arrhythmie:** Pulsbeschleunigung bei Inspiration und Pulsverlangsamung bei Exspiration (physiologisch)
- **Absolute Arrhythmie:** absolute, atemunabhängige Unregelmäßigkeit des Pulses, z. B. bei Herzerkrankungen, Hyperthyreose oder Mitralisfehlern und gleichzeitigem Vorhofflimmern
- **Extrasystolen:** Extraschläge des Herzens bei regelmäßigem Grundrhythmus; sie können auf Vorhofebene (supraventrikulär) oder Kammerebene (ventrikulär) entstehen

Pulsformen

- **Pulsus durus:** harter Puls, z. B. bei Hypertonie, körperlicher Arbeit, Hyperthyreose
- **Pulsus mollis:** weicher Puls, z. B. häufig bei Hypotonie und Fieber
- **Pulsus filiformis:** zarter Puls, der u. U. kaum tastbar ist, z. B. bei Schock
- **Pulsus bigeminus:** Harter und weicher Puls wechseln einander ab; entsteht durch eine reguläre Herzaktion und eine Extrasystole, z. B. bei Digitalisüberdosierung

Pulsdefizit

Als Pulsdefizit bezeichnet man eine unterschiedliche Pulsfrequenz in der Peripherie und Schlagfrequenz des Herzens. Die Schlagfrequenz ist dabei höher als die Pulsfrequenz in der Peripherie. Ursache können z. B. Extrasystolen sein, die als zusätzliche Schläge eine kleinere Pulswelle erzeugen, die in der Peripherie nicht mehr palpabel ist. Geprüft wird das Pulsdefizit im Rahmen der Auskultation des Herzens bei gleichzeitiger Pulspalpation in der Peripherie.

WEITERFÜHRENDE DIAGNOSTIK

Jede Abweichung von Pulsfrequenz (Bradykardie, Tachykardie), -rhythmus, -form oder ein Pulsdefizit muss abklärt werden. Akute Veränderungen stellen einen Notfall dar und müssen als solcher behandelt werden. Die weiterführende Diagnostik erfolgt i. d. R. in der hausärztlichen bzw. kardiologischen Praxis oder unter stationären Bedingungen. Ziel der weiterführenden Diagnostik ist die Identifizierung einer Ursache. Dazu zählen: Anamnese (vor allem Medikamenten-, Drogenanamnese, Leistungssport), Symptome, (Langzeit-)EKG, Ergometrie, Echokardiografie, Labor (vor allem Blutbild, Na^+, K^+, Mg^{2+}, Ca^{2+}, Cl^-, TSH, CRP, Glukose, Kreatinin, Harnstoff, ggf. Troponin T, BNP, D-Dimere, serologische Diagnostik bei V. a. infektiöse Genese).

Pulsstatus

➤ Kap. 5.5

4.5.2 Herzspitzenstoß

Der Herzspitzenstoß findet sich beim gesunden Herzen im 5. Interkostalraum (ICR) in der Medioklavikularlinie (MCL). Er entsteht bei der Hebung der Herzspitze während der Systole. Dabei drückt die Herzspitze gegen die Thoraxwand.

Durchführung

Um den 5. ICR zu finden, wird zunächst die Klavikula und darunter der 1. ICR getastet (die 1. Rippe liegt unter der Klavikula). Sternumnah lassen sich die Interkostalräume gut tasten. Vom 5. ICR parasternal gelangt man dann entlang des Interkostalraums in die MCL, wo der Herzspitzenstoß in einem Areal von der Größe einer 1- bis 2-Euro-Münze palpabel ist (➤ Abb. 4.5). Am besten gelingt die Palpation bei Jugendlichen und schlanken Menschen.

Normalbefund

Dezente Pulsationen an der Herzspitze.

Pathologische Befunde

- Stark pulsierender Herzspitzenstoß: bei Hyperthyreose, Fieber oder Anämie.
- Verlagerter Herzspitzenstoß nach lateral und kaudal: bei Linksherzdilatation.
- Verlagerter Herzspitzenstoß nach lateral: bei starker Adipositas oder im fortgeschrittenen Stadium der Schwangerschaft durch Zunahme des abdominalen Volumens und Zwerchfellhochstand.

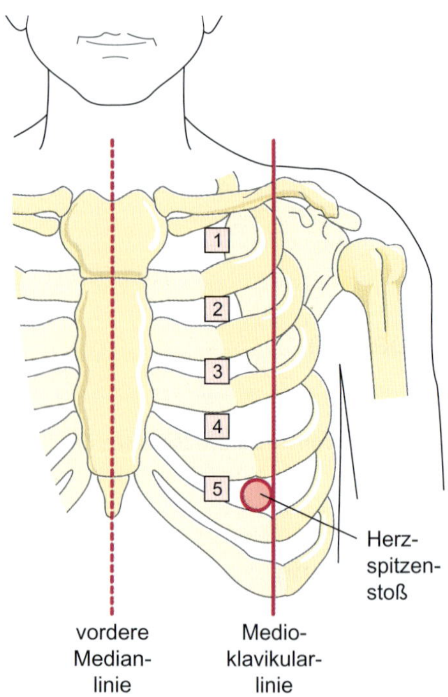

Abb. 4.5 Palpation des Herzspitzenstoßes im 5. ICR in der Medioklavikularlinie [L106]

- Verlagerter Herzspitzenstoß nach medial und kaudal: kann im Zuge der Emphysementwicklung auftreten. Dabei wird die anatomische Herzachse mit der Senkung des Zwerchfells nach unten gezogen.
- Hebender Herzspitzenstoß: Herzspitzenstoß ist kräftiger, dauert länger und ist in der Fläche verbreitet. Kann bei Linksherzhypertrophie auftreten.
- Nicht tastbarer Herzspitzenstoß: bei Adipositas oder Lungenemphysem.

WEITERFÜHRENDE DIAGNOSTIK

- Stark pulsierender Herzspitzenstoß:
  - V. a. auf Hyperthyreose: Anamnese, Symptome, Labor (TSH, ggf. fT_3, fT_4), Sonografie der Schilddrüse
  - Fieber: Anamnese (auch Medikamenten-, Reise-, Sexualanamnese), Symptome, Fokussuche, regelmäßige Temperaturmessung zur Beurteilung des Fieberverlaufs, Labor (u. a. CRP, BSG, RF, ANA, TSH), Urinuntersuchung
  - V. a. auf Anämie: Anamnese, Symptome, Labor (vor allem Blutbild, Retikulozyten, Ferritin, Transferrin, Vitamin B_{12}, Folsäure, LDH, indirektes und direktes Bilirubin, Kreatinin, Harnstoff, BSG, CRP)
- Nach lateral und kaudal verlagerter Herzspitzenstoß und V. a. auf Linksherzdilatation: Anamnese, Symptome, Lungenuntersuchung, EKG, Röntgen-Thorax, Labor (vor allem Na^+, K^+, BNP, TSH, Kreatinin, Harnstoff, Harnsäure, HDL, LDL, Cholesterin, Triglyzeride), Echokardiografie, Ergometrie, Herzkatheter, Koronarangiografie, Spiral-CT
- Nach medial und kaudal verlagerter Herzspitzenstoß und V. a. auf Lungenemphysem: Anamnese (Nikotinkonsum, COPD, Asthma bronchiale), andere Emphysemsymptome, hypersonorer Klopfschall, wenig verschiebliche Lungengrenzen, abgeschwächtes Atemgeräusch, Herzuntersuchung, Röntgen-Thorax, (High-Resolution-)CT, Lungenfunktion (Spirometrie), Blutgasanalyse, Bestimmung von α_1-Antitrypsin
- Hebender Herzspitzenstoß und V. a. Linksherzhypertrophie: → Linksherzdilatation

4.6 Perkussion

Die Perkussion erfolgt am liegenden Patienten mit 30° erhöhtem Oberkörper; sie dient der Bestimmung der absoluten und relativen **Herzdämpfung** (➤ Abb. 4.6).

Die relative Herzgrenze umfasst die Herzgrenzen, die von den Lungen bedeckt werden. Sie wird durch eine sternförmige Perkussion von außen nach innen festgestellt. Zur Orientierung dient der sonore Lungenklopfschall, der dann an der Herzgrenze in einen gemischt sonor-gedämpften Klopfschall übergeht.

Die absolute Herzgrenze ist derjenige Bereich des Herzens, der nicht von den Lungen bedeckt ist. Dieser wird, von der Mitte der Dämpfung ausgehend, sternförmig zentimeterweise nach außen perkutiert.

Die Herzgrenzenbestimmung mittels Perkussion ist sehr ungenau und von der Übung des Untersuchers abhängig. Bei

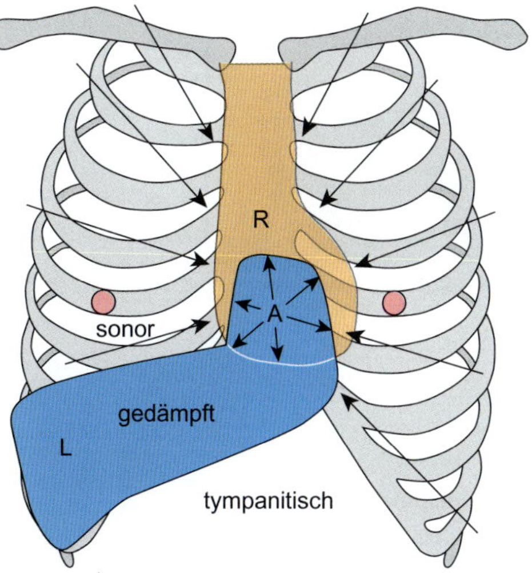

Abb. 4.6 Perkussion der relativen und absoluten Herzgrenzen (R = relative Herzdämpfung, A = absolute Herzdämpfung, L = Leberdämpfung) [L143]

adipösen Patienten oder Thoraxdeformitäten ist die Herzperkussion meist nicht möglich. Beim Lungenemphysem ist die anatomische Herzachse sehr steil, eine Beurteilung der Grenzen ist extrem schwierig.

WEITERFÜHRENDE DIAGNOSTIK

Auffällige Perkussion: Röntgen-Thorax

4.7 Auskultation

Die Auskultation erfolgt entweder im Sitzen oder am liegenden Patienten mit 30° erhöhtem Oberkörper. Sie umfasst die Herztöne und ggf. vorhandene Herzgeräusche. Die Herztöne werden über dem Erb-Punkt, der Aorten-, Pulmonal-, Trikuspidal- und Mitralregion abgehört.

4.7.1 Herztöne

Herztöne entstehen zum einen durch Turbulenzen, die im Rahmen des Blutflusses durch das Herz entstehen, zum anderen durch den Schluss der Klappen. Diese Töne sind mit dem Stethoskop an der Brustwand auskultierbar. Sie geben Informationen über die Öffnungs- bzw. Schließfähigkeit der einzelnen Klappen.

Die Herzklappen werden an bestimmten Punkten der Thoraxwand auskultiert. Die Herzklappen liegen alle in einer Ebene (Klappenebene), die Auskultation der einzelnen **Klappen** erfolgt in **Strömungsrichtung** des Blutes **(E-Mi-Tr-A-P)** (➤ Abb. 4.7):

- **E**rb-Punkt: 3. ICR links parasternal
- **Mi**tralklappe: 5. ICR in der linken Medioklavikularlinie

4

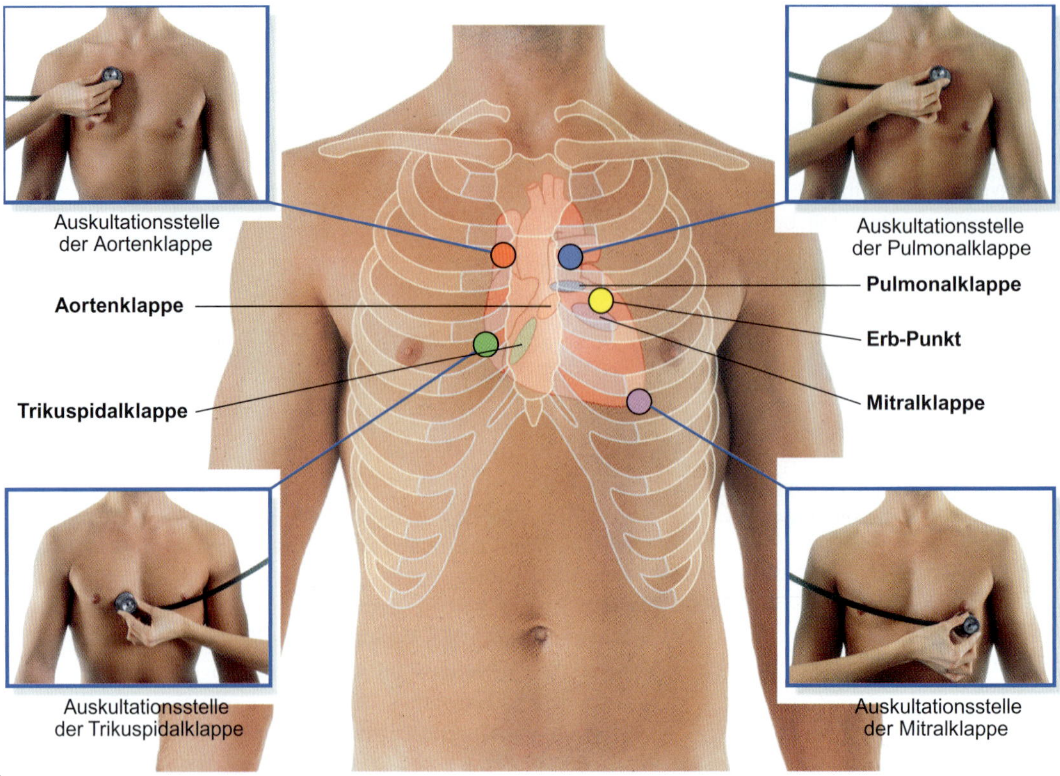

Abb. 4.7 Projektion der Herzauskultationsstellen auf die vordere Thoraxwand [E402]

- **Tr**ikuspidalklappe: 4. ICR rechts parasternal
- **A**ortenklappe: 2. ICR rechts parasternal
- **P**ulmonalklappe: 2. ICR links parasternal

Es ist sinnvoll, zunächst mit der Auskultation des Erb-Punktes zu beginnen, um einen Grundeindruck von der Herzaktion und den Herztönen zu erhalten und dann die einzelnen Klappen zu auskultieren.

Man unterscheidet bei Erwachsenen zwei Herztöne:

- **1. Herzton:** markiert den Anfang der Systole; entsteht durch den Schluss der **Segelklappen** und durch die Anspannung der Ventrikelmuskulatur. Dieser Herzton ist dumpf und lang.
- **2. Herzton:** entsteht am Ende der Systole beim Schluss der **Taschenklappen**. Er ist kürzer als der 1. Herzton und hell. Physiologischerweise schließt die Aortenklappe vor der Pulmonalklappe; man spricht deshalb von der Spaltung des 2. Herztons.

Gelegentlich können noch ein 3. und 4. Herzton gehört werden:

- Der **3. Herzton** ist bei Kindern physiologisch und wird durch eine schnelle Füllung der Ventrikel, die dann eine Vibration auslösen, hervorgerufen. Er ist in der Diastole nach dem 2. Herzton hörbar. Bei Erwachsenen ist er pathologisch und meist Ausdruck einer erhöhten Kammerfüllung, z. B. bei Mitralinsuffizienz, Herzinsuffizienz (➤ Abb. 4.8).
- Der **4. Herzton** kann bei Kindern und Jugendlichen am Ende der Diastole gehört werden und kommt durch die Vorhofkontraktion zustande. Bei Erwachsenen ist er i. d. R. als pathologisch anzusehen und kommt bei einer erhöhten Druckbelastung der Vorhöfe und der Kammern vor, z. B. bei Aortenstenose, Hypertonie oder Mitralisfehlern (➤ Abb. 4.8).

WEITERFÜHRENDE DIAGNOSTIK

Zusätzliche Herztöne: Anamnese, Symptome, Lungenuntersuchung, EKG, Röntgen-Thorax, Labor (u. a. Na^+, K^+, BNP, TSH), Echokardiografie, Ergometrie, ggf. Herzkatheter, Koronarangiografie, Spiral-CT

4.7.2 Herzgeräusche

Herzgeräusche entstehen infolge von Turbulenzen des Blutstroms vor allem durch Veränderungen an den Klappen und sind in aller Regel als **pathologisch** anzusehen (➤ Abb. 4.8). Klappenveränderungen sind häufig erworben (z. B. durch eine bakterielle Endokarditis oder rheumatisches Fieber), in seltenen Fällen können sie auch angeboren sein.

Ein Klappenfehler kann sich äußern als:

- **Insuffizienz:** Schlussunfähigkeit der Klappe
- **Stenose:** Verengung der Querschnittsfläche der Klappe

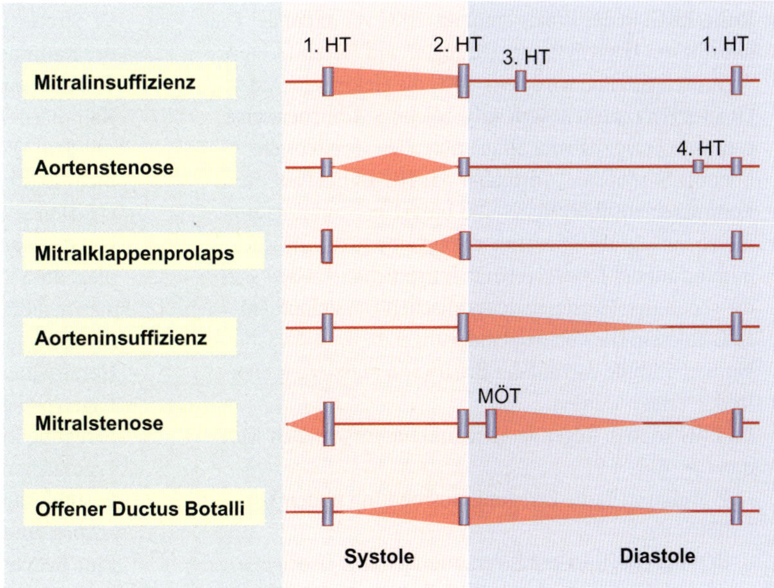

Abb. 4.8 Pathologische Herzauskultationsbefunde (HT = Herzton, MÖT = Mitralöffnungston) [L157]

Herzgeräusche werden in Systolika und Diastolika eingeteilt, je nachdem, ob sie in der Systole oder Diastole zu hören sind:

- **Systolikum:** bei Stenose der Taschenklappen, Insuffizienz der Segelklappen
  - Aortenklappenstenose, Pulmonalstenose
  - Mitralklappeninsuffizienz, Trikuspidalinsuffizienz
- **Diastolikum:** bei Stenose der Segelklappen, Insuffizienz der Taschenklappen
  - Aorteninsuffizienz, Pulmonalinsuffizienz
  - Mitralstenose, Trikuspidalstenose

Je nach **Lautstärke** können Geräusche von 1/6 bis 6/6 nach Levine eingeteilt werden:

- 1/6: sehr leises, kaum hörbares Geräusch
- 2/6: leises Geräusch, aber sicher hörbar
- 3/6: deutliches, gut hörbares Geräusch
- 4/6: lautes Geräusch mit Schwirren
- 5/6: sehr lautes Geräusch, auch außerhalb der Herzregion zu hören
- 6/6: sehr lautes Geräusch, ohne Stethoskop hörbar

In Abhängigkeit davon, ob ein Geräusch gleichmäßig laut zu hören ist oder in der Lautstärke zu- oder abnimmt, kann man u. a. **holosystolische** (bandförmige, gleichmäßig laute) Geräusche, **Crescendo-** (lauter werdende) oder **Decrescendo-** (leiser werdende) Geräusche unterscheiden.

Je nach dem, an welcher Stelle man das Geräusch am stärksten hört, wird einem Herzgeräusch noch der Zusatz **Punctum maximum** (p. m.) verliehen.

Einige wenige Erkrankungen, z. B. der Ductus Botalli apertus (offener Ductus Botalli), verursachen sowohl systolische als auch diastolische Geräusche. Sie werden als Maschinengeräusch bezeichnet (➤ Abb. 4.8).

4.7.3 Akzidentelle und funktionelle Herzgeräusche

Akzidentelle Herzgeräusche sind zufällig vorkommende systolische, nie diastolische Geräusche. Sie zeigen keine Fortleitung in die Karotiden oder in die Axilla. Sie können bei Kindern auskultiert werden, sind aber kein Hinweis auf eine organische Herzerkrankung.

Funktionelle Herzgeräusche sind i. d. R. systolische Geräusche, die bei erhöhten Flussgeschwindigkeiten und / oder Veränderungen der Blutviskosität auftreten können, u. a. bei fieberhaften Erkrankungen, Anämie oder Hyperthyreose. Das Herz und die Herzklappen zeigen dabei keine krankhaften Veränderungen.

WEITERFÜHRENDE DIAGNOSTIK

- Organische Geräusche: Anamnese, Symptome, Lungenuntersuchung, EKG, Röntgen-Thorax, Labor (vor allem Na^+, K^+, BNP, TSH, Kreatinin, Harnstoff, Harnsäure, HDL, LDL, Cholesterin, Triglyzeride), Echokardiografie, Ergometrie, ggf. Herzkatheter, Koronarangiografie, Spiral-CT
- Akzidentelle Geräusche: Echokardiografie und Ausschluss organischer Ursachen
- Funktionelle Geräusche: bei Fieber, Anämie, Hyperthyreose ➤ Kap. 4.5

4.8 Funktionsprüfung

Die Funktionsprüfung des Herzens umfasst:

- **Blutdruckmessung.**
- **24-Stunden-Blutdruckmessung:** wichtige Untersuchung bei der Diagnostik der Hypertonie und für die Beurteilung des Tag-Nacht-Rhythmus.

- **Ruhe-EKG:** In der Praxis dient das EKG vor allem der Diagnostik von Herzrhythmusstörungen und Herzinfarkten. Technisch gesehen wird beim EKG die elektrische Aktivität aller Herzmuskelfasern aufgezeichnet. Üblicherweise geht jede Erregung vom Sinusknoten aus, breitet sich über die Vorhöfe aus, wird über das His-Bündel auf die Kammerebene übergeleitet und breitet sich auf der Kammerebene aus. Im Anschluss erfolgt eine Erregungsrückbildung auf der Kammerebene. Entsprechend lassen sich die genannten Phasen in der grafischen Darstellung im EKG ablesen. Die Potenzialänderungen bzw. -unterschiede können mithilfe von auf der Brustwand platzierten Elektroden erfasst werden.
  Im EKG können folgende Abschnitte unterschieden werden (➤ Abb. 4.9):
  - **P-Welle:** stellt die Erregungsausbreitung in den Vorhöfen dar.
  - **PQ-Strecke:** horizontal verlaufende Linie (isoelektrische Linie) vom Ende der P-Welle bis zum Beginn des QRS-Komplexes. In der PQ-Zeit sind die Vorhöfe noch erregt, aber die Kammern noch nicht. Die Erregung selbst steckt in dieser Zeit in den AV-Knoten, der die Impulsweiterleitung charakteristischerweise verzögert.
  - **QRS-Komplex:** scharf gezackter Komplex, der die Erregungsausbreitung über dem Kammermyokard repräsentiert.
  - **ST-Strecke:** isoelektrische Linie zwischen dem Ende des QRS-Komplexes und dem Beginn der T-Welle. Die ST-Strecke ist Ausdruck einer vollständigen Erregung der Kammern.
  - **T-Welle:** entsteht durch die Erregungsrückbildung der Kammern. Die Erregungsrückbildung der Vorhöfe fällt mit dem QRS-Komplex zusammen und ist im EKG nicht sichtbar. Sie wird vom QRS-Komplex überdeckt.
  - **QT-Dauer:** entspricht der Kammersystole, ist abhängig von der Herzfrequenz und beinhaltet den QRS-Komplex, die ST-Strecke und die T-Welle.

  Im Einzelnen dienst das EKG der Beurteilung von:
  - Erregungsursprung (Sinusknoten oder ektope Zentren).
  - Herzfrequenz und Herzrhythmus.
  - Lagetyp (Vektor der Hauptausbreitungsrichtung der Erregung in den Herzmuskelzellen in Relation zur Frontalebene des Körpers).
  - Besonderheiten und Auffälligkeiten in der Erregungsausbreitung und Erregungsrückbildung.
  - Eine Beurteilung der Koronardurchblutung lässt sich aus dem EKG nicht herleiten, es sei denn, es treten Ischämien auf und das Reizleitungssystem ist hinsichtlich der Generierung und Weiterleitung der Impulse gestört.
- **Belastungs-EKG (Ergometrie):** dient vor allem der Beurteilung der Leistungsfähigkeit und Belastbarkeit des Herzens, ferner der Erfassung belastungsabhängiger Rhythmusstörungen. Die Ergometrie wird auf einem Standfahrrad (ähnlich einem Hometrainer) durchgeführt. Die Belastung wird stufenweise durch Widerstandserhöhung (in Watt) erhöht. Kontraindikationen sind u. a. akute

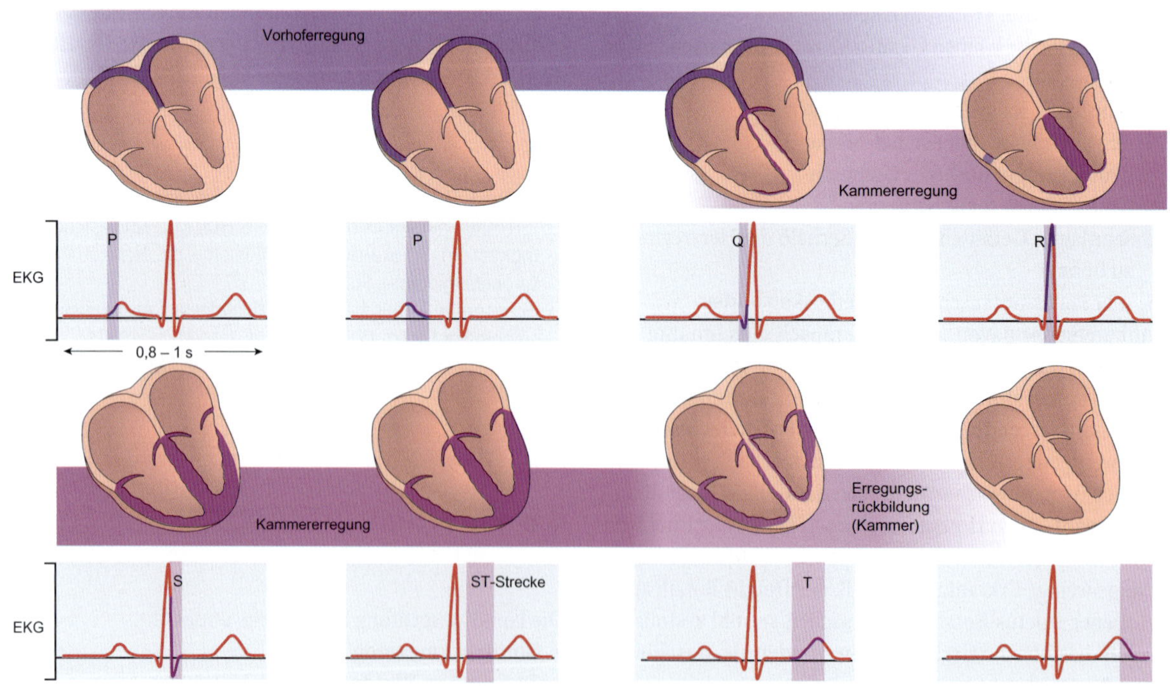

Abb. 4.9 Zeitliche Zuordnung der Phasen der Herzerregung zu den EKG-Abschnitten (erregte Herzbereiche violett): Die P-Welle entspricht der Vorhoferregung, der QRS-Komplex der Kammererregung und die T-Welle der Erregungsrückbildung in der Kammer. [L190]

pektanginöse Beschwerden, akute Lungenembolie, schwere Aortenstenose und fortgeschrittene Herzinsuffizienz.

- **24-Stunden-EKG-Messung:** dient u. a. der Aufdeckung, Dauer und Häufigkeit von paroxysmalen Herzrhythmusstörungen.
- **Röntgen Thorax:** Wichtige Untersuchung, die der Beurteilung von Herzgröße, Lungenausdehnung, Lungendichte und umgebendem Gewebe dient. Herzveränderungen (z. B. bei Perikarderguss oder Linksherzinsuffizienz), aber auch Lungenveränderungen (z. B. Ödeme, Pleuraerguss, Pneumothorax) werden durch diese Untersuchung nachgewiesen (➤ Kap. 6.8).
- **Schellong-Test:** dient der Suche nach den Ursachen von Hypotonie, Schwindelanfällen und rascher Ermüdbarkeit.
- **Herzenzymbestimmung:** Troponin T / I als wichtigster Marker der Herzinfarktdiagnostik. Eine nachrangige Bedeutung haben CK, CK-MB, Leukozyten ↑, BSG ↑, CRP ↑, GOT ↑, LDH ↑, Myoglobin ↑.
- **Echokardiografie (Ultraschalluntersuchung des Herzens):** kann als transthorakale (TTE, Untersuchung durch die Brustwand) oder transösophageale (TEE, Untersuchung durch die Speiseröhre) Echokardiografie durchgeführt werden, wobei der Patient bei der transösophagealen Form eine Sonde schlucken muss. Mit diesem Verfahren lassen sich u. a. die Größe der Herzhöhlen, die Wanddicke und Kontraktionskraft, die Klappenkinetik, Herzklappenfehler und evtl. vorhandene Flüssigkeitsansammlungen im Perikard beurteilen. Bei der TEE kann u. a. der linke Vorhof besser eingesehen werden, was z. B. bei Vorhofflimmern und einer etwaigen Thrombenbildung in den Herzohren von Vorteil ist.
- **Invasive Verfahren**, z. B. **Links- oder Rechtsherzkatheter:** für direkte Druckmessungen, Messung von Auswurffraktion, Klappenöffnungsflächen und zur Sondierung der Koronarien.

4.8.1 Blutdruckmessung

Die Blutdruckmessung kann als direkte (blutige) Messung oder indirekte (unblutige) Messung erfolgen. Der blutigen Messung bedient man sich auf Intensivstationen über einen arteriellen Katheter, der kontinuierlich und sehr genau die Drücke misst und anzeigt. Im praktischen Alltag herrscht die unblutige Messung nach Riva-Rocci (RR) mit Manschette und Stethoskop vor.

Voraussetzungen für eine richtige Blutdruckmessung

- Messungen direkt nach Eintreffen des Patienten vermeiden, weil er dann meist noch aufgeregt ist und zu hohe Werte gemessen werden.
- Adäquate Manschette verwenden: Für Erwachsene mit einem Oberarmumfang < 33 cm kann die übliche Manschette benutzt werden (13 × 24). Bei größerem Armumfang (33–41 cm) sollte eine größere Manschette zum Einsatz kommen (15 × 30); sonst werden falsch hohe Drücke gemessen.
- Manschettendruck langsam ablassen (2–3 mmHg / s).
- Mindestens einmal an beiden Armen (besonders bei neuen Patienten) messen.

Durchführung

Der Blutdruck wird im Sitzen oder Liegen gemessen. Dabei sollte die Messstelle in Herzhöhe liegen. Die Manschette (man beachte die verschiedenen Größen) 2–3 cm oberhalb des Ellenbogengelenks anlegen (➤ Abb. 4.10). Zuerst den Radialispuls palpieren und die Manschette so lange aufpumpen, bis dieser nicht mehr tastbar ist. Dann noch ca. 30 mmHg weiter aufpumpen. Im Anschluss das Stethoskop in der Ellenbeuge über der A. brachialis oder A. cubitalis auflegen und die Luft langsam ablassen (ca. 2–3 mmHg / s). Vermindert man den Manschettendruck, hört man innerhalb bestimmter Druckwerte laute Geräusche. Das erste hörbare Geräusch entspricht dabei dem systolischen Blutdruck, das letzte dem diastolischen Druck. Die Geräusche entstehen durch Turbulenzen und werden **Korotkow-Geräusche** genannt.

Fehlerquellen

Bei der Blutdruckmessung müssen Fehlerquellen beachtet und nach Möglichkeit eliminiert werden:

- Aufgeregter Patient.
- Arm ist nicht in Herzhöhe positioniert.
- Nicht geeichte Manschette.

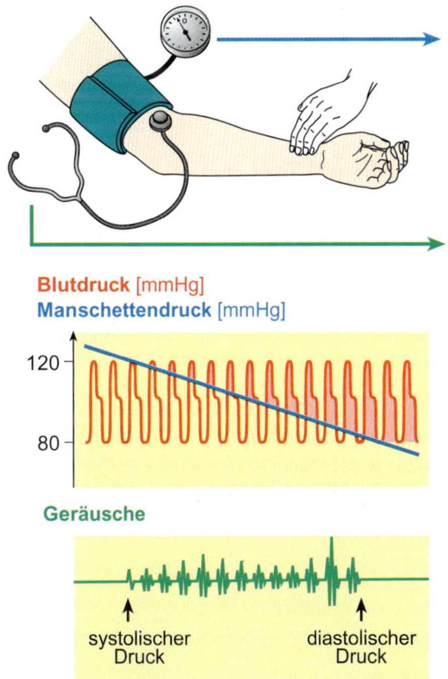

Abb. 4.10 Blutdruckmessung [L106]

4

- Falsche Wahl der Manschette: Eine zu kleine Manschette liefert falsch hohe Drücke, eine zu große falsch niedrige Drücke.
- Locker angelegte Manschette: liefert falsch hohe Drücke.
- Zu schnelles Ablassen des Manschettendrucks: führt zu falsch niedrigen Blutdruckwerten.

PRAXISTIPP

Den Blutdruck nicht am Arm messen, wenn
- ein Dialyse-Shunt vorhanden ist,
- Verletzungen sichtbar sind oder
- die Lymphknoten in der Axilla (z. B. bei Mammakarzinom-OP) entfernt wurden.

Normale und pathologische Werte

➤ Tab. 4.4

WEITERFÜHRENDE DIAGNOSTIK BEI ARTERIELLER HYPERTONIE

- Anamnese (Vorerkrankungen, Medikamenteneinnahme, Noxenkonsum)
- Symptome (Folgeerkrankungen beachten)
- Blutdruckmessung an beiden Armen
- Langzeit-Blutdruckmessung: Erhöhung der Blutdruckwerte am Tag und evtl. in der Nacht, Blutdruckmessung zu Hause
- Internistische Untersuchung: Gefäße, vor allem Pulsstatus, Knöchel-Arm-Index, Herz, Echokardiografie (evtl. Herzhypertrophie), Nieren mit Sonografie
- Neuropsychiatrische Untersuchung
- Labor: Urinuntersuchung (Mikroalbuminurie), Labor (u. a. Na^+, K^+, Kreatinin, Harnstoff, Harnsäure, HDL, LDL, Cholesterin, Triglyzeride, TSH, Glukose, ggf. HbA_{1c})
- Bei sekundären Ursachen: z. B. Nachweis von Vanillinmandelsäure im Sammelurin beim Phäochromozytom oder Hypokaliämie beim Conn-Syndrom
- V. a. Schlafapnoe-Syndrom: Schlaflabor

4.8.2 Schellong-Test

Der Schellong-Test stellt eine Kreislauffunktionsprüfung dar, bei der mit dosierter Belastung Puls- und Blutdruckveränderungen ausgelöst werden. Diese werden dann mit den Mittelwerten verglichen, die zuvor während einer 10-minütigen Horizontallage gewonnen wurden. Der Test wird vor allem bei V. a. eine hypotone Regulationsstörung, z. B. bei (älteren) Menschen mit Schwindel und Kollapsneigung, durchgeführt.

Bei einer Lageveränderung vom Liegen zum Stehen (z. B. beim Aufstehen) sackt das Blut in die Extremitäten ab. Unter normalen Umständen reagiert der Körper mit einer Sympathikusaktivierung. Diese führt zur Vasokonstriktion in den venösen und arteriellen Gefäßen und am Herzen zu einer Tachykardie, sodass das Volumenangebot an das Herz erhalten bleibt.

Durchführung

- Der Patient liegt 10 Minuten in Horizontallage. Während dieser Zeit 2-mal Puls und Blutdruck kontrollieren.
- Danach steht der Patient auf. Alle 2 Minuten Puls und Blutdruck messen.
- Im Anschluss erfolgt eine stärkere Belastung, z. B. in Form von Treppengehen. Dabei alle 2 Minuten Puls und Blutdruck messen.

Normwerte

- Bei der Stehbelastung steigt die Herzfrequenz, der systolische Blutdruck fällt ab und der diastolische steigt, weil es zu einer Vasokonstriktion und einem Anstieg des peripheren Widerstands kommt (sympathikotone Reaktion; ➤ Abb. 4.11).
- Bei der Gehbelastung steigt die Herzfrequenz abermals, der systolische Blutdruck steigt ebenfalls, und der diastolische Blutdruck fällt aufgrund der autoregulativen Vasodilatation der peripheren Gefäße ab.

Pathologische Befunde

- Bei der Stehbelastung fehlender Frequenzanstieg, Abfall des systolischen Blutdrucks, i. d. R. unveränderter oder auch sinkender diastolischer Blutdruck (asympathikotone Dysregulation; ➤ Abb. 4.11).
- Bei der Gehbelastung träger Anstieg der Herzfrequenz und des systolischen Blutdrucks sowie langsamer Abfall des diastolischen Drucks.
- Die asympathikotone Reaktion ist auf Störung der Gefäßinnervation zurückzuführen und kann z. B. bei Polyneuropathie oder endokrinen Störungen auftreten.

Tab. 4.4 Normale Blutdruckwerte und Hypertonieeinteilung nach den Leitlinien der European Society of Hypertension (ESH) und der European Society of Cardiology (ESC). Wenn systolischer und diastolischer Blutdruck bei einem Patienten in unterschiedliche Klassen fallen, sollte die höhere Klasse Anwendung finden.

Klassifikation	Systolischer Wert [mmHg]		Diastolischer Wert [mmHg]
Optimal	< 120	*und*	< 80
Normal	120–129	*und / oder*	80–84
Hoch-normal	130–139	*und / oder*	85–89
Hypertonie Grad I	140–159	*und / oder*	90–99
Hypertonie Grad II	160–179	*und / oder*	100–109
Hypertonie Grad III	≥ 180	*und / oder*	≥ 110

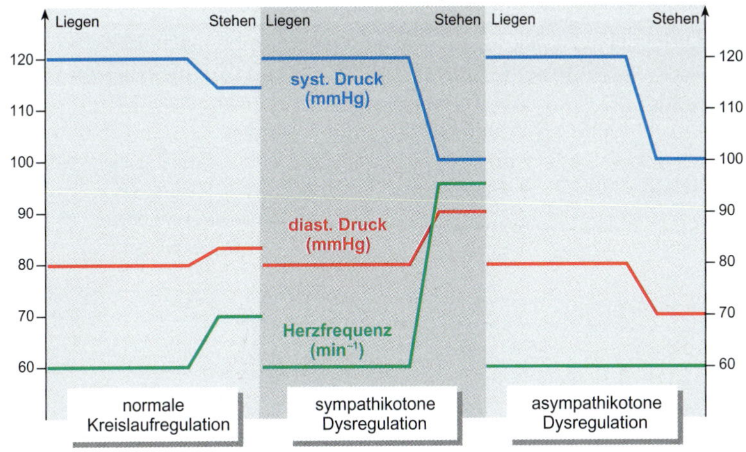

Abb. 4.11 Schellong-Test mit normaler Kreislaufregulation, sympathikotoner und asympathikotoner Dysregulation [L106]

WEITERFÜHRENDE DIAGNOSTIK

Pathologische Befunde: Anamnese (Medikamenteneinnahme), (Begleit-)Symptome, regelmäßige Blutdruckmessung, Neurostatus, Labor (Glukose, TSH), weitere Diagnostik je nach Genese

4.9 Differenzialdiagnostik

➤ Tab. 4.5

Tab. 4.5 Ausgewählte Differenzialdiagnosen der Herzerkrankungen und deren Befunde

Differenzialdiagnosen	Inspektion	Palpation und Perkussion	Auskultation	Funktionsprüfung
(Global-)Herzinsuffizienz	• Belastungs- oder Ruhedyspnoe bis hin zur Orthopnoe • Asthma cardiale • Zyanose • Schwäche	• Herzspitzenstoß nach lateral und kaudal verlagert • Hebender Herzspitzenstoß • Vergrößerte Herzdämpfung	• Unter Umständen 3. Herzton hörbar (Galopprhythmus) • Systolische bzw. diastolische Geräusche bei Herzklappenfehlern	• Labor: BNP ↑ • Herzecho: Auswurffraktion ↓, Herzvergrößerung • Rö-Thorax: vergrößertes Herz, Zeichen der Lungenstauung (basal), evtl. Pleuraerguss
Rechtsherzinsuffizienz	• Zyanose • Jugularvenenstauung • Symmetrische, eindrückbare Knöchel- bzw. Unterschenkelödeme • Anasarka (stammbetonte Ödeme) bei starker Ausprägung	• Unter Umständen Herzspitzenstoß nach lateral und kaudal verlagert • Vergrößerte Herzdämpfung	• Unter Umständen 3. Herzton hörbar (Galopprhythmus) • Systolische bzw. diastolische Geräusche bei Herzklappenfehlern	• Labor: BNP ↑ • Herzecho: Auswurffraktion ↓, Herzvergrößerung • Rö-Thorax: vergrößertes Herz, Vergrößerung des rechten Vorhofs und der V. cava superior, evtl. Pleuraerguss • Positiver hepatojugulärer Reflux
Linksherzinsuffizienz	• Sitzende Haltung • Dyspnoe, Orthopnoe • Zyanose • Asthma cardiale • Schwäche	• Herzspitzenstoß nach lateral und kaudal verlagert • Hebender Herzspitzenstoß • Vergrößerte Herzdämpfung	• Unter Umständen 3. Herzton hörbar (Galopprhythmus) • Systolische bzw. diastolische Geräusche bei Herzklappenfehlern	• Labor: BNP ↑ • Herzecho: Auswurffraktion ↓, Herzvergrößerung • Rö-Thorax: vergrößertes Herz, Zeichen der Lungenstauung (basal), evtl. Pleuraerguss
Herzinfarkt	• Dyspnoe • Zyanose • Blässe und Kaltschweißigkeit • Angst	• Regelrechter Herzspitzenstoß bis nicht tastbar oder verstärkt • Bei regelrechter Größe a priori keine Veränderungen	• Herzrhythmusstörungen • Evtl. systolische Geräusche mit p. m. über dem 5. ICR links in der MCL durch akute Mitralinsuffizienz	• Labor: Troponin T/I ↑, GOT ↑, LDH ↑, Leukozyten ↑, CRP ↑, D-Dimere ↑, CK und CK-MB ↑ • EKG: meist ST-Hebung, Herzrhythmusstörungen • Herzecho: u. a. hypokinetische oder akinetische Bezirke

Tab. 4.5 Ausgewählte Differenzialdiagnosen der Herzerkrankungen und deren Befunde *(Forts.)*

Differenzialdiagnosen	Inspektion	Palpation und Perkussion	Auskultation	Funktionsprüfung
Hypertonie	• Von asymptomatisch bis Dyspnoe • Kopfschmerzen (okzipital) • Nasenbluten	• Kräftiger Herzspitzenstoß • Perkussion o. B., bei Vergrößerung des Herzens vergrößerte Herzdämpfung	• Herztöne o. B. • Bei gleichzeitig vorhandenen Vitien Herzgeräusche	• Langzeit-Blutdruckmessung: Erhöhung der Blutdruckwerte am Tag und evtl. in der Nacht • Herzecho: evtl. Herzhypertrophie • Bei sekundären Ursachen: z. B. Nachweis von Vanillinmandelsäure im Sammelurin beim Phäochromozytom oder Hypokaliämie beim Conn-Syndrom
Hypotonie	• Von asymptomatisch bis Blässe • Schwindel • Kollapsneigung	• Zarter Herzspitzenstoß • Perkussion o. B.	• Herztöne o. B. • Bei gleichzeitig vorhandenen Vitien Herzgeräusche	Bei orthostatischer Hypotonie pathologischer Schellong-Test
Bakterielle Endokarditis	• Zeichen akuter Herzinsuffizienz: Dyspnoe bis hin zur Orthopnoe • Zyanose • Symmetrische Beinödeme • Osler-Knötchen • Subunguale Einblutungen	• Je nach Schwere der Herzinsuffizienz: vom zarten bis zum hebenden Herzspitzenstoß • Vergrößerte Herzdämpfung	• Neu aufgetretene Herzgeräusche über den erkrankten Herzklappen	• Labor: BSG ↑, CRP ↑, Leukozytose, sekundäre Anämie, positive Blutkultur • Herzecho (transösophageal): u. a. Nachweis von Klappenvegetationen, Klappeninsuffizienz

KAPITEL

5 Untersuchung der Gefäße

PRAXISTIPP
Die Gefäßuntersuchung sollte im Hinblick auf ihre Durchführung und die Interpretation der Befunde sicher beherrscht werden.

5.1 Erster Eindruck

Der erste Eindruck von einer Patientin oder einem Patienten kann bereits Hinweise auf potenziell vorhandene Erkrankungen der Blutgefäße geben. Die Befunde gleichen den in ➤ Kap. 4.1 beschriebenen Veränderungen.

5.2 Ausschluss eines Notfalls

Um einen Notfall auszuschließen, sollten die Vitalzeichen überprüfen werden. Dazu zählen:

- Bewusstseinslage
- Blutdruck
- Herzfrequenz
- Temperatur
- Atemfrequenz

Die wichtigsten und häufigsten angiologischen Notfälle sind:

- **Akuter Extremitätenschmerz:** bei akutem arteriellem Extremitätenverschluss, peripherer arterieller Verschluss-

Tab. 5.1 Differenzialdiagnostik bei akuten Extremitätenschmerzen

Ursachen	Differenzialdiagnosen, Merkmale
Akuter arterieller Extremitätenverschluss	6 „Ps" nach Pratt: • ***P**ain:* plötzliche starke Schmerzen distal des Verschlusses • ***P**ulselessness:* Pulslosigkeit distal des Verschlusses • ***P**aleness:* kalte und blasse Extremität • ***P**aresthesia:* neurologisches Defizit in Form einer Parästhesie • ***P**aralysis:* neurologisches Defizit in Form einer Paralyse • ***P**rostration:* evtl. Schockzeichen
Chronische pAVK	• Üblicherweise schleichende Entwicklung der Arteriosklerose und der Symptome • Schmerzen entweder unter Belastung (Stadium IIa und IIb) oder in Ruhe (Stadien III und IV) • Kühle Extremitäten • Haut blass oder livide-zyanotisch • Trophische Störungen: Haut- und Muskelatrophie, Haut trocken, haarlos • Pulse je nach Stadium noch tastbar oder fehlend • Ulkusbildung im Endstromgebiet, entweder an den Zehen und / oder am lateralen Knöchel • In einem Teil der Fälle Entwicklung eines akuten Extremitätenverschlusses infolge einer Embolie aus arteriosklerotischen Plaques oder arteriellen Thrombosen durch zirkuläres Wachstum
Tiefe Beinvenenthrombose	• Schwellung, Schmerzen, Rötung und Überwärmung der gesamten Extremität • Sichtbare periphere Venen (Pratt-Warnvenen) • Pulse meist erhalten • Positives Meyer-, Payr-, Bisgaard- und Homans-Zeichen (➤ Abb. 5.1)
Erysipel	• Scharf begrenzte flammende Rötung (Erythem) mit Schwellung, Überwärmung, Schmerzen • Hohes Fieber, Schüttelfrost • Laborbefund: BSG ↑, CRP ↑, Leukozytose, ASL-Titer ↑
Bandscheibenvorfall	• Meist einseitige, starke, einschießende Schmerzen, vom Lumbosakralbereich in die Beine ausstrahlend • Neurologisches Defizit: Sensibilitätsverlust im Dermatom, Ausfall von Kennmuskeln, erloschene Reflexe

krankheit (pAVK), tiefer Beinvenenthrombose, Bandscheibenvorfall, Erysipel (➤ Tab. 5.1)
- **Synkope:** bei Kreislaufinsuffizienz (➤ Tab. 4.2)

5.3 Anamnestische Anhaltspunkte

Im Rahmen der Anamnese können folgende Angaben Hinweise auf kardiovaskuläre Erkrankungen liefern:
- Nikotinabusus → Risikofaktor für Arteriosklerose
- Metabolisches Syndrom mit Adipositas (insbesondere vom Apfeltyp), Hypertonie, pathologischer Glukosetoleranz und Dyslipoproteinämie → begünstigt die Entstehung von Arteriosklerose
- Östrogeneinnahme: kann im Zusammenspiel mit Nikotinabusus das Risiko einer tiefen Beinvenenthrombose beträchtlich erhöhen
- Vorbestehende Herzerkrankungen, vor allem Vorhofflimmern: → Risikofaktor für einen akuten Extremitätenverschluss
- Familiäre Häufung von kardiovaskulären Erkrankungen

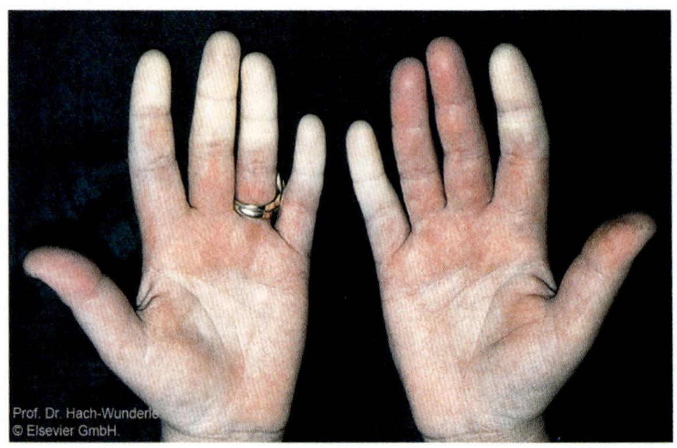

Abb. 5.1 Raynaud-Syndrom [M180]

5.4 Inspektion

Neben den aus dem Ersteindruck des Patienten gewonnenen Befunden können bei der Inspektion, besonders der unteren Extremitäten, weitere Befunde erhoben werden.

5.4.1 Hautfarbe

- **Blässe:** Hinweis auf eine Minderversorgung des betroffenen Bereichs mit Blut und Sauerstoff, u. a. bei akutem Extremitätenverschluss, pAVK oder Raynaud-Syndrom (Vasospasmus der arteriellen Gefäße, der zunächst zu einer Blässe der Finger, dann zu einer Zyanose und anschließend zu einer Rötung führt; ➤ Abb. 5.1)
- **(Livide) Rötung:** u. a. durch entzündliche Erkrankungen wie Erysipel, tiefe Beinvenenthrombose (➤ Abb. 5.2), Lymphstau
- **Zyanose:** Blaufärbung der Extremitäten entweder durch verminderte Herzleistung, verminderte Oxygenierung in der Lunge oder erhöhte Sauerstoffausschöpfung in der Peripherie, z. B. bei pAVK (siehe auch ➤ Kap. 6.4)
- **Pigmentverschiebungen:** Hyperpigmentierungen und / oder Depigmentierungen bei chronischer venöser Insuffizienz (CVI)
- **Pratt-Warnvenen:** hervortretende Venen an der Schienbeinvorderkante bei tiefer Beinvenenthrombose

WEITERFÜHRENDE DIAGNOSTIK

- Blässe:
  - V. a. akuten Extremitätenverschluss: Anamnese, Symptome, Herzuntersuchung, Farbduplexsonografie und Angiografie der Gefäße, (transösophageale) Echokardiografie (Ausschluss Vorhofflimmern)
  - V. a. pAVK: Anamnese, Symptome, Herzuntersuchung, Knöchel-Arm-Index, Gehtest mit Ermittlung der schmerzfreien Strecke, Labor (vor allem Na^+, K^+, BNP, TSH, Kreatinin, Harnstoff, Harnsäure, HDL, LDL, Cholesterin, Triglyzeride, Glukose, HbA_{1c}), Farbduplexsonografie, Angiografie, Anamnese und Untersuchung im Hinblick auf eine KHK oder zerebrale Ischämie
  - V. a. auf Raynaud-Syndrom: Anamnese, Klinik, Faustschlussprobe, Kälteprovokation, Allen-Test, Labor (vor allem CRP, BSG, Blutbild, ANA) zum Ausschluss sekundärer Formen
- Rötung:
  - V. a. Erysipel: Anamnese, Symptome, Labor (vor allem CRP, BSG, Leukozyten, Anti-DNAse B), Suche nach Eintrittspforte und Sanierung derselben
  - V. a. TVT: Anamnese, Symptome, Untersuchung von Lunge und Herz (Lungenembolie), Farbduplex-Kompressionssonografie, Labor (vor allem D-Dimere, CRP, Leukozyten)
  - V. a. Lymphstauung: Anamnese, Symptome, Lymphszintigrafie
- Zyanose und V. a. auf pAVK: ➤ Kap. 5.4.1 (Blässe)
- Pigmentverschiebungen und V. a. auf CVI: Anamnese, Symptome, venöse Tests (Trendelenburg- und Perthes-Test), Duplex- und Farbduplexsonografie
- Pratt-Warnvenen und V. a. TVT: ➤ Kap. 5.4.1 (Rötung)

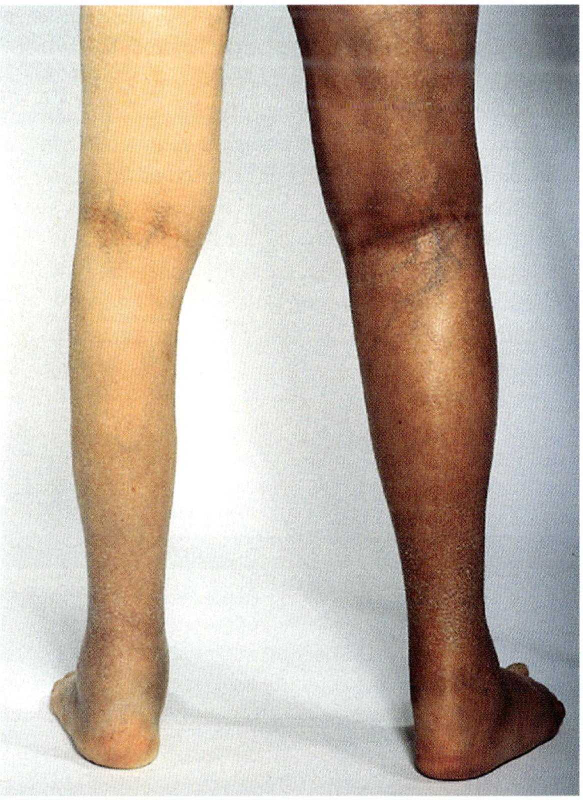

Abb. 5.2 Tiefe Beinvenenthrombose: Deutlich sichtbar sind die Schwellung und die rötliche Verfärbung des rechten Beins. [E273]

5.4.2 Trophische Störungen

Trophische Störungen gelten als Ausdruck einer **verminderten arteriellen Durchblutung** und damit einer reduzierten Ernährung des Gewebes (➤ Abb. 5.3). Sie können in Erscheinung treten als:

- Hautatrophie
- Muskelatrophie
- Trockene Haut
- Verlust der Behaarung

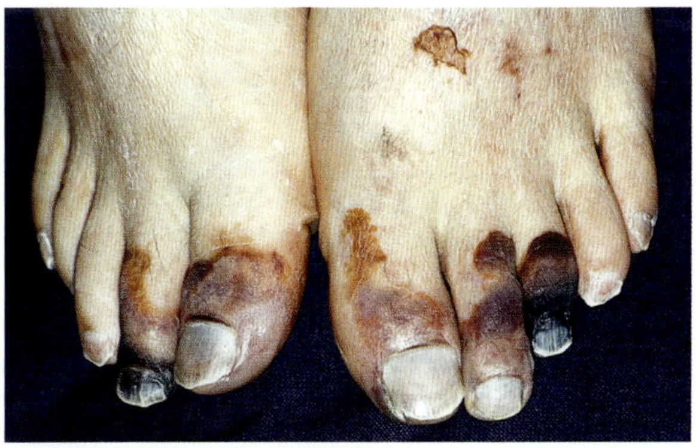

Abb. 5.3 Trophische Störungen bei der pAVK: am Fußrücken dünne, atrophe Haut, über den Zehen spärliche Behaarung; an den Zehen I und II des rechten Fußes und den Zehen I–III des linken Fußes scharf begrenzte minderversorgte (livide Verfärbung) bis nekrotische (schwarze Verfärbung) Areale [R246]

WEITERFÜHRENDE DIAGNOSTIK

Bei V. a. pAVK: ➤ Kap. 5.4.1

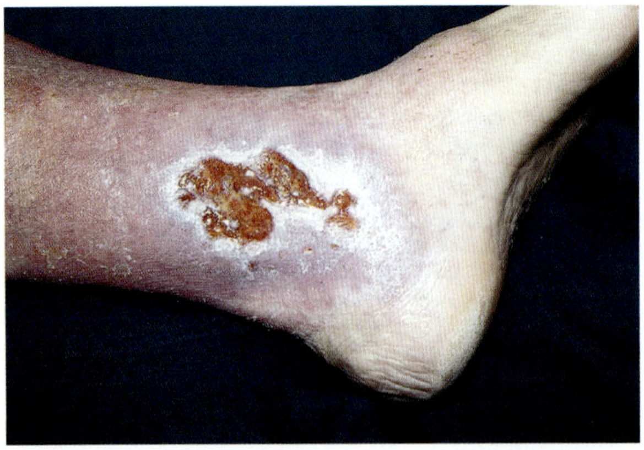

Abb. 5.4 Venöses Ulcus cruris am medialen Knöchel. In der Umgebung sind eine livide Verfärbung und Schwellung sichtbar. [R246]

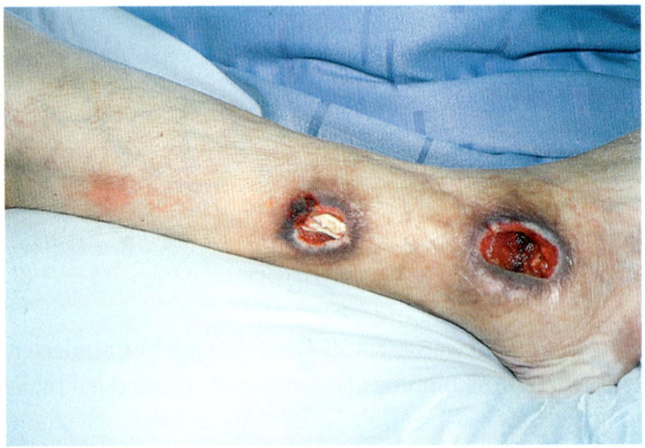

Abb. 5.5 Arterielles Ulcus cruris am lateralen Knöchel und distalen Unterschenkel. Die Ulzera sind scharf begrenzt, wie ausgestanzt. Der Unterschenkel ist schmal, die Muskulatur atroph. [E522-001]

5.4.3 Nekrosen, Ulzera

Beinulzera (Ulcus cruris; ➤ Abb. 5.4, ➤ Abb. 5.5, ➤ Abb. 5.6) können u. a. im Rahmen einer pAVK oder CVI oder als diabetisches Ulkus auftreten (➤ Tab. 5.2).

WEITERFÜHRENDE DIAGNOSTIK

- V. a. auf pAVK: ➤ Kap. 5.4.1
- V. a. auf CVI: ➤ Kap. 5.4.1

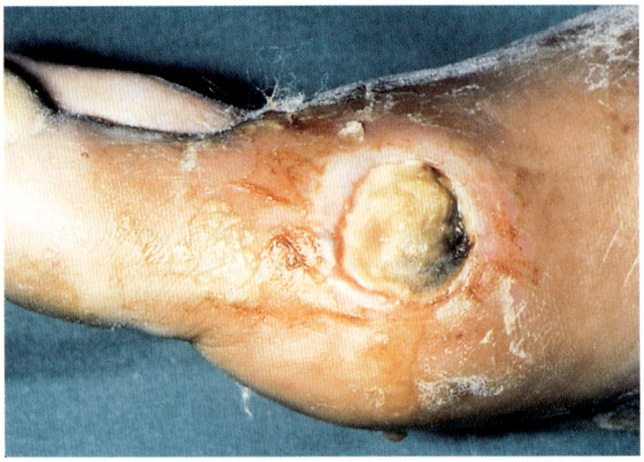

Abb. 5.6 Diabetisches Ulkus im Bereich des Großzehengrundgelenks an einer druckbelasteten Stelle [E273]

- V. a. auf Diabetes mellitus: Anamnese, Symptome, vollständige internistische Untersuchung, Neurostatus, Augenuntersuchung, Labor (u. a. Glukose, HbA_{1c}, HDL, LDL, Cholesterin, Triglyzeride, Harnsäure, Kreatinin, Harnstoff), Urinuntersuchung (Glukose, Ketonkörper, Mikroalbumin), Fahndung nach Symptomen einer Makro- und Mikroangiopathie, weitere Diagnostik in Abhängigkeit der bestehenden Symptome, u. a. EKG, Echokardiografie, Herzkatheter

5.4.4 Varizen

Varizen sind Erweiterungen und Schlängelungen der oberflächlichen Venen. Sie können als primäre Varikosis entstehen oder sekundär als postthrombotisches Syndrom (dann meist einseitig) oder im Rahmen einer CVI.
Je nach Kaliber unterscheidet man (➤ Abb. 5.7):

- **Besenreiservarizen:** Erweiterung der kleinsten Venen
- **Retikuläre Varizen:** netzartige Erweiterung der etwas größeren Venen
- **Seitenastvarizen:** Erweiterung der Seitenäste der Vv. saphena magna und parva, die sich vor allem im Innenseitenbereich der Ober- und Unterschenkel finden
- **Stammvarizen:** Erweiterung der V. saphena magna und / oder parva

WEITERFÜHRENDE DIAGNOSTIK

➤ Kap. 5.4.1 (Pigmentverschiebungen)

Tab. 5.2 Differenzialdiagnostik von Ulzera

	Venöses Ulkus	Arterielles Ulkus	Diabetisches Ulkus
Ursache	Venöse Stase	Arterielle Minderversorgung durch pAVK	Mikroangiopathische Veränderungen
Lokalisation	Innere, selten äußere Fußknöchelregion	• Zehen • Füße • Lateraler Unterschenkel	An druckbelasteten Stellen, häufig an der Plantarseite der Füße
Schmerzhaftigkeit	Kaum oder mäßige Schmerzen	Starke Schmerzen	Keine oder kaum Schmerzen
Hautveränderungen	• Hyperpigmentierung • Ödem • Zyanose • Erweiterte Venen	• Haut und Muskulatur atroph • Fehlende Behaarung • Blass-zyanotische Haut	• Haut trocken, meist warm und rosig • Verminderte Sensibilität • Fehlender Achillessehnenreflex
Temperatur	Warme Extremität	Kühle Extremität	Warme Extremität

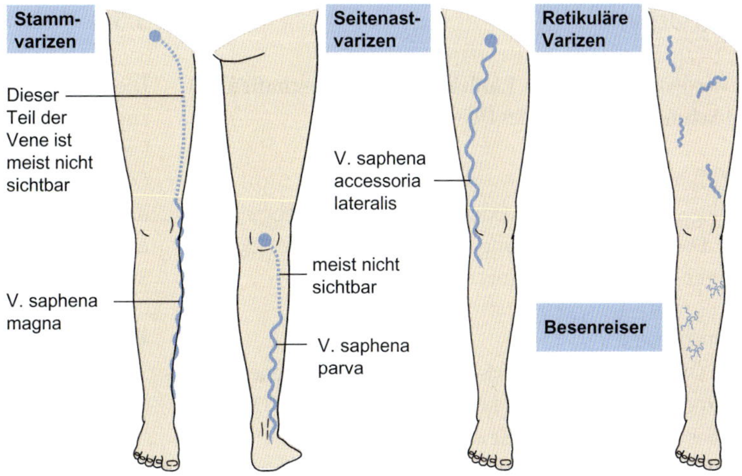

Abb. 5.7 Einteilung der Varikosis [L157]

5.4.5 Ödeme

Ödeme sind Schwellungen, die durch Flüssigkeitsansammlung im interstitiellen Raum entstehen und unterschiedliche Ursachen haben können. Bei der Inspektion werden Lokalisation und Ausdehnung der Ödeme festgehalten. Die jeweiligen Ödeme können erkennbar sein durch bzw. als:

- **Knöchelödeme:** Wülste, die über den Schuhrand hinausragen
- **Unterschenkelödeme:** aufgetriebene Unterschenkel und Füße, sichtbare Einschnürungen durch Socken oder Strümpfe
- **Beinödeme:** ausgedehnte Ödeme, die als diffuse Schwellung erkennbar sind
- **Anasarka:** stammbetonte Ödeme, die sich häufig bei bettlägerigen Patienten entwickeln und Ausdruck einer schweren Rechtsherzinsuffizienz oder eines nephrotischen Syndroms sein können

Ferner kann die Symmetrie beurteilt werden:

- **Einseitige Ödeme:** Sie treten bei lokalen Prozessen auf und sind auf eine Extremität beschränkt, u. a. bei Abflussstörungen bei tiefer Beinvenenthrombose oder entzündlichen Erkrankungen (z. B. Phlegmone)
- **Symmetrische Ödeme:** Sie sind auf systemische Ursachen zurückzuführen, z. B. Rechtsherzinsuffizienz oder Nierenerkrankungen (z. B. nephrotisches Syndrom)

WEITERFÜHRENDE DIAGNOSTIK

- Einseitige Ödeme:
  - V. a. TVT: ➤ Kap. 5.4.1 (Rötung)
  - V. a. Phlegmone: Anamnese, Symptome, Labor (v. a. Blutbild, CRP, BSG, ggf. Keimbestimmung)
- Symmetrische Ödeme:
  - V. a. (Rechts-)Herzinsuffizienz: Anamnese, Symptome, Leberuntersuchung (positiver hepatojugulärer Reflux), EKG, Röntgen-Thorax, Labor (vor allem Na^+, K^+, BNP, TSH, Kreatinin, Harnstoff, Harnsäure, HDL, LDL, Cholesterin, Triglyzeride, Leberwerte), Echokardiografie, Herzkatheter
  - V. a. Nierenerkrankung: Anamnese, Symptome, vollständige internistische und neuropsychiatrische Untersuchung, Hautuntersuchung, Labor (vor allem Blutbild, Kreatinin, Harnstoff, Harnsäure, Na^+, K^+, Phosphat, Vitamin D, AP, Parathormon, Albumin), Urinuntersuchung (Eiweiß, Erythrozyten, Sediment), Sonografie, ggf. Nierenbiopsie, Echokardiografie, Röntgen-Thorax

5.5 Palpation

Die Palpation umfasst die Prüfung der Temperatur von Beinen, Füßen und Händen, die Beurteilung der Ödeme und die Erfassung des Pulsstatus. Ferner können palpatorisch die Zeichen einer tiefen Beinvenenthrombose erfasst werden.

5.5.1 Temperatur

- Kalte oder kühle Extremität: typisch bei Störungen des arteriellen Flusses, z. B. bei einem akuten Extremitätenverschluss oder bei pAVK
- Überwärmte Extremität: charakteristisch bei entzündlichem Geschehen (z. B. Erysipel, Thrombophlebitis) oder venösen Erkrankungen (z. B. tiefe Beinvenenthrombose, CVI)

WEITERFÜHRENDE DIAGNOSTIK

- V. a. akuten Extremitätenverschluss oder pAVK: ➤ Kap. 5.4.1 (Blässe)
- V. a. Erysipel, TVT oder CVI: ➤ Kap. 5.4.1 (Rötung)
- V. a. Thrombophlebitis: Anamnese, Symptome. Zum Ausschluss einer TVT: Kompressionssonografie, Duplexsonografie, ggf. Labor (CRP, BSG, Leukozyten)

5

5.5.2 Ödeme

Bei der Palpation werden **Eindrückbarkeit, Beschaffenheit** und **Schmerzhaftigkeit** des Ödems geprüft.

Durchführung

Am liegenden Patienten die Ödeme zunächst vorsichtig eindrücken. Dabei auf Dellenbildung, Konsistenz (weich, teigig oder derb) und begleitende Schmerzreaktionen achten.

Normalbefund

Keine Ödembildung, d. h. nach Druck auf das betroffene Gewebe keine Dellenbildung und keine Schmerzreaktion. Die Haut und das darunterliegende Gewebe sind elastisch.

Pathologische Befunde

- **Eindrückbare Ödeme:** gekennzeichnet durch weiche Konsistenz und Dellenbildung (➤ Abb. 5.8). Eindrückbare Ödeme entstehen u. a. durch Zunahme des hydrostatischen Drucks (z. B. bei Rechtsherzinsuffizienz) und / oder Abnahme des kolloidosmotischen Drucks (z. B. beim nephrotischen Syndrom).
- **Nicht eindrückbare Ödeme:** haben häufig eine derbe Konsistenz, keine bleibende Dellenbildung und können infolge einer Hypothyreose als Myxödem oder als Lymphödem durch einen gestörten lymphatischen Abfluss auftreten. Ferner kann eine Fettablagerung ursächlich für ein Lipödem sein.

WEITERFÜHRENDE DIAGNOSTIK

- Eindrückbare Ödeme und V. a. Rechtsherzinsuffizienz oder nephrotisches Syndrom: ➤ Kap. 5.4.5
- Nicht eindrückbare Ödeme und
  - V. a. Hypothyreose: Anamnese, Symptome, Labor (TSH, fT_3, fT_4, ggf. Anti-TPO-Ak), Sonografie der Schilddrüse
  - V. a. Lymphödem: Anamnese, Symptome, Lymphszintigrafie
  - V. a. Lipödem: Anamnese, Symptome, Kneiftest (schmerzhaft), Labor (TSH), Sonografie, ggf. CT oder MRT

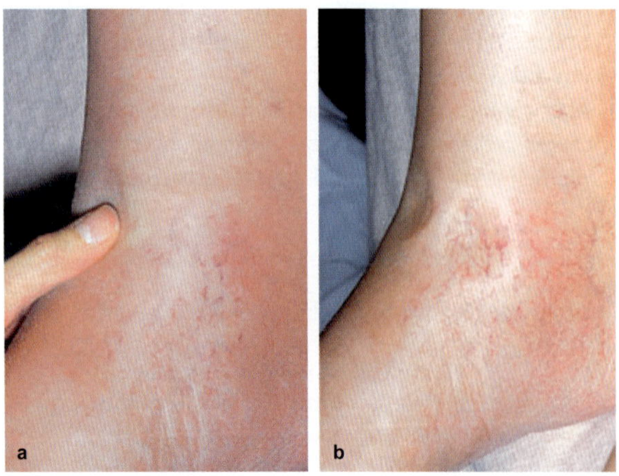

Abb. 5.8 Eindrückbares Unterschenkelödem bei Rechtsherzinsuffizienz [E288]

5.5.3 Pulsstatus

Die Pulsmessung zur Erhebung des Pulsstatus erfolgt an allen zugänglichen Arterien, am besten am liegenden Patienten (➤ Abb. 5.9, ➤ Tab. 5.3). Die Pulse werden mit zwei Fingern (Zeige- und Mittelfinger) im Seitenvergleich (zunächst rechts, dann links oder andersherum) am liegenden Patienten palpiert und im Hinblick auf Frequenz, Rhythmus und Fülle beurteilt. Siehe auch ➤ Kap. 4.5.1.

PRAXISTIPP

Palpieren Sie niemals den Karotispuls auf beiden Seiten gleichzeitig. Durch beidseitige Kompression kann eine Synkope oder eine Ischämie ausgelöst werden.

WEITERFÜHRENDE DIAGNOSTIK

- V. a. Riesenzellarteriitis (Arteriitis temporalis): Anamnese, Symptome, Fahndung nach Symptomen einer Polymyalgia rheumatica, internistische und orthopädische Untersuchung, Augenuntersuchung, Neurostatus, Labor (vor allem BSG, CRP, Blutbild, CK, RF, ANA), Farbduplexsonografie der Temporalarterien, ggf. Biopsie der A. temporalis und histologische Begutachtung
- V. a. Gefäßstenose: ➤ Kap. 5.4.1 (Blässe)

5.5.4 Klinische Zeichen der tiefen Beinvenenthrombose

Neben der Inspektion des betroffenen Areals, einer Beinumfangsmessung und der Palpation der Hauttemperatur können folgende Zeichen geprüft werden (➤ Abb. 5.10):

- **Meyer-Zeichen:** Der Druck, der punktuell entlang der Tibiavorderkante auf das Gewebe ausgeübt wird, verursacht starke Schmerzen im Bereich des thrombosierten Areals.
- **Payr-Zeichen:** Beim Druck auf das Längsgewölbe des Fußes empfindet der Patient Schmerzen im thrombosierten Gebiet.
- **Homans-Zeichen:** Die Dorsalextension des Fußes ist im thrombosierten Gebiet schmerzhaft.
- **Bisgaard-Zeichen:** Beim Druck auf die Region unterhalb des medialen Knöchels äußert der Patient Schmerzen im thrombosierten Gebiet.

WEITERFÜHRENDE DIAGNOSTIK

V. a. TVT: ➤ Kap. 5.4.1 (Rötung)

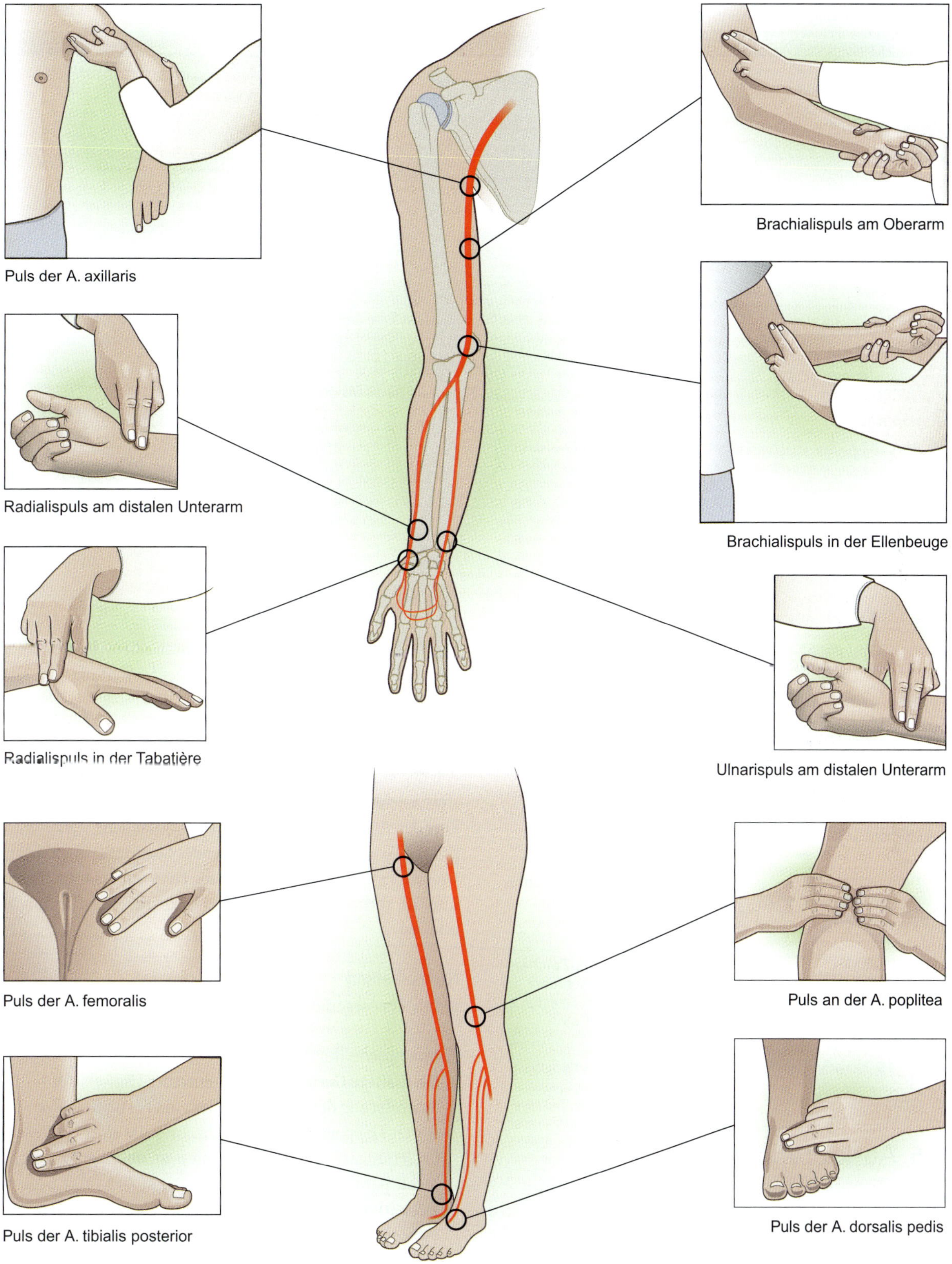

Abb. 5.9 Tastbare Pulse der oberen und unteren Extremität [L255]

Tab. 5.3 Erhebung des Pulsstatus

Arterie	Palpationsort	Potenzielle Pathologien
A. temporalis	Schläfengegend über dem M. temporalis	Rötung, Schwellung und Druckdolenz bei Riesenzellarteriitis (Arteriitis temporalis)
A. carotis communis	Vorderrand des M. sternocleidomastoideus	Abgeschwächte Pulswelle bei Stenose
A. subclavia	Äußerer Klavikularand	Abgeschwächte Pulswelle bei Stenose
A. axillaris	Direkt in der Achsel palpierbar; Patient stemmt dabei die Hände in die Hüften	Abgeschwächte Pulswelle bei Stenose
A. brachialis	Humerus zwischen den beiden Bizepsbäuchen	Abgeschwächte Pulswelle bei Stenose
A. radialis	Proximaler Radius	Abgeschwächte Pulswelle bei Stenose
A. ulnaris	Proximale Ulna	Irreguläre Arterie, die nicht bei allen Menschen angelegt ist (Prüfung durch Allen-Test, ➤ Kap. 5.7.1)
Aorta	2 Querfinger oberhalb des Nabels; bei adipösen Bauchdecken kaum tastbar, bei schlanken Menschen sichtbare Pulsationen	Starke Pulsationen sind aneurysmaverdächtig
A. femoralis	Medial unter dem Leistenband	Abgeschwächte Pulswelle bei Stenose
A. poplitea	Tief in der Kniekehle	Abgeschwächte Pulswelle bei Stenose
A. dorsalis pedis	Zwischen 1. und 2. Zehenfach	• Abgeschwächte Pulswelle bei Stenose • Erschwerte Palpation bei Ödembildung am Fuß
A. tibialis posterior	Unter dem medialen Knöchel	• Abgeschwächte Pulswelle bei Stenose • Erschwerte Palpation bei Ödembildung am Fuß

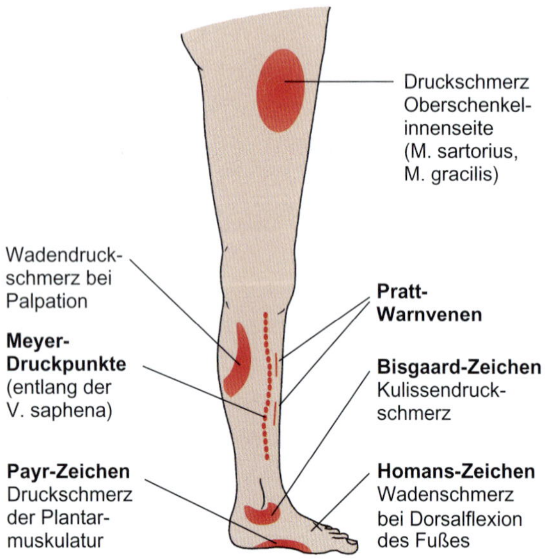

Abb. 5.10 Klinisch wichtige Zeichen der tiefen Beinvenenthrombose [L157]

5.6 Auskultation

Durch die Auskultation der Gefäße können Stenosegeräusche wahrgenommen werden. Auskultiert werden größerkalibrige Arterien, z. B. die A. carotis communis oder die A. femoralis.

A. carotis communis

Die Auskultation der A. carotis communis dient der Fahndung nach Stenosen und der Bestimmung der Fortleitung vom Aortenklappenareal.

Durchführung

Am liegenden Patienten das Stethoskop am Vorderrand des M. sternocleidomastoideus auflegen. Den Patienten dann bitten, kurz den Atem anzuhalten. Potenziell vorhandene Stenosierungen der Arterie können als zischendes Stenosegeräusch gehört werden. Es empfiehlt sich, vorab die Herztöne zu auskultieren, um evtl. vorhandene Herzgeräusche und deren Fortleitung zu erfassen.

Normalbefund

Keine Stenosegeräusche über den Karotiden.

Pathologische Befunde

- **Beidseitige Geräusche:** sind entweder Hinweis auf Stenosierung der Karotiden oder eine Fortleitung des Aortenklappenstenosegeräuschs. Im Falle einer Geräuschfortleitung ist ein Systolikum mit p. m. über dem 2. ICR rechts parasternal hörbar.
- **Einseitige Geräusche:** sind ein Hinweis auf einseitige stenosierende Prozesse in der A. carotis communis.

WEITERFÜHRENDE DIAGNOSTIK

- V. a. Aortenklappenstenose: Anamnese, Klinik, Herzuntersuchung mit Herzklappenauskultation, Lungenuntersuchung, EKG, Röntgen-Thorax, Labor (u. a. Na^+, K^+, BNP, TSH, Kreatinin, Harnstoff, Harnsäure, HDL, LDL, Cholesterin, Triglyzeride), Echokardiografie, Ergometrie, ggf. Herzkatheter, Koronarangiografie, Spiral-CT
- V. a. Stenose der A. carotis communis: Anamnese, Klinik, Untersuchung von Herz und Gefäßen, Neurostatus, Augenuntersuchung, Duplexsonografie der Karotiden, EKG, (transösophageale) Echokardiografie, Schädel-CT oder -MRT

5.7 Funktionsprüfung

Bei der Funktionsprüfung werden Testungen für die Funktionstüchtigkeit der Arterien und Venen durchgeführt.

5.7.1 Arterielle Tests

Lagerungsprobe nach Ratschow

Die Lagerungsprobe nach Ratschow ist ein Test, der Hinweise auf eine **pAVK** geben kann.

Durchführung
Der Patient liegt mit senkrecht gehobenen Beinen auf dem Rücken und führt für 2–5 Minuten kreisende Bewegungen mit den Füßen durch. Anschließend setzt er sich mit herabhängenden Beinen auf.

Normalbefund
Keine Schmerzen während der Ausführung der kreisenden Bewegungen. Beim Herabhängen der Beine erfolgt eine reaktive Hyperämie innerhalb von 10 Sekunden.

Pathologische Befunde
Bei der pAVK ist ein Kreisen der Füße wegen der Ischämie der Muskulatur gar nicht oder nur unter Schmerzen möglich. Beim Herabhängen der Beine fehlt die reaktive Hyperämie; die Beine bleiben blass, oder die Reaktion ist deutlich verzögert (➤ Abb. 5.11). Meist muss der Patient eine Weile sitzen bleiben, bis die Schmerzen in den Beinen nachlassen.

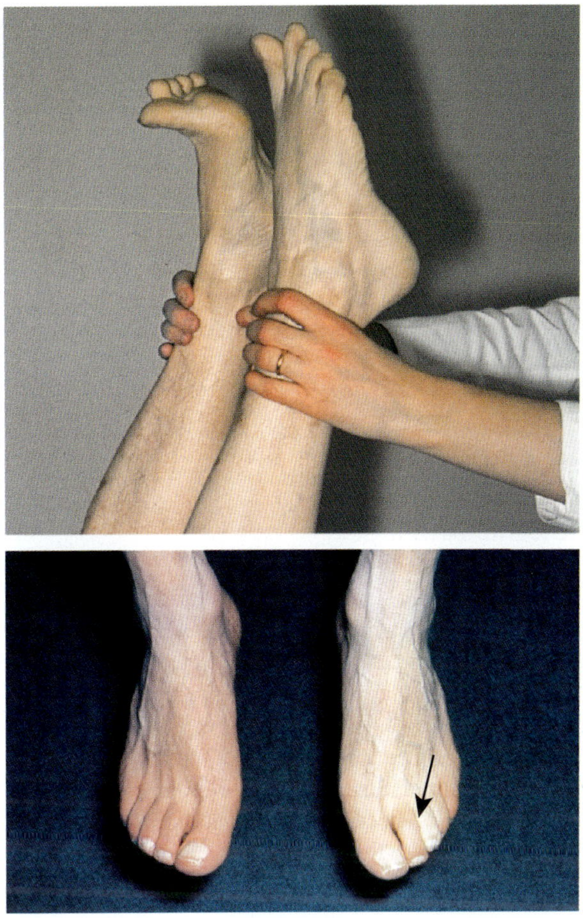

Abb. 5.11 Lagerungsprobe nach Ratschow: Durchblutungsstörung mit Weißfärbung der 3. Zehe links nach der Belastungsprobe (Pfeil) [M180]

WEITERFÜHRENDE DIAGNOSTIK

V. a. pAVK: ➤ Kap. 5.4.1 (Blässe)

Allen-Test

Der Allen-Test kann zur Prüfung der **A. radialis** und **A. ulnaris** herangezogen werden, u. a. bei V. a. einen Arterienverschluss, zur Prüfung der anatomischen Gegebenheiten (häufig ist die A. ulnaris dysplastisch oder gar nicht angelegt) und vor arteriellen Punktionen.

Durchführung
Während der Patient wiederholt die Faust schließt und öffnet, komprimiert die Untersucherin bzw. der Untersucher gleichzeitig die A. radialis und A. ulnaris so lange, bis die Hand abblasst. Dann kann entweder nur eine der Arterien dekomprimiert werden oder beide.

Normalbefund
Bei intakter arterieller Funktion und beidseits angelegten Arterien kommt es bei Entkomprimierung einer der beiden Arterien innerhalb von 10–15 Sekunden zu einer reaktiven Hyperämie.

Pathologische Befunde
Bei der Entkomprimierung der Arterien bleibt ein Handgebiet blass. Eine fehlende Hyperämie in den radialen Bereichen der Hand spricht für den Verschluss bzw. eine Stenose der A. radialis, eine fehlende Hyperämie in den ulnaren Gebieten für einen Verschluss bzw. eine Stenose oder das Fehlen der A. ulnaris.

5

PRAXISTIPP

Vor arteriellen Punktionen, die meist auf Intensivstationen zur Blutgasanalyse durchgeführt werden, immer den Allen-Test durchführen. Dazu beide Arterien komprimieren, während der Patient die Faust öffnet und schließt, dann nur die A. ulnaris dekomprimieren. Fehlt die reaktive Hyperämie, ist von einer nicht angelegten A. ulnaris auszugehen: Eine arterielle Punktion der A. radialis ist dann kontraindiziert. Denn nach der arteriellen Punktion ist ein Druckverband nötig, der für einige Zeit die Arterie völlig komprimiert. Weil bei einer nicht angelegten A. ulnaris die A. radialis allein für die Versorgung der Hand zuständig ist, kann ein Druckverband auf die alleinversorgende Arterie eine Gewebeischämie nach sich ziehen.

WEITERFÜHRENDE DIAGNOSTIK

Pathologischer Allen-Test: Anamnese, Symptome, Farbduplexsonografie, Angiografie

Knöchel-Arm-Index

Syn. Ankle Brachial Index (ABI). Die Bestimmung des Knöchel-Arm-Index ist ein einfaches und kostengünstiges Verfahren zur Erkennung arterieller Durchblutungsstörungen, vor allem bei Risikopatienten mit Diabetes mellitus, Nikotinkonsum, Hypertonie, Adipositas. Benötigt werden eine Blutdruckmanschette, die der Größe und dem Umfang der Extremität angepasst ist (und mindestens 40 % des Umfangs der Extremität ausmacht), ein Doppler-Gerät mit einer 8- bis 10-MHz-Sonde und Doppler-Gel. Kontraindikationen, wie z. B. offene Wunden, Shuntarm oder distaler Bypass, sind zu beachten.

Durchführung

Vor der Untersuchung sollte der Patient ca. 10 Minuten auf dem Rücken liegen. Der Kopf und die Fersen liegen leicht erhöht. Eine Nikotinabstinenz von mindestens 2 Stunden sollte beachtet werden. An der oberen Extremität wird die Manschette wie bei der Blutdruckmessung angebracht, an der unteren Extremität am Unterschenkel mit dem unteren Manschettenende 2 cm oberhalb des Innenknöchels. Während der Druckmessung sollte der Patient möglichst still liegen. Die Doppler-Sonde wird im Winkel von 45–60° distal der Blutdruckmanschette auf der Hautoberfläche platziert, bis ein gutes Signal zu hören ist.

Der systolische Blutdruck wird an der unteren Extremität über den A. tibialis posterior und der A. tibialis anterior beidseits gemessen. Verwendet wird der höhere der beiden Drücke. An der oberen Extremität wird der systolische Druck über der A. brachialis beidseits gemessen. Verwendet wird der Mittelwert oder, sofern der Unterschied 10 mmHg beträgt, der höhere Wert. Die Berechnung erfolgt für jedes Bein separat: Der höchste Knöcheldruck wird durch den Mittelwert (oder – bei Differenzen – den höheren Druck) des Armdrucks geteilt (➤ Formel 5.1):

$$ABI = \frac{RR_{syst}\,Knöchel}{RR_{syst}\,Oberarm} \qquad \text{Formel 5.1}$$

Die Druckmessung erfolgt nach den Grundsätzen der Blutdruckmessung (➤ Kap. 4.8.1) – mit dem Unterschied, dass der systolische Blutdruck nicht mit dem Stethoskop, sondern mit der Doppler-Sonde erfasst wird, die genauere Werte liefert. Eine Wiederholung der Messung ist meist nötig, um den „Weißkitteleffekt" zu minimieren.

Beispiel:

- Druck an der A. brachialis rechts: 120 mmHg
- Druck an der A. tibialis posterior rechts: 130 mmHg
- Druck an der A. tibialis anterior rechts: 125 mmHg
  → ABI rechts: 130 mmHg ÷ 120 mmHg = 1,1
- Druck an der A. brachialis links: 120 mmHg
- Druck an der A. tibialis posterior links: 90 mmHg
- Druck an der A. tibialis anterior links: 80 mmHg
  → ABI links: 90 mmHg ÷ 120 mmHg = 0,75

Normalbefund

ABI 0,9–1,2

Pathologische Befunde

- ABI 0,90–0,75: leichte pAVK
- ABI 0,75–0,50: mittelschwere pAVK
- ≤ 0,50: schwere pAVK

WEITERFÜHRENDE DIAGNOSTIK

➤ Kap. 5.4.1 (Blässe)

5.7.2 Venöse Tests

Trendelenburg-Test

Beim Trendelenburg-Test wird der Zustand der **oberflächlichen Beinvenen,** der **Vv. perforantes** und der **Venenklappen** beurteilt.

Durchführung

Das Bein hochlagern und ausstreichen, dann die V. saphena magna unterhalb des Leistenbands stauen. Im Anschluss steht der Patient auf.

Normalbefund

Keine sichtbare Venenfüllung: weder im Liegen noch im Stehen oder nach Entstauung.

Pathologische Befunde

Wenn sich die Varizen füllen, noch während der Patient liegt oder gleich nachdem er aufgestanden ist, spricht dies für eine Insuffizienz der Vv. perforantes. Kommt es nach Entstauung zum Rückfluss des Blutes von oben nach unten, liegt eine Klappeninsuffizienz der V. saphena magna oder eine Insuffizienz der Mündungsklappe in die V. femoralis vor.

WEITERFÜHRENDE DIAGNOSTIK

Pathologische Befunde: ➤ Kap. 5.4.1 (Pigmentverschiebungen)

Perthes-Test

Beim Perthes-Test wird der Zustand der **tiefen Venen**, der **Vv. perforantes** und der **oberflächlichen Beinvenen** beurteilt.

Durchführung

Vor dem Perthes-Test werden die Beine der Patientin bzw. des Patienten im Stehen beurteilt, und der Varizenverlauf wird festgehalten. Danach im Liegen die Beine hochlagern und ausstreichen. Im Anschluss eine Staubinde oberhalb der Varizen anlegen. Die Patientin bzw. der Patient geht dann umher.

Normalbefund

Keine sichtbare Venenfüllung: weder im Liegen noch im Stehen oder nach Entstauung.

Pathologische Befunde

Sind die Perforansvenen durchgängig, entleert sich das Blut aus den oberflächlichen Varizen in die Tiefe. Sind die Perforansvenen (oder auch meist die tiefen Venen) insuffizient, füllen sich die Varizen mit Blut.

WEITERFÜHRENDE DIAGNOSTIK

Trendelenburg-Test: ➤ Kap. 5.7.2

Schellong-Test

Prüfung auf (a-)sympathikotone Reaktionslage (➤ Kap. 4.8.2).

5.8 Differenzialdiagnostik

➤ Tab. 5.4

Tab. 5.4 Ausgewählte Differenzialdiagnosen der Gefäßerkrankungen und deren Befunde

Differenzialdiagnosen	Inspektion	Palpation	Funktionsprüfung
pAVK	• Dünne, blasse oder zyanotische und haarlose Extremität • In fortgeschrittenen Stadien Ulkusbildung an Zehen und lateralen Knöcheln	Kühle Extremität	• Fehlende Pulse distal der Stenose, häufig an der A. dorsalis pedis und A. tibialis posterior • Pathologischer Ratschow-Test und ABI < 0,9
Akuter Extremitätenverschluss	Blasse Extremität	Kalte Extremität	Fehlende Pulse distal der Stenose
Varikosis	Sichtbare, erweiterte und geschlängelte Venen	• Warme Extremität • Evtl. Schmerzhaftigkeit der Varizen	Positiver Perthes- und Trendelenburg-Test bei gleichzeitiger Insuffizienz der Vv. perforantes
Chronische venöse Insuffizienz (CVI)	• Schwellung am Fuß und Unterschenkel • Hyperpigmentierung • In fortgeschrittenen Stadien Atrophie blanche und Ulkusbildung am medialen Knöchel • Sekundäre Varikosis	• Warme Extremität • Eindrückbare Ödeme mit Dellenbildung	Positiver Perthes- und Trendelenburg-Test
Thrombophlebitis	• Sichtbare strangförmige Rötung • Lokale Schwellung einer Vene	Überwärmung und Schmerzen am Venenstrang	Bei starker Ausprägung evtl. systemische Entzündungszeichen
Tiefe Beinvenenthrombose	Geschwollenes, rötlich-livide verfärbtes Bein	• Überwärmung • Evtl. Dellenbildung im ödematösen Gebiet	• Positives Meyer-, Payr- und Homans-Zeichen • Labor: D-Dimere positiv, Fieber, BSG ↑, CRP ↑, Leukozyten ↑
Erysipel	Scharf begrenzte flammende Rötung	• Überwärmung • Schmerzhaftigkeit	• Fieber • Labor: BSG ↑, CRP ↑, Leukozyten ↑
Lymphödem	• Zehen betroffen • Je nach Ausprägung Schwellung des Vorfußes, Unterschenkels und Oberschenkels	• Derbe Konsistenz • Ödem nur im Stadium I eindrückbar, in den Stadien II und III nicht eindrückbar	Positives Stemmer-Zeichen (➤ Kap. 14.1.5): Haut über den Zehen und dem Fußrücken lässt sich nicht abheben

KAPITEL

6 Untersuchung der Lunge

PRAXISTIPP

Die Lungenuntersuchung sollte im Hinblick auf ihre Durchführung und die Interpretation der Befunde sicher beherrscht werden. Darüber hinaus sind Grundkenntnisse über die weiterführende (apparative) Funktionsdiagnostik hilfreich. Diese werden überwiegend in der fachärztlichen Praxis durchgeführt.

6.1 Erster Eindruck

Der erste Eindruck von der Patientin bzw. vom Patienten kann bereits auf potenziell vorhandene Erkrankungen der oberen und unteren Atemwege hinweisen.

Mögliche auffallende Befunde können am noch bekleideten Patienten sichtbar sein:

- **Zyanose:** Die Blaufärbung der Haut kann an Akren (Lippen, Nase, Ohrläppchen und Fingern) auftreten und ist auf einen Sauerstoffmangel zurückzuführen. Sie kann bei Lungenerkrankungen (z. B. Emphysem, Asthmaanfall, große Atelektasen, Bronchialkarzinom, Pneumothorax) oder bei Herzerkrankungen (z. B. Herzfehler, Herzinsuffizienz) auftreten. Ferner kann sie durch einen reduzierten Atemantrieb verursacht sein, etwa durch Schädigung der Medulla oblongata nach Schlaganfall oder durch Intoxikationen mit sedierenden Substanzen.
- **Dyspnoe (Atemnot):** Die Dyspnoe geht mit Beklemmungsgefühl und Lufthunger einher und liefert Hinweise auf Erkrankungen u. a. der Lunge und der oberen Atemwege, Herzerkrankungen oder Erkrankungen des Atemzentrums. Neben der Dyspnoe kann eine **Tachypnoe** oder **Orthopnoe** vorliegen.
- **Stridor:** gibt Hinweise auf Obstruktionen in den Atemwegen. Dabei kann die stridoröse Atmung pfeifend bzw. schnarrend sein. Ein *inspiratorischer* Stridor tritt bei Verengung der oberen Luftwege auf, u. a. durch Fremdkörper, Tumor, Glottisödem, große Struma oder Diphtherie. Ein *exspiratorischer* Stridor tritt bei Verengungen der Bronchien auf, z. B. bei Asthma bronchiale.
- **Husten, Auswurf:** kann Hinweise auf bronchopulmonale Erkrankungen oder Herzerkrankungen liefern.
- **Körperhaltung:** Patienten mit Lungenerkrankungen präferieren eine sitzende Körperhaltung mit Aktivierung der Atemhilfsmuskulatur.
- **Jugularvenenstauung:** Eine symmetrische Jugularvenenstauung kann Ausdruck einer Lungenerkrankung sein, die bereits eine Rechtsherzinsuffizienz zur Folge hat. Eine einseitige Jugularvenenstauung gibt Hinweise auf lokale Kompressionserscheinungen, z. B. durch einen Lungenspitzentumor (Pancoast-Tumor) oder eine Struma.
- **Horner-Syndrom:** Miosis (enge Pupille), Ptosis (herabhängendes Lid) und Enophthalmus (eingesunkener Augapfel) (➤ Kap. 12.1).

6.2 Ausschluss eines Notfalls

Die wichtigsten und häufigsten Notfälle hinsichtlich im Zusammenhang mit den Atemwegen sind:

- **Verlegung der oberen Atemwege:** Symptome sind inspiratorischer Stridor, Dyspnoe und Tachypnoe.
- **Dyspnoe:** mögliches Symptom einer kardiopulmonalen Erkrankung (➤ Tab. 6.1).
- **Thoraxschmerzen:** Auftreten u. a. bei Lungenembolie, Angina pectoris, Myokardinfarkt, Pleuritis sicca (➤ Tab. 6.1)
- **Hämoptoe, Hämoptysen:** mögliches Symptom maligner Neubildungen der Atemwege. Hämoptysen = blutige Beimengungen im Sputum, z. B. als rote Blutfädchen (➤ Tab. 6.2). Hämoptoe = Bluthusten.

Tab. 6.1 Differenzialdiagnostik bei Dyspnoe

Ursachen	Differenzialdiagnosen
Pulmonal	• Akute, chronische Bronchitis • Pneumonie • Tuberkulose • Pneumothorax • Asthma bronchiale • COPD und Emphysem
Kardiovaskulär	• Herzinsuffizienz • Lungenembolie
Neurologisch	• Schädigung des Atemzentrums durch z. B. Hirndrucksteigerung • Neuromuskulär, z. B. bei Myasthenia gravis
Mechanisch	• Fremdkörper bzw. Verlegung der oberen Atemwege
Muskuloskelettal	• Skoliose • Kyphose, z. B. bei Morbus Bechterew
Hämatologisch	• Anämie
Psychogen	• Hyperventilation • Angststörung

6.3 Anamnestische Anhaltspunkte

Im Rahmen der Anamnese können folgende Angaben auf eine Lungenerkrankung hinweisen:

- Nikotinkonsum
- Berufliche Noxenexposition, u. a. Asbest, Nickel, Stäube
- Familiäre Häufung von Lungenerkrankungen, z. B. Asthma bronchiale, Emphysem, Tuberkulose
- Tierkontakte, z. B. Vogelzüchter

Tab. 6.2 Differenzialdiagnostik bei Hämoptysen

Ursachen	Differenzialdiagnosen
Infektiös	• Bronchitis • Pneumonie • Tuberkulose • Bronchiektasen
Kardiovaskulär	• Lungenembolie • Lungeninfarkt • Herzversagen • Mitralstenose
Gerinnungsstörung	• Marcumar • Heparin • Leberinsuffizienz • Leukämie
Neubildungen	• Bronchialkarzinom • Metastasen
Rheumatisch	• Vaskulitis

6.4 Inspektion

Neben den Befunden, die man schon aus dem ersten Eindruck des Patienten gewonnen hat, können bei der Inspektion des Thorax und der Atmung weitere wichtige Befunde erhoben werden.

6.4.1 Thoraxdeformitäten

- **Fassthorax:** fassförmige Form des Thorax mit horizontal verlaufenden Rippen, breiten Interkostalräumen, geblähten Schlüsselbeingruben („Emphysemkissen") und einem breiten epigastrischen Winkel (➤ Abb. 6.1); typischer Befund beim Lungenemphysem.
- **Trichterbrust:** angeborene Anomalie, bei der das Sternum eingezogen ist. Meist sind keine Auswirkungen auf die Atmung zu beobachten; das Herz kann nach links verlagert sein.
- **Hühnerbrust:** angeborene Anomalie, bei der das Sternum über das Thoraxniveau hinausragt.
- **Glockenthorax:** glockenartige Form des Thorax bei Rachitis bzw. Osteomalazie. Dabei ist der Ansatz des Zwerchfells an der Thoraxwand eingezogen. Daneben kann bei der Rachitis ein rachitischer Rosenkranz sichtbar sein, der durch Auftreibungen der Rippen am Übergang der Knochen-Knorpel-Grenze gekennzeichnet ist.
- **Thoraxasymmetrie durch Kyphoskoliose:** Durch die Seitverbiegung der Wirbelsäule kann die Lunge in ihrer Lage und Ausdehnung beeinträchtigt sein.
- **Thoraxasymmetrie nach Rippenfraktur:** Eine Asymmetrie kann auch durch eine Rippenserienfraktur bedingt sein. Begleitet wird der Zustand von starken Schmerzen und einer paradoxen Atmung (➤ Kap. 6.4.3).

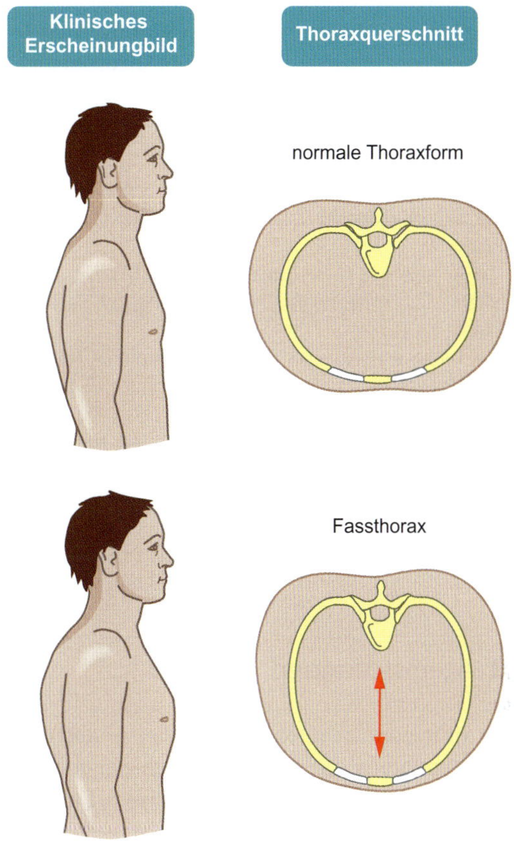

Abb. 6.1 Fassthorax [E427, L157]

WEITERFÜHRENDE DIAGNOSTIK

- Fassthorax und V. a. Emphysem: Anamnese (Nikotinkonsum, COPD, Asthma bronchiale, familiäre Häufung), Klinik (andere Emphysemsymptome, Symptome der Rechtsherzinsuffizienz), Herzuntersuchung, Labor (vor allem Blutbild, CRP, Blutgasanalyse, α_1-Antitrypsin), Pulsoxymetrie, Röntgen-Thorax, (High-Resolution-)CT, Lungenfunktion (Spirometrie)
- Trichterbrust: Anamnese, Symptome, Untersuchung von Herz und Wirbelsäule, EKG
- Glockenthorax und V. a. Rachitis bzw. Osteomalazie: Anamnese, Klinik, Labor (u. a. Ca^{2+}, AP, Phosphat, Parathormon, Vitamin D)
- V. a. Kyphoskoliose: ➤ Kap. 3.4.1
- Thoraxasymmetrie bei V. a. Rippenfraktur: Lungenuntersuchung, Röntgen-Thorax → Notfall

6.4.2 Atemfrequenz

- **Eupnoe:** Normale Atmung ist leise mit 11–18 Atemzügen pro Minute.
- **Tachypnoe:** beschleunigte Atmung mit einer Atemfrequenz von mehr als 18 Atemzügen pro Minute. Sie tritt auf bei Sauerstoffmangel, Lungen-, Herzerkrankungen, Erkrankungen des Atemzentrums, psychogen oder im Rahmen einer Anämie. Physiologisch ist eine Tachypnoe bei körperlichen und seelischen Belastungen.

6

- **Bradypnoe:** verlangsamte Atmung mit weniger als 11 Atemzügen pro Minute. Sie kann bei Störungen des Atemzentrums oder Intoxikationen, u. a. mit Opioiden und Schlafmitteln, auftreten.

WEITERFÜHRENDE DIAGNOSTIK

- Tachypnoe: Anamnese, Begleitsymptome, vollständige internistische und neurologische Untersuchung, psychopathologischer Befund
  - V. a. Anämie: Anamnese, Symptome, Labor (Blutbild, Ferritin, Vitamin B_{12}), gynäkologische Untersuchung, ggf. Gastroskopie, Koloskopie
  - V. a. Lungenerkrankungen: Anamnese, Symptome, Untersuchung von Herz und Lunge, Röntgen-Thorax, CT, Lungenfunktion (Spirometrie)
  - V. a. Herzerkrankungen: Anamnese, Symptome, Untersuchung von Herz und Lunge, Röntgen-Thorax, EKG, Echokardiografie, Herzkatheter
- Bradypnoe: Anamnese (insbesondere Medikamenten- und Drogenanamnese), Begleitsymptome, vollständige internistische und neurologische Untersuchung, psychopathologischer Befund

6.4.3 Atemstörungen

Zu den wichtigsten Atemstörungen zählen (➤ Abb. 6.2):

- **Hyperventilation:** Die Atmung ist beschleunigt und tief. Sie kann bei Stress, Fieber oder Hyperthyreose vorkommen. Die psychogene Hyperventilation ist meist angstbedingt und geht mit zunächst perioraler Parästhesie und mit Pfötchenstellung der Hände einher.
- **Hypoventilation:** tritt typischerweise bei Störungen des Atemzentrums oder bei Intoxikationen auf.
- **Oberflächliche / flache Atmung:** kann bei Schmerzzuständen oder stressbedingt auftreten.

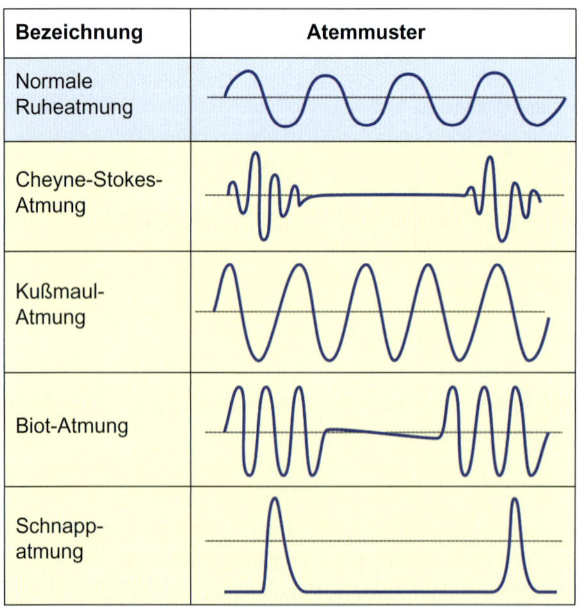

Abb. 6.2 Einige pathologische Atemmuster [A400]

- **Kußmaul-Atmung:** abnorm tiefe und beschleunigte Atmung. Sie tritt als Kompensationsatmung im Zuge einer metabolischen Azidose auf, u. a. bei Ketoazidose (Coma diabeticum) oder beim Coma uraemicum.
- **Cheyne-Stokes-Atmung:** periodisch ab- und zunehmende Atmung mit Pausen. Diese Atemstörung kann im Rahmen eines Schlaganfalls, bei Enzephalitis oder Herzinsuffizienz vorkommen. Selten bei Aufenthalt in großen Höhen.
- **Biot-Atmung:** regelmäßige Atmung mit Pausen. Sie kann nach einem Schädeltrauma oder bei Hirndruck mit Verletzung des Atemzentrums, selten begleitend bei einer Meningitis auftreten.
- **Dyspnoe:** erschwerte Atmung, die mit subjektiv empfundenem Lufthunger verbunden ist (➤ Kap. 4.2, ➤ Tab. 6.1).
- **Orthopnoe:** schwerste Atemnot, die im Liegen auftritt und durch Aufsetzen gebessert wird. Die Patienten nehmen meist eine „Kutscherhaltung" ein, die automatisch zusätzlich auch die Atemhilfsmuskeln aktiviert. Tritt z. B. bei Linksherzinsuffizienz, Emphysem, Lungenfibrose auf.
- **Paradoxe Atmung:** kann nach Rippenserienfraktur auftreten und ist im betroffenen Bereich durch thorakale Einziehungen bei der Inspiration und Vorwölbungen bei der Exspiration gekennzeichnet.
- **Inverse Atmung:** gekennzeichnet durch Einziehungen des gesamten Thorax und Ausdehnung des Abdomens bei Inspiration und Ausdehnung des Thorax und Einziehungen des Abdomens bei Exspiration. Die inverse Atmung ist mit einem funktionellen Atemstillstand gleichzusetzen. Die Ursache ist eine Verlegung der oberen Atemwege, z. B. durch Fremdkörperaspiration.
- **Schnappatmung** (agonale Atmung): „schnappende" Atemzüge und lange Atempausen.

WEITERFÜHRENDE DIAGNOSTIK

- Hyperventilation:
  - Anamnese, Begleitsymptome (Ursachenfahndung), Temperaturmessung bei V. a. Fieber
  - V. a. Hyperthyreose: Anamnese, Klinik (andere Symptome der Hyperthyreose), Labor (TSH, ggf. fT_3 und fT_4, ggf. TRAK), Sonografie, Szintigrafie
- Hypoventilation: Anamnese (insbesondere Medikamenten- und Drogenanamnese, neurologische Vorerkrankungen), Begleitsymptome, internistische Untersuchung, neuropsychiatrischer Status
- Oberflächliche / flache Atmung bei Schmerzzuständen: Anamnese, Begleitsymptome, Schmerzlokalisation, Ursachensuche, Röntgen-Thorax
- Kußmaul-Atmung:
  - Anamnese, Begleitsymptome (z. B. Aceton-, Uringeruch), Glukosemessung
  - V. a. urämische Genese: Erfassung anderer Symptome der chronischen Nierenkrankheit (Niereninsuffizienz), Urinuntersuchung, Labor (u. a. Kreatinin, Harnstoff, Harnsäure, Na^+, K^+, Phosphat), Sonografie der Nieren
- Biot- und Cheyne-Stokes-Atmung: Anamnese (vor allem Medikamenten- und Drogenanamnese), Symptome, vollständige internistische und neuropsychiatrische Untersuchung

- Dyspnoe, Orthopnoe: Anamnese (vor allem Vorerkrankungen), Symptome, Untersuchung von Lunge und Herz, Röntgen-Thorax, Lungenfunktionsprüfung, Echokardiografie, Blutgasanalyse
- Paradoxe bzw. inverse Atmung: Anamnese, Symptome, Untersuchung von Lunge und Herz, Röntgen-Thorax → Notfall

6.4.4 Zyanose

Die Blaufärbung kann an Akren (Lippen, Nase, Ohrläppchen und Fingern) auftreten und ist auf einen Sauerstoffmangel zurückzuführen. Je nach Ursache unterscheidet man:

- **Zentrale Zyanose:** entsteht durch verminderte Sättigung der Erythrozyten mit Sauerstoff, z. B. bei Pneumonie, Lungenemphysem, Asthmaanfall, Lungenembolie, Lungenödem, angeborenen Herzfehlern mit Rechts-Links-Shunt, Höhenaufenthalt. Neben den Akren erscheinen auch die Zungengrundvenen bläulich.
- **Periphere Zyanose:** entsteht durch vermehrte Sauerstoffausschöpfung des Blutes in den Kapillaren, z. B. bei Schock, Herzinsuffizienz, Kälteexposition, Vasokonstriktion, Polyglobulie, Phlebothrombose. Die Zungengrundvenen sind rosig, die Akren livide.

WEITERFÜHRENDE DIAGNOSTIK

Zentrale oder periphere Zyanose: Anamnese (vor allem Vorerkrankungen, Medikamenten-, Drogenanamnese), Symptome, Untersuchung von Herz und Lunge, Neurostatus, Labor (vor allem Blutgasanalyse, Blutbild, D-Dimere, CRP, BSG, CO-Hb, Glukose, TSH, ggf. Leber- und Nierenparameter), Röntgen-Thorax, EKG, Echokardiografie, Spirometrie

6.4.5 Jugularvenenstauung

Die Jugularvenenstauung entsteht durch mechanische Kompression, Verlegung der V. cava inferior oder zirkulatorische Anomalitäten im kleinen Kreislauf. Beurteilt wird die Stauung in 30° Oberkörperhochlagerung. Bei flach gelagerten Patienten sind die Jugularvenen auch bei Gesunden gestaut.

Eine **symmetrische Jugularvenenstauung** kann Ausdruck einer Lungenerkrankung sein, die bereits eine Rechtsherzinsuffizienz zur Folge hat. Eine **einseitige Jugularvenenstauung** gibt Hinweise auf lokale Kompressionserscheinungen, z. B. durch einen Lungenspitzentumor (Pancoast-Tumor), Struma oder Lymphome.

WEITERFÜHRENDE DIAGNOSTIK

- Symmetrische Jugularvenenstauung: Anamnese, Symptome, Untersuchung von Herz und Lunge
- V. a. Rechtsherzinsuffizienz: andere Symptome erfassen, u. a. symmetrische, eindrückbare Beinödeme, Dyspnoe, Zyanose, Husten, positiver hepatojugulärer Reflux; EKG, Röntgen-Thorax, Echokardiografie, Labor (Blutbild, Na^+, K^+, BNP, TSH, Kreatinin, Harnstoff, Harnsäure, HDL, LDL, Cholesterin, Triglyzeride, Leberwerte), Herzkatheter
- Einseitige Jugularvenenstauung: Anamnese, Symptome, Untersuchung von Schilddrüse, Lunge und Herz, Erhebung des Lymphknotenstatus, Labor (LDH → Rechtsherzinsuffizienz), Röntgen-Thorax, ggf. CT
  - V. a. Struma: Anamnese, Klinik, Labor (TSH, fT_3, fT_4, ggf. Calcitonin), Sonografie, Schilddrüsenszintigrafie, bei V. a. retrosternale Struma Röntgen-Thorax
  - V. a. Lymphom: Anamnese (Infektionskrankheiten), Symptome (B-Symptome), Lymphknotenstatus und internistische Untersuchung, Labor (u. a. Differenzialblutbild, BSG, LDH, Hepatitis-, HIV-Serologie), Röntgen-Thorax, CT, histologische Lymphknotenuntersuchung, Knochenmarkbiopsie

6.4.6 Horner-Syndrom

Das Horner-Syndrom setzt sich aus den Symptomen **Miosis** (enge Pupille), **Ptosis** (herabhängendes Lid) und **Enophthalmus** (eingesunkener Augenbulbus) zusammen. Die Symptome entstehen durch eine Schädigung der sympathischen Versorgung des Auges, häufig am Ganglion stellatum, das in Höhe des 1. Rippenköpfchens lokalisiert ist. Es kann durch maligne Infiltrationen oder iatrogen lädiert sein.

WEITERFÜHRENDE DIAGNOSTIK

Ursachenfahndung: Anamnese (vor allem Ausschluss iatrogener Ursachen), Begleitsymptome, Untersuchung von Schilddrüse und Lunge, Suche nach malignen Ursachen

6.4.7 Nagelveränderungen

Bei Lungen- und Herzerkrankungen kommen häufig Nagel- und Fingerveränderungen vor (➤ Kap. 4.4, ➤ Abb. 4.2). Gelegentlich treten sie bei chronisch-entzündlichen Darmerkrankungen (vor allem Colitis ulcerosa) auf:

- **Trommelschlegelfinger:** runde Auftreibungen der Endglieder der Finger durch Weichteilverdickung und Schwellung des Nagelbetts
- **Uhrglasnägel:** starke Wölbung in Längs- und Querrichtung durch Schwellung des Nagelbetts

WEITERFÜHRENDE DIAGNOSTIK

Trommelschlegelfinger und Uhrglasnägel: Anamnese, Symptome, Untersuchung von Lunge, Herz und Abdomen, Labor (u. a. Blutbild, CRP, GOT, GPT, γ-GT, AP, Bilirubin, ggf. Blutgasanalyse und α_1-Antitrypsin), Röntgen-Thorax, Lungenfunktion, EKG, Echokardiografie, Sonografie des Abdomens, (Ileo-)Koloskopie

6.4.8 Sahlischer Venenkranz

Venenzeichnung entlang der Rippenbögen, die ein Hinweis auf ein Emphysem sein kann (➤ Abb. 6.3).

WEITERFÜHRENDE DIAGNOSTIK

V. a. Emphysem: ➤ Kap. 6.4.1

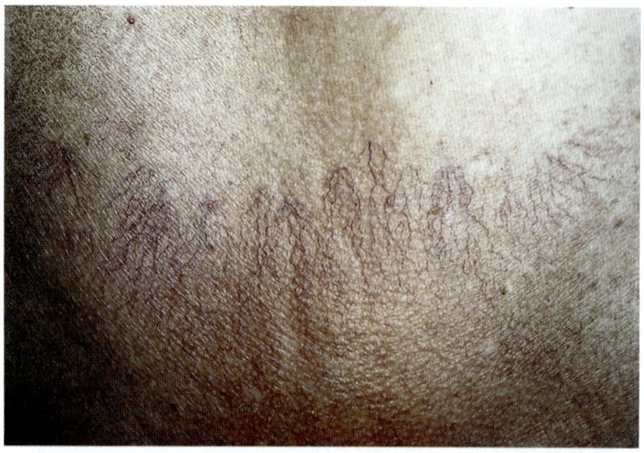

Abb. 6.3 Sahlischer Venenkranz: feine, rötlich-livide Gefäßzeichnungen im Bereich der unteren Rippenbögen [R246]

6.4.9 Husten und Auswurf

Die Beurteilung von Husten (➤ Tab. 6.3) und Auswurf (➤ Tab. 6.4) liefert wichtige Hinweise auf bronchiale und pulmonale Erkrankungen.

Tab. 6.3 Differenzialdiagnostik bei Husten

Ursachen	Charakteristika
Virale Infekte, Allergien, Medikamente	• Trockener Reizhusten • Wenig bis kein Auswurf
Pneumonie, Bronchitis, Bronchiektasen, Tumoren	• Produktiver Husten
Chronischer Raucherhusten	• Produktiver Husten, vor allem morgens
Herzinsuffizienz	• Nächtlicher Husten • Rötliches Sputum
Gastroösophagealer Reflux	• Husten nach Mahlzeiten und im Liegen

Tab. 6.4 Differenzialdiagnostik bei Auswurf

Charakteristika	Differenzialdiagnosen
Mukös-glasig	• Asthma bronchiale • COPD • Neoplasien • Virale Pneumonie
Gelb-grün	• Chronische Bronchitis oder akute Exazerbation einer chronischen Bronchitis • Bakterielle Pneumonie
Dreischichtig (Schaum, Schleim, Eiter)	• Bronchiektasen
Braun-rot	• Bakterielle Pneumonie
Braun-rot, schaumig	• Lungenödem
Blutig	• Lungenembolie • Bronchialkarzinom • Tuberkulose • Bronchitis • Bronchiektasen

WEITERFÜHRENDE DIAGNOSTIK

Husten und Sputum: Anamnese (akuter oder chronischer Husten, Vorerkrankungen, Medikamenten-, Noxenanamnese, Fieber), Symptome, Untersuchung von Lunge und Herz, Röntgen-Thorax, Labor (CRP, BSG, mikrobiologische und serologische Diagnostik), Lungenfunktion, CT, Bronchoskopie, ggf. Gastroskopie, pH-Metrie (bei V. a. Reflux), EKG, Echokardiografie

6.4.10 Weitere Befunde

Bei der Inspektion des Thorax können ferner gesehen werden:

- **Spidernävi:** sternförmige arterielle Gefäßerweiterungen (➤ Kap. 8.3.4)
- **Petechiale Blutungen:** punktförmige Hauteinblutungen bei Gefäßschäden oder Thrombozytenfunktionsstörung
- **Nävi** (Muttermale): lokale Hyperpigmentierungen der Haut (➤ Kap. 11.1.5)

WEITERFÜHRENDE DIAGNOSTIK

- Spidernävi: Anamnese, Symptome, Leberuntersuchung, Labor (GOT, GPT, γ-GT, GLDH, Bilirubin, AP, Albumine, Quick, PTT, PCHE, Glukose, HbA_{1c}), Sonografie der Leber, ggf. CT
- Petechiale Blutungen: Anamnese (Medikamentenanamnese, vor allem Acetylsalicylsäure [ASS], Gelenk-, Bauchschmerzen, Fieber), Symptome, Fahndung nach Ursachen, Labor (u. a. Differenzialblutbild, CRP, BSG, ggf. Antikörper wie ANA, Anti-HCV, Kreatinin, Harnstoff, Harnsäure, Auto-Ak gegen Thrombozyten), ggf. Knochenmarkpunktion bei V. a. Leukämie, ggf. Hautbiopsie
- Nävi: Anamnese (Veränderungen der Nävi im zeitlichen Verlauf), Symptome, Dermatoskopie

6.5 Palpation

Die Lungen sind zwar nicht direkt palpierbar, aber die Dehnungsfähigkeit der Lungen kann durch Prüfung der Atemexkursionen, die Konsistenz der Lungen durch Prüfung des Stimmfremitus untersucht werden. Die Palpation erfolgt im **Sitzen**.

6.5.1 Atemexkursionen

Mit der Untersuchung der Atemexkursionen wird die **Dehnungsfähigkeit der Lunge** überprüft (➤ Abb. 6.4).

Durchführung

Zunächst erfolgt die Prüfung der Atemexkursionen von dorsal. Die Hände mit allen Fingern auf die äußeren Seiten der Thoraxwand legen, Daumen paravertebral locker anlegen. Den Patienten auffordern, tief einzuatmen. Dabei das Auseinanderweichen der Daumen beobachten (➤ Abb. 6.5). Die Untersuchung kann über den basalen Abschnitten beginnen, sollte über dem Mittelfeld der Lungen weitergeführt werden und über den apikalen Bereichen enden.

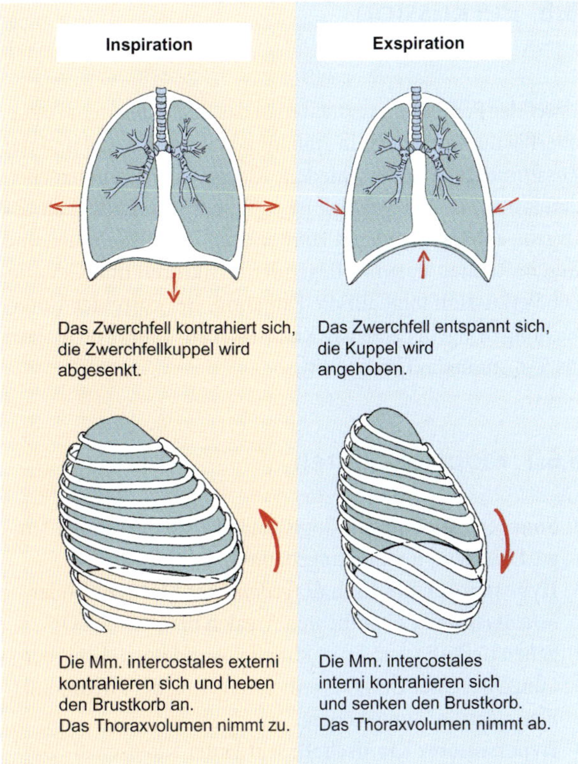

Abb. 6.4 Atemmechanik. Da die Lunge elastisch ist, folgt sie passiv den Exkursionen des Brustkorbs bei den Atembewegungen [L190]

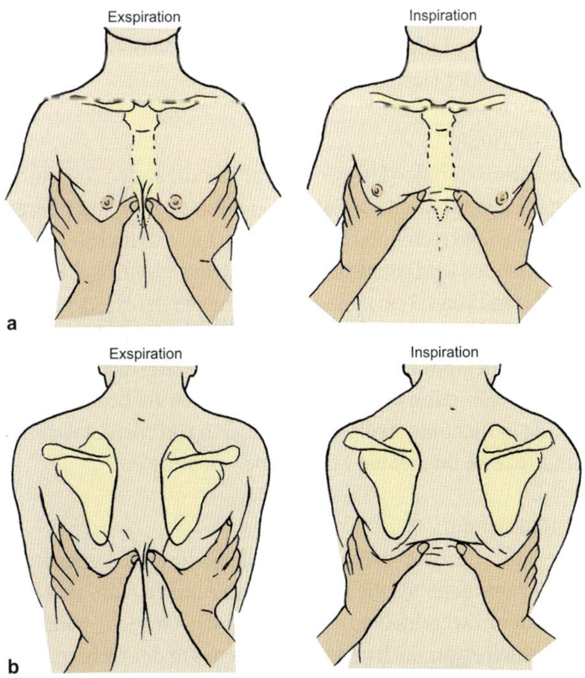

Abb. 6.5 Exemplarische Darstellung der Palpation der Atemexkursionen: **a** von ventral, **b** von dorsal über den basalen Lungenabschnitten [E987]

Im Anschluss erfolgt die Prüfung der Atemexkursionen von ventral. Dazu die Hände zunächst unter den Mammae über den basalen Lungenabschnitten auflegen, die Daumen ruhen am Sternum. Den Patienten auffordern, tief einzuatmen. Dabei das Auseinanderweichen der Daumen beobachten. Im Anschluss erfolgt die Prüfung oberhalb der Mammae über den apikalen Lungenbereichen.

Normalbefund

Seitengleiche, schmerzfreie Dehnung des Thorax. Sichtbar ist die Dehnung am Auseinanderweichen der beiden Daumen. Von dorsal ist die Thoraxdehnung stärker ausgeprägt als von ventral. Das liegt an der Anatomie des Thorax. Die Verbindungen von den Rippen zum Wirbelkörper (Kostovertebralgelenke) sind echte Gelenke und verfügen über eine größere Mobilität. Die Verbindungen zwischen Rippen und Sternum (Sternokostalgelenke) sind Knorpelhaften, die keine so große Beweglichkeit erlauben.

Pathologische Befunde

- **Verminderung der Atemexkursionen** (starrer Thorax): typisches Auftreten beim Morbus Bechterew durch Verknöcherung der Kostovertebralgelenke, bei Lungenemphysem, Lungenfibrose oder Schmerzzuständen.
- **Nachschleppende Atmung:** Die Atmung ist nicht seitengleich, die Atembewegungen sind auf einer Seite verzögert. Dies ist ein Hinweis auf einseitige Prozesse in der Lunge (z. B. Infiltrationen) oder in der Pleura (z. B. Erguss, Verschwartung). Gelegentlich kann eine nachschleppende Atmung schon bei der Inspektion gesehen werden.
- **Schmerzhafte Atmung:** lokale Schmerzen während der Atmung bei Rippenfraktur, Rippenprellung, Pleurareizung, Abszess, Tumor oder Metastasen.

WEITERFÜHRENDE DIAGNOSTIK

- Verminderung der Atemexkursionen und V. a. Morbus Bechterew: ➤ Kap. 3.4.1
- Verminderung der Atemexkursionen und V. a. Lungenerkrankung: ➤ Kap. 6.4
- Nachschleppende und schmerzhafte Atmung: ➤ Kap. 6.4; Untersuchung der Wirbelsäule, Sonografie (Nachweis bzw. Ausschluss Pleuritis, Pleuraerguss)

6.5.2 Stimmfremitus

Beim Stimmfremitus werden tiefe Schallfrequenzen bei der Phonation auf die Thoraxwand übertragen und als Thoraxvibration gespürt. Feste Medien übertragen Schwingungen dabei besser als gasförmige. Jede Verdichtung in der Lunge (nicht des Pleuraraums) geht deshalb mit einer verstärkten Vibration einher, eine Zunahme des gasförmigen Mediums reduziert den Stimmfremitus.

Durchführung

Die Untersuchung des Stimmfremitus erfolgt über der gesamten Lunge (➤ Abb. 6.6), ähnlich wie bei der Prüfung

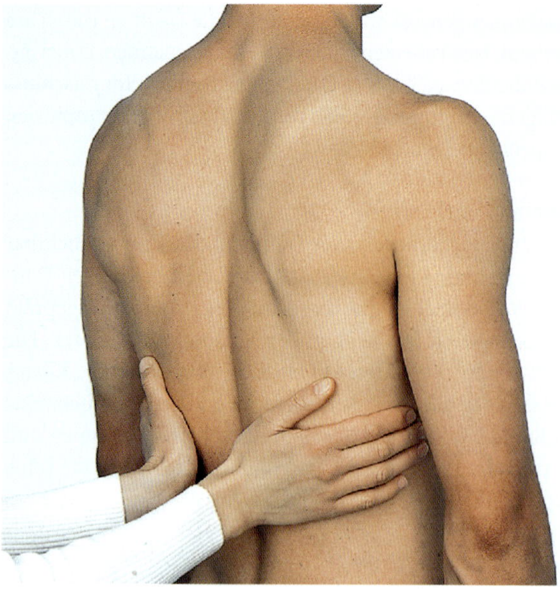

Abb. 6.6 Exemplarische Darstellung der Prüfung des Stimmfremitus [K116]

des Atemexkursionen (➤ Kap. 6.5.1, Durchführung). Die Handflächen gleichseitig auf den Thorax auflegen, zunächst hinten, dann vorne. Den Patienten auffordern, mit tiefer Stimme „99" zu sagen. Hinten ist die Wiederholung meist dreimal nötig (über den basalen, in der Mitte gelegenen und apikalen Lungenabschnitten), vorne zweimal (über den basalen und apikalen Lungenabschnitten). Die tiefen Vibrationen sind vor allem mit den Fingerkuppen gut fühlbar. Bewertet werden die Seitendifferenz sowie eine Verstärkung und / oder Abschwächung des Stimmfremitus.

Gelegentlich kann bei Frauen das tiefe „99" nicht generiert werden. In diesem Fall kann die Bronchophonie zum Einsatz kommen (➤ Kap. 6.7.3).

Normalbefund

Der Stimmfremitus ist bei gesunden Menschen annähernd seitengleich. Auf der rechten Seite ist er dezent stärker fühlbar. Das ist auch nicht weiter verwunderlich, da auf der rechten Seite 3 Lungenlappen vorhanden sind.

Pathologische Befunde

- **Verstärkter Stimmfremitus:** bei Infiltraten, z. B. bei Pneumonie oder Lungenödem
- **Verminderter Stimmfremitus:** bei Pleuraerguss, Pneumothorax, Emphysem

WEITERFÜHRENDE DIAGNOSTIK

Veränderungen des Stimmfremitus: Anamnese, Symptome, vollständige Lungen- und Herzuntersuchung, Labor (u. a. CRP, BSG, Blutbild, Blutgasanalyse), Röntgen-Thorax, ggf. CT-Thorax, Spirometrie, EKG, Echokardiografie, ggf. diagnostische Pleurapunktion

6.6 Perkussion

Unter der Perkussion versteht man das Beklopfen der Körperoberfläche, wobei sich in Abhängigkeit des Organs und der Zusammensetzung verschiedene Klopfschallarten unterscheiden lassen. Der Klopfschall ist vor allem vom Luftgehalt der Organe abhängig und gibt Hinweise auf die Ausdehnung und Beschaffenheit darunterliegender Strukturen und Gewebe. Die Perkussion folgt auf die Palpation. Bei korrekter Untersuchung dringt der erzeugte Klopfschall am Thorax nicht tiefer als 5–6 cm in das Gewebe ein.

6.6.1 Klopfschallarten

- **Sonorer Klopfschall:** Klopfschall über der gesunden Lunge. Er ist laut, tief und ungedämpft.
- **Hyposonorer Klopfschall** *(gedämpfter Klopfschall* oder *Schenkelschall):* über dichten Arealen bzw. soliden Organen perkutierbar. Er ist kurz, leise und hoch. Über der Lunge bei einer Gewebeverdichtung, u. a. bei Pneumonie, Pleuraerguss, Lungenödem.
- **Hypersonorer Klopfschall:** sehr lauter Klopfschall („Schuhschachtelton") über Bezirken, die viel Luft beinhalten, z. B. bei Emphysem, Pneumothorax oder akutem Asthmaanfall.
- **Tympanitischer Klopfschall:** klingender, hohler Klopfschall über luftgefüllten Organen, z. B. Hohlorganen wie Magen oder Darm.

Durchführung

Die Perkussion der Lungen erfolgt am sitzenden Patienten zunächst von hinten (➤ Abb. 6.7). Man beginnt am oberen Trapeziusrand rechts und links und klopft jeweils drei Stellen ab. Im Anschluss wird paravertebral, im Seitenvergleich nach kaudal im Abstand von 1,5 cm perkutiert. Im unteren Bereich der Lunge perkutiert man weiter an beiden Seiten in die Axilla hinein.

Vorne beginnt man in der Supraklavikulargrube, ebenfalls im Vergleich, dann in den Interkostalräumen auf beiden Seiten schräg in Richtung Axilla. Die Perkussion von vorn ist wichtig, um Prozesse im rechten Mittellappen zu erfassen.

Normalbefund

Über allen Bezirken sonorer Klopfschall, die linke Lunge steht ca. 1–2 cm tiefer als die rechte. Auf der linken Seite sitzt das Herz dem Zwerchfell auf, und durch das Gewicht wird das Zwerchfell etwas nach unten geschoben. Auf der rechten Seite ist die Leber mit dem Zwerchfell an der Area nuda verwachsen und verschiebt das Zwerchfell nach kranial.

Pathologische Befunde

- **Hyposonorer Klopfschall:** typischer Befund bei Gewebeverdichtungen wie Pneumonie, Pleuraerguss, Lungenödem.

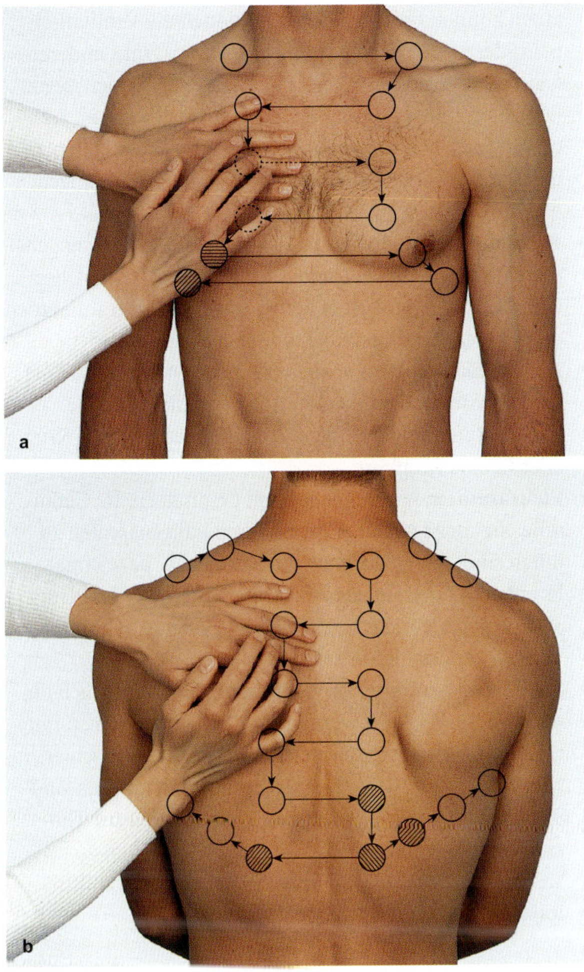

Abb. 6.7 Perkussion der Lunge: **a** von ventral, **b** von dorsal [K116]

- **Hypersonorer Klopfschall:** typischer Befund bei Emphysem, Pneumothorax oder im akuten Asthmaanfall.
- **Tympanitischer Klopfschall:** Ein tympanitischer Klopfschall über dem Thorax gibt Hinweise auf luftgefüllte Hohlorgane, z. B. Magen.
- **Zwerchfellhochstand:** Dieser Befund kann bei vernarbenden Prozessen der Lunge, Erkrankungen bzw. Zuständen, die mit einem erhöhten abdominalen Volumen einhergehen (z. B. Adipositas, Schwangerschaft; einseitiger Zwerchfellhochstand bei Phrenikuslähmung), erhoben werden.
- **Zwerchfelltiefstand:** typischer Befund bei Erkrankungen der Thoraxorgane, die mit erhöhtem Volumen einhergehen, z. B. Emphysem.

WEITERFÜHRENDE DIAGNOSTIK

- ➢ Kap. 6.5.2
- Adipositas: ➢ Kap. 4.4
- V. a. einseitigen Zwerchfellhochstand bei Phrenikuslähmung: Anamnese, Symptome, Untersuchung von Lunge und Abdomen (mit Leber und Milz), Röntgen-Thorax, Sonografie der Bauchorgane

6.6.2 Verschieblichkeit der Lungengrenzen

Nach der Perkussion der Lungen erfolgt die Prüfung der Verschieblichkeit der Lungengrenzen. Beurteilt wird die Expansionsfähigkeit der Lunge.

Durchführung

Die Untersuchung wird am sitzenden Patienten durchgeführt (➢ Abb. 6.8). Zunächst den Übergang zwischen dem sonoren und dem gedämpften Klopfschall bei maximaler Exspiration perkutieren. Diese Grenze markieren bzw. gut merken. Im Anschluss lässt man den Patienten tief einatmen und kurz den Atem anhalten. In dieser Zeit abermals den Übergang vom sonoren zum gedämpften Klopfschall perkutieren. Nach Bestimmung der neuen Grenze von sonor / gedämpft atmet der Patient aus.

Normalbefund

Bei maximaler Einatmung sollte sich die Lunge bei guter Dehnungsfähigkeit ca. 4–6 cm nach kaudal verschieben.

Pathologische Befunde

Eine **reduzierte Verschieblichkeit** findet sich bei Prozessen, die mit einer Überdehnung bzw. Überblähung einhergehen (z. B. Emphysem, akuter Asthmaanfall), oder bei reduzierter Elastizität der Lunge (z. B. bei Lungenfibrose).

WEITERFÜHRENDE DIAGNOSTIK

➢ Kap. 6.4, ➢ Kap. 6.5

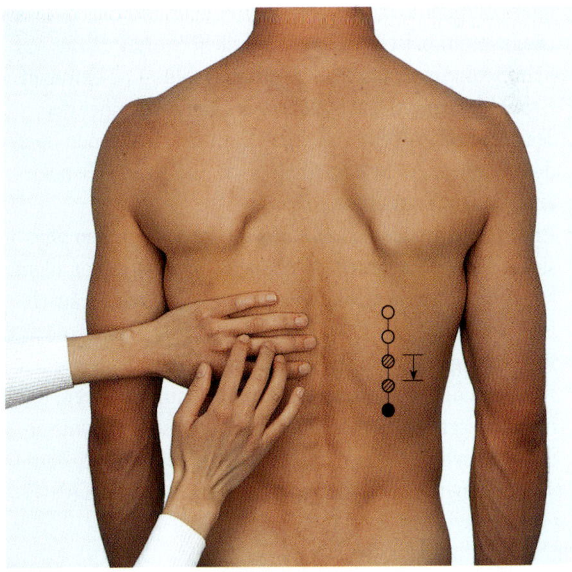

Abb. 6.8 Prüfung der Atemverschieblichkeit der Lungengrenzen [K116]

6.7 Auskultation

Bei der Auskultation werden die Atemgeräusche abgehört. Die Luft, die in die Lungen hineinströmt, verursacht durch Dehnung der Alveolarwände und durch Luftwirbel Schwingungen, die dann auf die Thoraxwand übertragen werden. Beurteilt werden bei der Auskultation die seitengleiche Belüftung, die Art der Geräusche und ggf. das Vorhandensein von Nebengeräuschen (Rasselgeräuschen).

6.7.1 Atemgeräusche

Durchführung

Das Stethoskop sollte dicht an der Haut aufliegen. Behaarung kann Zusatzgeräusche liefern, insbesondere dann, wenn das Stethoskop hin und her verschoben wird. Günstig ist, wenn der Patient während der Auskultation über den leicht geöffneten Mund und etwas kräftiger atmet. Eine Hyperventilation sollte allerdings vermieden werden. Der Patient sollte in dieser Zeit nicht sprechen.

Die Auskultation der Lunge erfolgt an den gleichen Punkten wie die Perkussion (➤ Abb. 6.9). Auskultiert wird über den gesamten Atemzyklus.

Normalbefund

➤ Abb. 6.10, ➤ Tab. 6.5

- **Vesikuläratmen** *(Bläschenatmen):* normales Geräusch über gesunden Lungen. Es ist tieffrequent und relativ leise. Die Inspiration ist etwas lauter als die Exspiration. Das Verhältnis von Inspiration zu Exspiration sollte 1 : 2 betragen.
- **Bronchialatmen:** lautes, röhrendes Geräusch über der Trachea und großen Bronchien. Ein Bronchialatmen über dem Lungengewebe ist pathologisch und kann z. B. bei einer Pneumonie auftreten.
- **Pueriles Atmen:** eine Sonderform, die auch zu den physiologischen Phänomenen gehört. Es findet sich vor allem bei jungen, sehr schlanken Patienten. Das Atemgeräusch ist besonders in der Exspiration deutlich verschärft.
- **Entfaltungsknistern:** Es ist insbesondere über Bereichen zu hören, die zuvor nicht vollständig ventiliert waren, und im Gegensatz zu den Rasselgeräuschen und zum Knisterrasseln nach wenigen kräftigen Atemzügen und der damit verbundenen Alveolardehnung nicht mehr hörbar.

Pathologische Befunde

- **Verschärftes Atemgeräusch:** Während der Inspiration sehr lautes und auch während der Exspiration deutlich lauter wahrnehmbares Geräusch. Es kann bei beginnenden Infiltrationsprozessen der Lunge gehört werden.
- **Abgeschwächtes** oder **aufgehobenes Atemgeräusch** („silent chest"): kann unterschiedliche Ursachen haben. Zum einen können bronchiale Obstruktionen die Ventilation behindern (z. B. beim Asthma bronchiale), zum anderen kann die Ursache entweder an zerstörten Alveolen liegen (z. B. beim Emphysem), oder das Lungengewebe ist verdrängt (z. B. beim Pleuraerguss, Pneumothorax), oder die Entfaltung der Lunge ist behindert (z. B. bei Lungenfibrose).
- **Bronchialatmen** über dem Lungengewebe: Der Klangcharakter entspricht dem Geräusch über der Trachea. Über dem Lungengewebe ist es ein Hinweis auf Infiltrationen der Alveolen, vor allem bei typischer Pneumonie.
- **Amphorisches Atmen:** ein äußerst seltener Befund über tuberkulösen Kavernen oder Abszesshöhlen. Das Geräusch klingt hohl, wie beim Hineinblasen in einen Krug oder in eine Amphore.
- **Pleurareiben:** knarrende in- und exspiratorische Geräusche, die meist nur über den unteren Lungenarealen zu hören sind; häufig auch als „Lederknarren" bezeichnet. Es entsteht durch Fibrinablagerung zwischen den Pleurablättern, die dann ein reibungsloses Gleiten behindert. Typisch bei der Pleuritis sicca.
- **Stridoröse Atmung:** Stenoseatmung, die häufig auch ohne Stethoskop gehört werden kann. Es kann ein inspiratorischer von einem exspiratorischen Stridor unterschieden werden. Die Ursachen des inspiratorischen Stridors sind Stenosen im Verlauf der oberen Atemwege bis zur Thoraxapertur. Exspiratorische Geräusche entstehen durch Stenosen in Trachea und Bronchien.
- **Rasselgeräusche** (➤ Tab. 6.6; ➤ Kap. 6.7.2)

WEITERFÜHRENDE DIAGNOSTIK

- Verschärftes Atemgeräusch und V. a. beginnende infiltrierende Prozesse (Pneumonie): Anamnese, Symptome (vor allem Fieber, Auswurf), Labor (vor allem CRP, BSG, Blutbild, ggf. Bakterienkultur, Serologie mit Ak-Nachweis), Röntgen-Thorax, ggf. CT, Bronchoskopie, Blutgasanalyse, Pulsoxymetrie
- Aufgehobenes Atemgeräusch:
  - V. a. Asthma bronchiale: Anamnese (vor allem Allergien, Medikamente, Beruf), Symptome, Röntgen-Thorax, Spirometrie (FEV_1 ↓), Bronchospasmolysetest (FEV_1 ↑ nach Gabe von Bronchospasmolytika), EKG, Allergiediagnostik (z. B. Pricktest), Labor (u. a. Differenzialblutbild, Gesamt-IgE, spezifische IgE), Pulsoxymetrie, Blutgasanalyse
  - V. a. Emphysem: ➤ Kap. 6.5
  - V. a. Pleuraerguss: Anamnese, Symptome, vollständige internistische Untersuchung, Labor (je nach Genese), Sonografie, Röntgen-Thorax, ggf. CT, diagnostische Pleurapunktion
  - V. a. Pneumothorax: Anamnese, Symptome, Lungen- und Herzuntersuchung, Sonografie, Röntgen-Thorax (wichtigstes diagnostisches Mittel), ggf. CT
  - V. a. Lungenfibrose: Anamnese, Symptome, Labor (Differenzialblutbild, CRP, BSG, Autoantikörper, z. B. ANA, RF, ANCA, ACE bei V. a. Sarkoidose), Röntgen-Thorax, (High Resolution-) CT (bestes Verfahren), Spirometrie, ggf. Bronchoskopie mit Lungenbiopsie
- Bronchialatmen und V. a. Pneumonie: ➤ Kap. 6.7.1 (verschärftes Atemgeräusch)

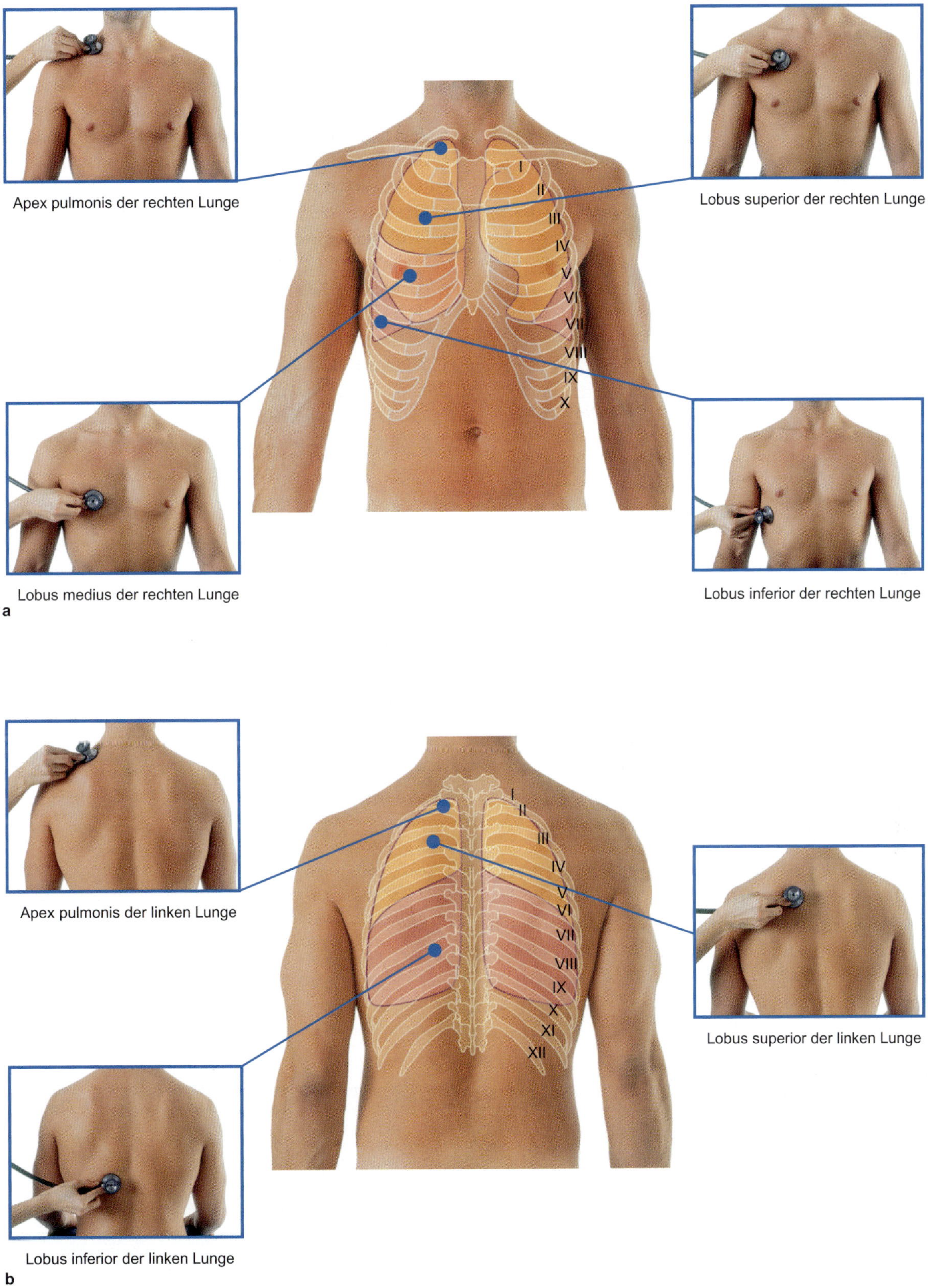

Abb. 6.9 Einige Auskultationsstellen der Lunge: **a** von ventral, **b** von dorsal [E402]

- Amphorisches Atmen und V. a. Tuberkulose: Anamnese, Symptome, Labor (CRP, BSG, Blutbild), Röntgen-Thorax, ggf. CT, bakteriologische Untersuchung, Interferon-γ-Test
- Pleurareiben: → Pleuraerguss
- Stridoröse Atmung: Anamnese, Symptome, Untersuchung von Rachenraum, Kehlkopf, Lunge und Schilddrüse, Lymphknotenstatus, Labor (u. a. Differenzialblutbild, CRP, Gesamt- und spezifisches IgE, spezifische Serologie, z. B. *Bordetella pertussis*, HiB, *Corynebacterium diphtheriae*, Rachenabstrich mit bakteriologischer Kultur), Röntgen-Thorax, Pulsoxymetrie, ggf. Bronchoskopie

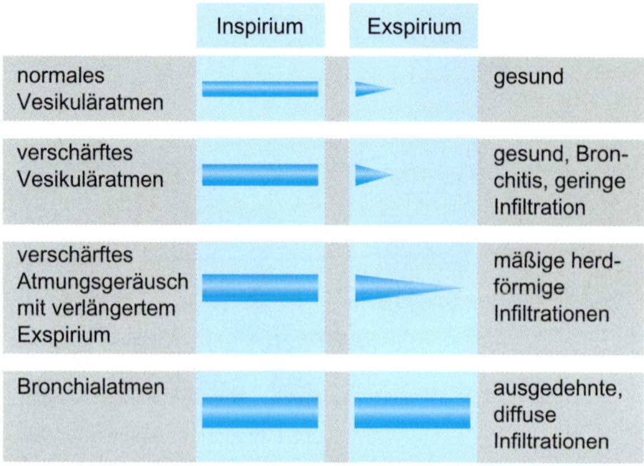

Abb. 6.10 Relative Vernehmbarkeit der Auskultationsgeräusche unter physiologischen und pathologischen Bedingungen [L157]

Tab. 6.5 Physiologische Atemphänomene

Atemgeräusche	Charakteristika	Physiologisch
Vesikuläratmen	leise, tief	Lungengewebe
Bronchialatmen	laut, hoch	Trachea, große Luftwege

6.7.2 Rasselgeräusche (Nebengeräusche)

Rasselgeräusche (➤ Tab. 6.6) sind zusätzliche Geräusche, die keine Modifikationen der Atemgeräusche sind und **krankhafte Prozesse** der Lunge und des Bronchialbaums anzeigen. Sie werden in trockene und feuchte Rasselgeräusche eingeteilt.

Feuchte Rasselgeräusche

Feuchte Rasselgeräusche entstehen, wenn durch einen mit dünnflüssigem Sekret oder Exsudat gefüllten Bronchus bzw. Bronchiolus oder eine Alveole Luft durchströmt und das Sekret bewegt wird. Es entsteht ein **inspiratorisches Geräusch**, das auf die Thoraxwand übertragen wird. Je nach Entstehungsort unterscheidet man:

- **Feinblasige** Geräusche: entstehen in der Alveole
- **Mittelblasige** Geräusche: entstehen in den kleinen Bronchien
- **Grobblasige** Geräusche: entstehen in den größeren Bronchien

Je nach Frequenz der Geräusche unterscheidet man:

- **Klingende Rasselgeräusche:** hochfrequente, hellklingende Geräusche, vor allem bei Lobärpneumonie
- **Nichtklingende Rasselgeräusche:** tieffrequente, dumpfer klingende Geräusche, vor allem beim Lungenödem

Trockene Rasselgeräusche

Trockene Rasselgeräusche entstehen, wenn in den Bronchien Schleimfäden bewegt werden. Sie sind während **Inspiration** und **Exspiration** hörbar. Ursachen können ein Asthma bronchiale oder eine COPD sein. Bei der akuten Bronchitis sind trockene Geräusche bei vermehrter Bildung zähen Sekrets vorhanden.

Je nach Klangqualität unterscheidet man:

- **Brummen:** tieffrequentes Geräusch
- **Giemen:** höherfrequentes Geräusch
- **Pfeifen:** hochfrequentes Geräusch

WEITERFÜHRENDE DIAGNOSTIK

- Feuchte Rasselgeräusche:
  - V. a. Pneumonie: ➤ Kap. 6.7.1, ➤ Tab. 6.1
  - V. a. Lungenödem: Anamnese, Symptome, Herzuntersuchung, Röntgen-Thorax, EKG, Echokardiografie
- Trockene Rasselgeräusche:
  - V. a. Asthma bronchiale und COPD: ➤ Kap. 6.7.1; bei COPD in der Spirometrie keine oder minimale Reversibilität im Bronchospasmolysetest

Tab. 6.6 Differenzierung der Nebengeräusche

Nebengeräusche	Charakteristika	Differenzialdiagnosen
Trockene Rasselgeräusche	• Giemen • Brummen • Pfeifen	• Asthma bronchiale • COPD • Bronchitis
Feuchte Rasselgeräusche	Fein-/grobblasig, klingend	Lobärpneumonie
	Feinblasig, nichtklingend	Kardiales Lungenödem
	Grobblasig, nichtklingend	• Bronchitis • Bronchiektasen
Pleurareiben	• Ohrnah • Hörbar während In- und Exspiration • „Lederknarren"	Pleuritis sicca

6.7.3 Bronchophonie

Die Untersuchung der Bronchophonie liefert die gleichen Ergebnisse wie die Prüfung des Stimmfremitus (➤ Kap. 6.5.2).

Durchführung
Während der Auskultation der Lungen lässt man die Patientin bzw. den Patienten mit zischender Stimme „66“ sagen.

Normalbefund
Kaum hörbares Geräusch über allen Lungenfeldern.

Pathologische Befunde
Bei einer Infiltration, u. a. bei einer Lobärpneumonie oder beim Lungenödem, werden die Laute stärker auf die Thoraxwand übertragen und von der Untersucherin bzw. dem Untersucher laut gehört. Bei Erkrankungen, die mit einer Abnahme des Lungengewebes (z. B. Emphysem) oder mit Verdrängung des Lungengewebes einhergehen (z. B. Pleuraerguss), werden diese Geräusche gar nicht gehört.

WEITERFÜHRENDE DIAGNOSTIK
➤ Kap. 6.5

6.8 Funktionsprüfung

Die Funktionsprüfung der Lungen umfasst:

- **Lungenfunktionsprüfung:** wird mit dem Spirometer durchgeführt und stellt die Basisdiagnostik in der Lungenfunktionsdiagnostik dar. Sie dient der Bestimmung der dynamischen Größen wie Atemzugvolumen, in- und exspiratorisches Reservevolumen und Vitalkapazität.
- **FEV_1** *(Tiffeneau-Test):* **f**orciertes **e**xspiratorisches **V**olumen. Es wird das Volumen gemessen, das unter Anstrengung in der 1. Sekunde maximal ausgeatmet werden kann. Ein geringes FEV_1 kann ein Hinweis auf obstruktive Erkrankungen der Atemwege sein, die mit erhöhtem Atemwiderstand einhergehen.
- **Röntgen-Thorax** p.-a. (posterior-anterior) und Seitenaufnahme: eine der häufigsten Untersuchungen. Die Befundung des Röntgen-Thorax folgt einem Schema. Beurteilt werden:
  - Atemwege und Lungenspitzen: Ausdehnung, mögliche Verdichtungen der Lunge, Gefäßzeichnung, Beurteilung der Lage der Trachea
  - Knöcherne Strukturen: Symmetrie, etwaige Substanzdefekte, Kontinuitätsunterbrechungen, Verdickungen
  - Herzschatten: Lage und Ausdehnung
  - Zwerchfell: Lage und Ausdehnung
  - Begrenzungen, Ergüsse, evtl. extrathorakales Gewebe: Beurteilung der Zwerchfellwinkel (Recessus costodiaphragmatici)
  - Fremdkörper: u. a. Herzschrittmacher, Defibrillator, Event-Recorder
  - Magenblase und große Gefäße: Lage und Ausdehnung
  - Lungenhilus: Ausdehnung, etwaige Verkalkungen und Neubildungen
- **Bronchoskopie:** Untersuchungsmethode, bei der man direkt den Bronchialbaum einsehen und ggf. Sekrete und Gewebeproben gewinnen und untersuchen kann. Ferner können Fremdkörper entfernt werden.

6.9 Differenzialdiagnostik

➤ Tab. 6.7

Tab. 6.7 Ausgewählte Differenzialdiagnosen von Lungenerkrankungen und deren Befunde *(Forts. nächste Seite)*

Differenzialdiagnosen	Inspektion	Palpation und Perkussion	Auskultation
Normalbefund	Unauffällig	• Atemexkursionen seitengleich • Stimmfremitus seitengleich • Sonorer Klopfschall	• Vesikuläratmen • Keine Rassel- und Reibegeräusche
Asthma bronchiale	• Husten • Dyspnoe, Tachypnoe, Orthopnoe • Evtl. Zyanose • Exspiratorischer Stridor • Exspirium verlängert • Einsatz der Atemhilfsmuskulatur	• Atemexkursionen vermindert • Stimmfremitus beidseits abgeschwächt • Sonorer oder hypersonorer Klopfschall	• Reduziertes Atemgeräusch • Giemen, Brummen, Pfeifen • Bronchophonie ↓
COPD, Emphysem	• Einsatz der Atemhilfsmuskulatur • Verlängertes Exspirium • Pink Puffer, Blue Bloater (nach älterer Klassifikation) • Dyspnoe, Husten, Zyanose • Fassthorax • Trommelschlegelfinger, Uhrglasnägel • Geblähte Supraklavikulargruben • Presslippenatmung	• Atemexkursionen beidseits vermindert • Stimmfremitus beidseits abgeschwächt • Hypersonorer Klopfschall	• Reduziertes Atemgeräusch • Giemen, Brummen, Pfeifen • Bei gleichzeitiger Entzündung auch feuchte Rasselgeräusche

Tab. 6.7 Ausgewählte Differenzialdiagnosen von Lungenerkrankungen und deren Befunde *(Forts.)*

Differenzialdiagnosen	Inspektion	Palpation und Perkussion	Auskultation
Pneumothorax	• Einseitiger Thoraxschmerz • Dyspnoe, Tachypnoe • Zyanose • Evtl. Jugularvenenstauung	• Atemexkursionen auf der betroffenen Seite vermindert • Stimmfremitus auf der betroffenen Seite abgeschwächt • Nachschleppende Atmung • Hypersonorer Klopfschall	• Fehlende Atemgeräusche über dem betroffenen Gebiet • Bronchophonie aufgehoben
Spannungspneumothorax	• Trachea bzw. Mediastinum zur Gegenseite verschoben • Obere Einflussstauung • Hypotonie • Herzfrequenz ↑	• Atemexkursionen auf der betroffenen Seite oder beidseits vermindert (je nach Ausprägung) • Nachschleppende Atmung • Stimmfremitus auf der betroffenen Seite oder beidseits abgeschwächt (je nach Ausprägung) • Hypersonorer Klopfschall	• Fehlende Atemgeräusche über dem betroffenen Gebiet • Bronchophonie aufgehoben
Pneumonie	• Einsatz der Atemhilfsmuskulatur • Fieber • Tachypnoe • Tachykardie • Thoraxschmerz (Pleuritis) • Dyspnoe • Eitriger Auswurf • Evtl. Zyanose	• Evtl. Atemexkursionen vermindert • Evtl. nachschleppende Atmung • Stimmfremitus verstärkt • Hyposonorer Klopfschall	• Bronchialatmen • Feuchte, klingende Rasselgeräusche • Bronchophonie ↑ • Lederknarren bei begleitender Pleuritis sicca • Labor: CRP ↑, BSG ↑, Leukozyten ↑
Atypische Pneumonie	• Trockener Husten • Evtl. schmerzhafte Atmung • Evtl. Einsatz der Atemhilfsmuskulatur • Mäßiges Fieber • Evtl. Tachypnoe • Evtl. Tachykardie	Sehr oft unauffällig	Sehr oft unauffällig
Pleuraerguss	Je nach Ausprägung Zyanose und Dyspnoe	• Atemexkursion auf der betroffenen Seite vermindert • Nachschleppende Atmung auf der betroffenen Seite • Reduzierter Stimmfremitus • Hyposonorer Klopfschall	• Abgeschwächte oder fehlende Atemgeräusche • Bronchophonie aufgehoben
Atelektase	Evtl. Einsatz der Atemhilfsmuskulatur	• Atemexkursion auf der betroffenen Seite vermindert • Evtl. nachschleppende Atmung bei großen Atelektasen • Reduzierter Stimmfremitus • Hyposonorer Klopfschall	• Abgeschwächte oder fehlende Atemgeräusche • Bronchophonie aufgehoben
Lungenödem	• Dyspnoe, Tachypnoe • Tachykardie • Evtl. schaumiges Sputum • Arrhythmie • Jugularvenenstauung bei Globalinsuffizienz	• Stimmfremitus über dem Ödemareal verstärkt • Herzspitzenstoß nach lateral und kaudal verlagert, verbreitert • Je nach Ausprägung sonorer oder hyposonorer Klopfschall	• Feuchte, nichtklingende Rasselgeräusche zunächst an der Lungenbasis • Bronchophonie über dem betroffenen Areal ↑

6

KAPITEL

7 Untersuchung der Schilddrüse

PRAXISTIPP

Die Schilddrüsenuntersuchung sollte im Hinblick auf ihre Durchführung und die Interpretation der Befunde sicher beherrscht werden. Darüber hinaus sind Grundkenntnisse über die Labordiagnostik und die apparative Diagnostik hilfreich; beide werden überwiegend in der haus- oder fachärztlichen Praxis durchgeführt.

7.1 Erster Eindruck

Beim ersten Eindruck lassen sich mittelbar Zeichen und Symptome erkennen, die auf eine Schilddrüsenerkrankung hinweisen; die Patientin oder der Patient ist dabei noch bekleidet. Mögliche auffallende Befunde können sein:

- **Äußeres Erscheinungsbild:** Es können Zeichen der Hyper- und Hypothyreose sichtbar sein.
  - Symptome einer Schilddrüsenüberfunktion (Hyperthyreose):
    - Magerkeit
    - Unruhiger Patient mit feinschlägigem Fingertremor
    - Schweißneigung
    - Spärliche Bekleidung wegen Hitzeintoleranz
    - Dünne, fettige Haare
  - Symptome einer Schilddrüsenunterfunktion (Hypothyreose):
    - Normal gebauter oder leicht übergewichtiger Patient
    - Langsame Bewegungsabläufe
    - Reduzierte Mimik
    - Konzentrationsprobleme
    - Depressive Stimmungslage
    - Leise, heisere und monotone Stimme bzw. Sprache
    - Frierender Patient
    - Trockene, spröde Haare
- **Form des Halses:** Der Hals kann symmetrisch verdickt sein (u. a. bei einer Struma), oder knotige ein- oder beidseitige Wucherungen zeigen, z. B. bei der Knotenstruma oder beim Schilddrüsenkarzinom.
- **Einflussstauung:** Eine Behinderung des venösen Abflusses kann eine Jugularvenenstauung nach sich ziehen. Sie kann je nach Wachstum ein- oder beidseitig sein. Mit der Einflussstauung kann auch eine Gesichtsschwellung einhergehen. Bei Jugularvenenstauung und nicht sichtbarer Struma kann es sich um eine retrosternale Struma handeln.

- **Myxödem:** Es kann bei der Hypothyreose auftreten und ist generalisiert, wobei die Manifestation im Gesicht sehr häufig ist. Die Haut imponiert derb, blässlich, der Gesichtsausdruck ist affektarm. Das **prätibiale Myxödem** findet sich beim Morbus Basedow (➤ Abb. 7.1).
- **Exophthalmus:** Hervorgetretene Augenbulbi können Hinweise auf einen Morbus Basedow geben (➤ Abb. 7.2). Meist ist der Exophthalmus beidseitig, wenn auch meist nicht ganz symmetrisch. Ein einseitiger Exophthalmus kann bei retroorbitalen Tumoren auftreten und muss dahingehend abgeklärt werden.

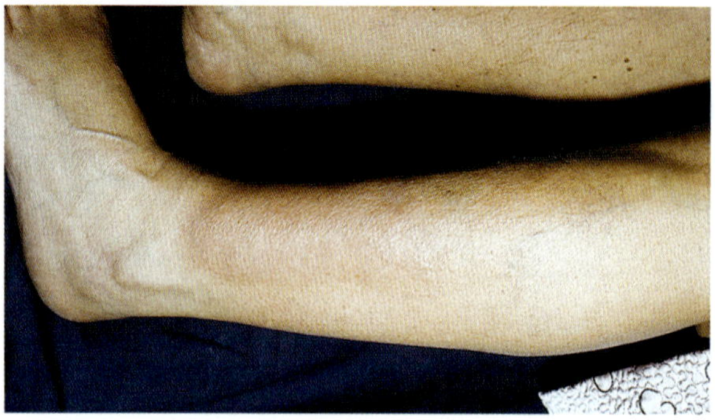

Abb. 7.1 Prätibiales Myxödem bei Morbus Basedow. Das prätibiale Hautareal erscheint leicht gerötet und geschwollen. [R246]

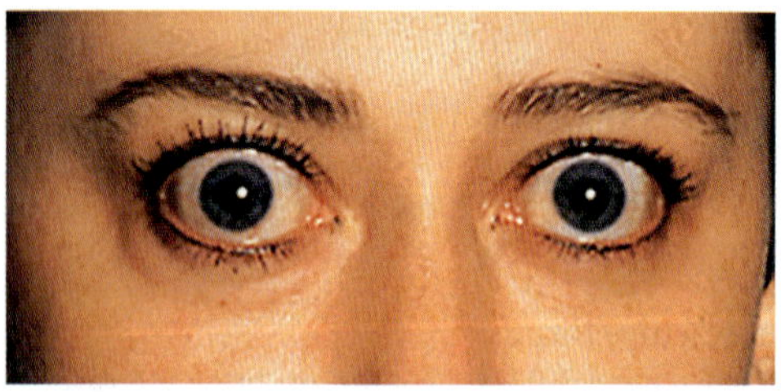

Abb. 7.2 Exophthalmus bei Morbus Basedow. Die Lidspalten sind erweitertet, das Oberlid zurückgezogen (Lidretraktion), die lateralen Partien der Oberlider erscheinen geschwollen. An beiden Augenbulbi ist eine Weitung der konjunktivalen Gefäße sichtbar. [E273]

7.2 Ausschluss eines Notfalls

Notfälle sind bei Schilddrüsenerkrankungen eher selten. Dazu zählen:

- **Kompressionserscheinungen:** Sie gehen u. a. mit Dyspnoe, inspiratorischem Stridor und Schluckschwierigkeiten einher und können im Rahmen einer Strumaentwicklung auftreten.
- **Thyreotoxische Krise:** Sie kann als Komplikation im Rahmen der Hyperthyreose auftreten und geht mit Tachykardie, hohem Fieber und Bewusstseinsstörungen einher.
- **Myxödem-Koma:** sehr seltene Komplikation bei einer Hypothyreose mit Abfall der Körpertemperatur, Bradykardie, Hypoventilation und Bewusstseinsstörungen.

7.3 Anamnestische Anhaltspunkte

Im Rahmen der Anamnese können folgende Angaben Hinweise auf Schilddrüsenerkrankungen liefern:

- Räusperzwang
- Schluckbeschwerden
- Heiserkeit
- Kloßgefühl am Hals
- Schmerzen am äußeren Hals
- Dyspnoe
- Zunahme des Halsumfangs

7.4 Inspektion

Bei der Inspektion wird auf die Form des Halses bei normaler Halshaltung zur Erfassung der Strumagrade geachtet. Die Einteilung der **Strumagrade** erfolgt nach WHO (➤ Tab. 7.1).

WEITERFÜHRENDE DIAGNOSTIK

- V. a. Struma: Anamnese, Klinik, Basisdiagnostik mit Bestimmung von TSH und Sonografie (Basisdiagnostik), Bestimmung von T_3 und T_4, ggf. Calcitonin, Schilddrüsenszintigrafie, bei V. a. retrosternale Struma Röntgen-Thorax (➤ Kap. 7.7)
- Kalte Knoten: Feinnadelaspirationszytologie mit zytohistologischer Begutachtung (➤ Kap. 7.7)
- Tumorverdacht: Lymphknotenstatus, zusätzlich CT oder MRT der Halsregion, Metastasensuche

7.5 Palpation

Durchführung

Bei der Palpation der Schilddrüse werden Größe, Konsistenz, Schmerzhaftigkeit, Verschieblichkeit, palpables Schwirren und evtl. vorhandene Knoten erfasst. Die Untersucherin bzw. der

Tab. 7.1 Strumagrade nach WHO

Grad	Beschreibung
0	Vergrößerung nur bei der Sonografie sichtbar (♀ >18 ml, ♂ > 25 ml)
Ia	Tastbare Vergrößerung und auch bei Reklination des Kopfes nicht sichtbar
Ib	Tastbare Vergrößerung und auch bei Reklination des Kopfes sichtbar
II	Bei normaler Kopfhaltung sichtbare und tastbare Struma (➤ Abb. 7.3)
III	Struma mit lokalen Komplikationen (Kompressionserscheinungen)

7

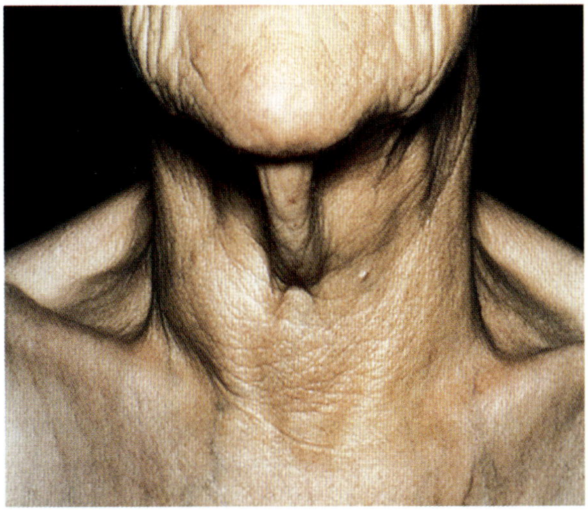

Abb. 7.3 Struma nodosa Stadium II: Im Bereich des rechten Schilddrüsenlappens ist eine knotige Verdickung, im Bereich des linken Schilddrüsenlappens am oberen Pol eine dezente knotige Verdickung erkennbar. [E273]

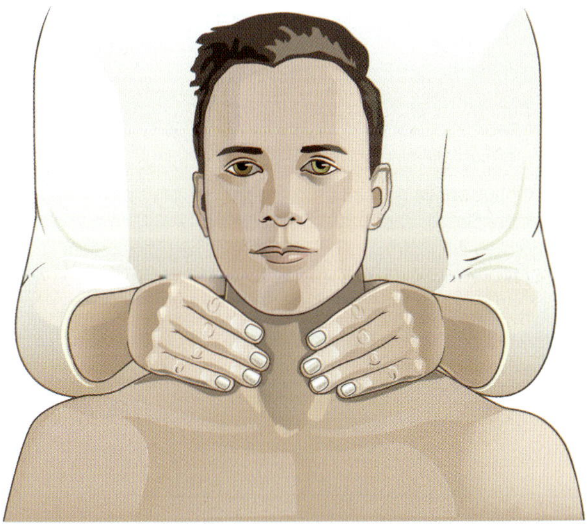

Abb. 7.4 Palpation der Schilddrüse [L255]

Untersucher steht hinter dem Patienten oder der Patientin, legt die Finger beidseits an das untere Ende des Schildknorpels (➤ Abb. 7.4) und fordert die Patientin bzw. den Patienten anschließend auf zu schlucken. Dabei sollte die Schilddrüse der Kehlkopfbewegung folgen.

Normalbefund

Nicht vergrößerte, homogen weiche und verschiebliche Schilddrüse ohne Knoten.

Pathologische Befunde

- **Vergrößerte Schilddrüse:** Sie wird auch Struma genannt. Ursachen einer Vergrößerung können Jodmangel, autonome Adenome, ein Morbus Basedow, Zysten oder ein maligner Tumor sein.
- **Knotenbildung:** kann bei Knotenstruma, Zystenbildung oder Tumor auftreten.
- **Nicht verschiebliche (verbackene) Schilddrüse:** muss auf mögliche Neubildungen hin weiter untersucht werden.
- **Schmerzhaftigkeit:** Sie kann bei Entzündungen der Schilddrüse, vor allem der akuten eitrigen Thyreoiditis oder der subakuten granulomatösen Thyreoiditis de Quervain auftreten.
- **Schwirrende Struma:** ist meist auf eine Hypervaskularisation zurückzuführen und kann bei Schilddrüsenüberfunktion auftreten.

WEITERFÜHRENDE DIAGNOSTIK

- Struma: ➤ Kap. 7.4
- V. a. Morbus Basedow: Anamnese, Klinik, Labor (vor allem TSH, T_3, T_4, TRAK, TPO-Ak, TAK), Sonografie, Szintigrafie, Augenuntersuchung (endokrine Orbitopathie), Vitalparameter, Herzuntersuchung, ➤ Kap. 7.7
- Knotenbildung, Tumorverdacht: ➤ Kap. 7.4
- Druckdolenz und Hinweise auf entzündliche Prozesse: Anamnese, Klinik, Labor (vor allem TSH, ggf. T_3, T_4, CRP, BSG, Leukozyten), Lymphknotenstatus
- V. a. Hyperthyreose: Morbus Basedow

7.6 Auskultation

Bei der Auskultation der Schilddrüse kann (sehr selten) ein kontinuierliches Geräusch über dem Organ gehört werden. Das Geräusch ist meist auf eine Hypervaskularisation zurückzuführen und kann bei einer Schilddrüsenüberfunktion auftreten. Meist ist dann auch eine Pulsation sichtbar und ein Schwirren zu palpieren.

WEITERFÜHRENDE DIAGNOSTIK

➤ Kap. 7.4, ➤ Kap. 7.7

7.7 Funktionsprüfung

Die Funktionsprüfung umfasst laborchemische Untersuchungen von TSH, T_3, T_4 und ggf. Autoantikörpern (TRAK, MAK), Sonografie der Schilddrüse, ggf. Szintigrafie und Feinnadelbiopsie. Zur **Basisdiagnostik** gehören die Bestimmung von TSH und die Sonografie; die übrigen Verfahren zählen zur ergänzenden Diagnostik.

7.7.1 Laboruntersuchung

Das **TSH** ist ein wichtiger Parameter, der über eine Über- und Unterfunktion der Schilddrüse und die negative Rückkopplung zum Hypophysenvorderlappen informiert. TSH im Referenzbereich spricht für eine hormonell normal funktionierende Schilddrüse, eine TSH-Erniedrigung für eine Hyperthyreose, eine TSH-Erhöhung für eine Hypothyreose. Die Werte von T_3 und T_4 komplettieren die Beurteilung der Hormonlage. Bei Verdacht auf eine Autoimmunerkrankung erfolgt die Bestimmung der Autoantikörper TRAK (TSH-Rezeptor Antikörper), TPO (Thyreoperoxidase) und ggf. Tg-Ak (Thyreoglobulin-Antikörper).

7.7.2 Sonografie

Mittels Sonografie können die Lage und Größe bzw. das Volumen des Organs, die Homogenität des Gewebes sowie eine mögliche Knotenbildung beurteilt werden.

7.7.3 Szintigrafie und Feinnadelbiopsie

Mithilfe der Szintigrafie kann das Speicherverhalten der einzelnen Bezirke (Knoten) der Schilddrüse beurteilt werden. Bezirke, die viel Testsubstanz (Technetium-Pertechnetat) aufnehmen, werden als **heiße Knoten** bezeichnet, und Bezirke, die kein Speicherungsverhalten zeigen, als **kalte Knoten**. Besteht ein Verdacht auf ein malignes Geschehen, können verdächtige Bezirke punktiert und dann zytohistologisch untersucht werden.

7.8 Differenzialdiagnostik

➤ Tab. 7.2

Tab. 7.2 Ausgewählte Differenzialdiagnosen der Schilddrüsenerkrankungen und deren Befunde

Differenzialdiagnosen	Inspektion	Palpation	Funktionsprüfung
Euthyreote Struma	• Je nach Strumagrad entweder sichtbare oder nicht sichtbare Schilddrüse • Bei Knotenstruma sichtbare Asymmetrien und Knotenbildung	• Organ entweder diffus oder knotig vergrößert • Konsistenz entweder weich oder über knotigen Bezirken verhärtet • Verschieblichkeit erhalten • Keine Schmerzhaftigkeit	• TSH normal • T_3, T_4 normal
Autonomes Adenom	• Mögliche Knotenbildung • Bei hyperthyreoter Stoffwechsellage Symptome der Hyperthyreose	• Tastbare knotige Areale • Ggf. verhärtete Bezirke über den Knoten • Verschieblichkeit erhalten • Selten Empfindlichkeit im Organbereich	• TSH ↓ • T_3, T_4 ↑ • Sonografie: Knoten • Szintigrafie: heiße Knoten
Morbus Basedow	• Meist sichtbare Struma • Häufig Exophthalmus • Symptome der Hyperthyreose	• Organ meist diffus vergrößert • Verschieblichkeit meist erhalten • Subjektive Empfindlichkeit im Organbereich • Bei der Auskultation Schwirren über der Schilddrüse	• TSH ↓ • T_3, T_4 ↑ • TRAK ↑
Hashimoto-Thyreoiditis	• In der Regel keine Struma sichtbar • In frühen Stadien leichte Symptome einer Hyperthyreose möglich • In späten Stadien Symptome einer Hypothyreose	• Organ zu Beginn der Erkrankung u. U. im Sinne einer leichtgradigen Struma verändert • Normalbefunde sind möglich • In fortgeschrittenen Stadien durch Atrophie bzw. Vernarbung Organ kaum tastbar	• TSH ↑ • T_3, T_4 ↓ • TPO ↑
Hypothyreose	• Evtl. Struma sichtbar • Symptome einer Hypothyreose	• Evtl. vergrößertes Organ • Evtl. Kompressionserscheinungen	• TSH ↑ • T_3, T_4 ↓

KAPITEL

8 Untersuchung des Verdauungstrakts

PRAXISTIPP

Kenntnisse über Veränderungen im Mund-Rachen-Raum und die abdominale Untersuchung sollten im Hinblick auf ihre Durchführung und die Interpretation der Befunde sicher beherrscht werden. Darüber hinaus sind Grundkenntnisse über die weiterführende (apparative) Diagnostik hilfreich, die überwiegend in der fachärztlichen Praxis durchgeführt wird.

8.1 Untersuchung von Mund und Rachen

MERKE

Die Behandlung von Erkrankungen der Mundhöhle ist der Heilpraktikerin bzw. dem Heilpraktiker nach dem Zahnheilkundegesetz nicht gestattet.

8.1.1 Erster Eindruck

Beim ersten Eindruck – Patientin bzw. Patient sind zu diesem Zeitpunkt noch bekleidet – lassen sich meist wenige Zeichen und Symptome erkennen, die auf eine Erkrankung des Mund-Rachen-Raums hinweisen. Mögliche auffallende Befunde können sein:

- **Schwellung des Halses:** Hinweis auf eine entzündliche oder tumoröse Erkrankung. Entzündliche Geschehen verursachen häufig eine symmetrische Halsschwellung, u. a. bei der Diphtherie als Cäsarenhals oder bei der Mononukleose durch Schwellung der Lymphknoten. Eine einseitige Schwellung kann ebenfalls auf ein entzündliches Geschehen oder auf Organveränderungen, besonders der Schilddrüse, zurückzuführen sein. Sie kann aber auch tu-

morverdächtig sein und auf eine maligne Lymphknoten- oder Organschwellung (z. B. ein Schilddrüsenkarzinom) hinweisen.
- **Periorale Blässe:** typische Erscheinung bei Scharlach sowie Neurodermitis.
- **Mundwinkelrhagaden** (Cheilitis angularis, Faulecken): Risse und entzündliche Erscheinungen der Mundwinkel. Sie können unterschiedliche Ursachen haben, u. a. Infektion, Allergie, Neurodermitis, häufiges Lecken der Lippen (vor allem bei Kindern), Diabetes mellitus, Anämie oder eine schlechtsitzende Zahnprothese.
- **Lippenveränderungen:**
  - **Blasse Lippen:** können im Zuge einer Anämie auftreten.
  - **Zyanose:** kann bei Sauerstoffmangel oder Kälteexposition auftreten.
  - **Intensive Rötung der Lippen:** kann bei Erythrozytose (Polyglobulie) oder Polycythaemia vera auftreten.
  - **Bläschenbildung:** kann ein Hinweis auf Herpes labialis sein.
  - **Ulzera:** können Ausdruck einer Neubildung, aber auch Manifestation einer Syphilis im Stadium I (Ulcus durum) sein.
- **Kloßige oder heisere Sprache:** u. a. bei Verlegung der oberen Atemwege oder der Stimmbänder oder Läsionen des N. laryngeus recurrens.
- **Mundgeruch:** kann unterschiedliche Ursachen haben; z. B. kann er kariogen, bei entzündlichen Erkrankungen des Mundes oder Rachens, Reflux oder Lungenerkrankungen entstehen.

8.1.2 Ausschluss eines Notfalls

Das wichtigste Notfallgeschehen im Mund-Rachen-Raum ist eine **Verlegung der oberen Atemwege**. Die Symptome können sich als inspiratorischer Stridor, Dyspnoe und Tachypnoe äußern.

8.1.3 Anamnestische Anhaltspunkte

Im Rahmen der Anamnese können folgende Angaben Hinweise auf Erkrankungen des Mund-Rachen-Raums liefern:
- **Mundtrockenheit:** kann bei Exsikkose und beim Sjögren-Syndrom auftreten (Autoimmunerkrankung, die Tränen- und Speicheldrüsen betreffend; Leitsymptome sind Augen- und Mundtrockenheit [„dry eye, dry mouth"]).
- **Speichelfluss:** kann als Begleitsymptom bei akuten entzündlichen Erkrankungen des Rachens (z. B. infektiöse Mononukleose), neurologischen Erkrankungen (z. B. Morbus Parkinson) oder als Medikamentennebenwirkung (z. B. bei Neuroleptika-Einnahme) in Erscheinung treten.
- **Schmerzen:** können bei akuter oder chronischer Rachenentzündung, begleitend bei der Refluxkrankheit auftreten.
- **Räuspern:** Ursache kann eine COPD (vor allem morgens bei zähem Schleim) oder eine Refluxkrankheit sein.
- **Nikotingenuss:** begünstigt u. a. eine chronische Reizung der Rachenwand.
- **Schnarchen:** ursächlich für eine Reizung der Rachenwand; Kennzeichen sind eine belegte, heisere Sprache.

8.1.4 Inspektion

Die Inspektion dient der Beurteilung des Mund-Rachen-Raums.

Durchführung

Bei der Inspektion werden Mundvorhof, Zunge, Backentaschen, Schlundenge (Isthmus faucium), Gaumensegel, Gaumenmandeln (Tonsillae palatinae) und Schleimhaut beurteilt. Dazu den Patienten auffordern, den Mund weit zu öffnen. In den Mundraum leuchten und zunächst die vorderen Bereiche inspizieren. Danach die Zunge mit einem Holzspatel nach unten drücken und den Patienten bitten, „aaaa" zu sagen. Die Tonsillen werden hinsichtlich Größe, Oberflächenveränderungen und Beschaffenheit beurteilt. Im Anschluss die Lymphknoten inspizieren und palpieren (➤ Kap. 14.1.4, ➤ Kap. 14.1.5).

Normalbefund

Schleimhäute rosig und feucht, Zunge rosig und ohne Belag, Backentaschen, Schlundenge und Gaumenmandeln reizlos, keine Abweichung des Gaumensegels bei Vokalisation.

Pathologische Befunde

Veränderungen der Zunge

- **Trockene Zunge:** kann bei Exsikkose oder Speicheldrüsenerkrankungen (z. B. Sjögren-Syndrom) auftreten.
- **Himbeerzunge:** entzündlich veränderte Zunge mit Schwellung der Zungenpapillen, die z. B. bei Scharlach auftritt.
- **Lackzunge:** gerötete Zunge ohne Papillenschwellung, die bei Magen-Darm- oder Lebererkrankungen auftreten kann.
- **Erdbeerzunge:** in der Mitte weiß belegte Zunge (z. B. bei Scharlach).
- **Atrophe Zungenschleimhaut:** geht mit Atrophie der Papillen einher und häufig auch mit Zungenbrennen; ursächlich kann z. B. eine Hunter-Glossitis (durch Vitamin-B_{12}-Mangel) oder ein Eisenmangel (eher blasse Zunge) sein.
- **Zungenbelag:** tritt bei gestörtem Allgemeinbefinden, bei Candidabesiedelung (als abwischbarer weißlicher Belag), als Nebenwirkung von antibiotischer Behandlung (als dunkelbrauner oder schwarzer Belag), bei überschießender bakterieller Vermehrung im Mundraum oder

im Rahmen systemischer Erkrankungen, z. B. bei Typhus abdominalis (die typische Typhuszunge ist in der Zungenmitte stark belegt, die Ränder sind rot und frei von Belag).
- **Leukoplakie:** Charakteristisch sind weiße, nicht abwischbare Beläge, die durch lokale Verhornung entstehen. Sie tritt häufiger bei Rauchern auf und stellt eine Präkanzerose dar.
- **Zungentumoren:** können als schmerzlose Papeln, Knoten oder Ulzera imponieren.

Veränderungen der Mund- und Rachenschleimhaut
- **Aphthen:** sehr schmerzhafte Erosionen der Schleimhaut, die von einem entzündlichen Saum umgeben sind. Die Ursachen sind sehr unterschiedlich und können u. a. auf Eisenmangel, Vitamin-B-Mangel, virale Infekte, Konservierungsmittel, Stress, Zöliakie oder Morbus Behçet zurückzuführen sein.
- **Abwischbare, weiße Beläge:** ein typischer Befund bei Candidamykosen.
- **Nicht abwischbare weiße Beläge:** Hinweise auf Leukoplakie (→ Veränderungen der Zunge).
- **Enanthem** (➢ Tab. 8.1).

WEITERFÜHRENDE DIAGNOSTIK

- Trockene Zunge:
  - V. a. Exsikkose: Anamnese (Trinkmenge, Diuretika, Diarrhö, Vorerkrankungen), Symptome, Vitalparameter, Untersuchung von Haut, Schleimhäuten und Herz, neuropsychiatrischer Status, Labor (vor allem Na^+, K^+, Cl^-, Blutbild, Kreatinin, Harnstoff, Glukose, Säure-Basen-Haushalt, ggf. serologische Diagnostik je nach Symptomenbild), Urinuntersuchung (U-Stix, ggf. bakteriologische Bestimmung), ggf. Stuhl mit bakteriologischer Bestimmung
  - V. a. Sjögren-Syndrom: Anamnese (rheumatische Vorerkrankung, infektiöse Hepatitiden), Symptome, Labor (u. a. Differenzialblutbild, CRP, BSG, Elektrophorese, RF, ANA), ophthalmologische (Schirmer-Test, Ausschluss Keratitis) und HNO-Untersuchung (Beurteilung der Speicheldrüsenproduktion)
- Himbeerzunge, Erdbeerzunge und V. a. Scharlach: Anamnese, Symptome, Lymphknotenstatus, Labor (vor allem Differenzialblutbild, CRP, BSG, ASL-Titer, Erregernachweis); ca. 3 Wochen nach Scharlach Untersuchung von Herz und Gelenken (Ausschluss rheumatisches Fieber)
- Lackzunge: Anamnese (Erkrankungen von Gastrointestinaltrakt und Leber), Symptome, Labor (vor allem Blutbild, CRP, BSG, GOT, GPT, GLDH, γ-GT, AP, Bilirubin, Albumine, PCHE, Quick, PTT), Abdomensonografie, Gastroskopie, Koloskopie
- Atrophe Zungenschleimhaut: Anamnese, Symptome, Labor (u. a. Blutbild, Ferritin, Vitamin B_{12}, Folsäure), Untersuchung des Abdomens, neuropsychiatrischer Status
- Zungenbelag:
  - V. a. *Candida*-Infektion: Anamnese (Vorerkrankungen, Medikamentenanamnese), Untersuchung des Abdomens, Abstrich und mikrobiologische Bestimmung, ggf. Stuhluntersuchung, Gastroskopie, Koloskopie
  - V. a. Arzneimittelnebenwirkung: Anamnese, Symptome
- V. a. Leukoplakie: Anamnese (Vorerkrankungen, Nikotin, Zahnstatus), Symptome, Biopsie und histologische Untersuchung
- V. a. Zungentumor: Anamnese, Symptome, Biopsie und histologische Untersuchung, Lymphknotenstatus, Sonografie, CT, MRT
- Aphthen: Anamnese, Symptome, Lymphknotenstatus, Untersuchung von Abdomen (chronisch-entzündliche Darmerkrankungen) und Augen, Neurostatus, Labor (u. a. Blutbild, CRP, BSG, ggf. HLA-B51 bei V. a. Morbus Behçet, ggf. HIV-Serologie), Abstrich mit Keimbestimmung

8

Tab. 8.1 Differenzialdiagnostik von Rachenbefunden/Enanthemen

Erreger (Erkrankung)	Rachenbefund/Enanthem
β-hämolysierende Streptokokken (Scharlach)	Hochrote, geschwollene Tonsillen mit stippchenartigen, abwischbaren Belägen
Corynebacterium diphtheriae (Diphtherie)	Großflächige grau-weiße Beläge mit Pseudomembranen, nach Ablösung starke Blutungen
Epstein-Barr-Virus (EBV) (infektiöse Mononukleose)	• Tonsillenschwellung mit grauen Belägen • Petechiale Blutungen am Gaumen
Fusobakterien (Angina Plaut-Vincenti)	Einseitige, schmerzlose, ulzerierende Tonsillitis bei sonst gutem Befinden
Coxsackie-A-Viren (Herpangina)	• Tonsillen wenig geschwollen und gerötet, milchig-weiße Bläschen mit Ulzerationen • Gutartiger und schneller Verlauf
Angina agranulocytotica	• Geschwüre und Nekrosen an den Tonsillen und Rachen mit schwarzen Belägen • Speichelfluss • Keine Schwellung der regionalen Lymphknoten • Ursache ist schwerste Schädigung des leukopoetischen Systems durch Medikamente oder sonstige Intoxikationen
Treponema pallidum (Angina specifica = luetica)	• Schleierartiges Exanthem an Tonsillen und Gaumenbögen, die später in dunkelrote Papeln übergehen • Stadium II der Syphilis
Herpes simplex Typ I (Gingivostomatitis herpetica oder Stomatitis aphthosa)	• Schmerzhafte Bläschen und Aphthen mit entzündlichem Saum, häufig im gesamten Mundraum • Schwellung der regionalen Lymphknoten

- Enanthem: Anamnese (Vorerkrankungen, Impfstatus, Medikamentenanamnese), Symptome, Lymphknotenstatus, internistische Untersuchung, Labor (u. a. Differenzialblutbild, CRP, BSG, ASL-Titer, spezifische Serologie nach Befund), Abstrich mit Keimbestimmung

8.2 Allgemeine orientierende Untersuchung des Abdomens

8.2.1 Erster Eindruck

Beim ersten Eindruck lassen sich mittelbar Zeichen und Symptome erkennen, die auf eine Erkrankung der Bauchorgane hinweisen. Mögliche auffallende Befunde am noch bekleideten Patienten können sein:

- **Körperhaltung:** Bei Abdominalerkrankungen, die mit einer peritonealen Reizung einhergehen, kann eine Schonhaltung auffällig sein. Dabei nehmen die Patienten eine gekrümmte Haltung ein oder ziehen die Beine in liegender Position an.
- **Ernährungszustand:** Sichtbare Adipositas kann zum einen als Risikofaktor für u. a. Fettleber, akute Pankreatitis, Kolonkarzinom gelten, zum anderen ist die manuelle Untersuchung des Abdomens u. U. gar nicht möglich. Untergewicht kann ein Hinweis auf eine mangelnde Verdauungsleistung sein und bei z. B. chronischer Pankreatitis oder Morbus Crohn auftreten.
- **Ikterus:** Skleren- und Hautikterus können Hinweise auf Leber- und Gallenwegserkrankungen geben. Ferner können Spidernävi, Palmarerythem, Lacklippen und Lackzunge Hinweise auf eine Lebererkrankung liefern.

8.2.2 Ausschluss eines Notfalls

Die wichtigsten und häufigsten Notfälle im abdominalen Bereich sind:

- **Akutes Abdomen:** Charakteristisch sind plötzliche, unklare Bauchschmerzen, die mit Veränderungen der Peristaltik, einem bretthartem Bauch, Abwehrspannung und Störung der Kreislaufregulation bis hin zum Schock (➤ Tab. 8.2) einhergehen.
- **Gastrointestinale Blutungen:** werden je nach Lokalisation in obere (vor dem Ende des Duodenums bzw. Treitz-Bandes) und untere Blutungen (distal des Treitz-Bandes) eingeteilt (➤ Tab. 8.3). Blut, das in Kontakt mit Salzsäure kommt, erscheint schwarz oder kaffeesatzartig (Hämatin). Es kann als „Kaffeesatzerbrechen" oder als Teerstuhl (Meläna) auftreten. Eine lange Darmpassage kann auch eine Ursache für Teerstühle sein. Blut, das nicht Kontakt mit Salzsäure getreten ist, wird frisch-blutig erbrochen (sog. **Hämatemesis**). Im Falle eines peranalen Blutabgangs spricht man von **Hämatochezie**.

Tab. 8.2 Differenzialdiagnostik des akuten Abdomens

Lokalisation	Differenzialdiagnosen
Rechter oberer Quadrant	• Cholezystitis, Gallensteinabgang, Gallenblasenperforation • Ulcus duodeni, vor allem Perforation und Penetration • Leberruptur, Leberabszess • Appendizitis während der Schwangerschaft • Pankreatitis • Nephrolithiasis, Pyelonephritis • Lungenembolie, Pleuritis, basale Pneumonie • Subphrenischer Abszess
Linker oberer Quadrant	• Pankreatitis • Milzruptur • Myokardinfarkt, Angina pectoris • Ulcus ventriculi et duodeni, vor allem Perforation und Penetration • Nephrolithiasis, Pyelonephritis • Lungenembolie, Pleuritis, basale Pneumonie • Kolitis • Subphrenischer Abszess
Rechter unterer Quadrant	• Appendizitis • Ileitis, Morbus Crohn • Adnexitis, Salpingitis, Ovarialzysten, Extrauteringravidität • Hodentorsion • Invagination, Ileus • Hernieninkarzeration • Gallenblasenperforation • Harnleitersteine, Harnverhalt
Linker unterer Quadrant	• Divertikulitis (vor allem Sigma) • Adnexitis • Hodentorsion • Hernieninkarzeration • Harnleitersteine, Harnverhalt • Kolontumor • Adnexitis, Salpingitis, Ovarialzysten, Extrauteringravidität
Epigastrisch	• Hiatushernie • Ösophagitis • Ulcus ventriculi, Magentumor • Myokardinfarkt, Angina pectoris
Periumbilikal	• Appendizitis • Pankreatitis • Meckel-Divertikel • Aortenaneurysma
Diffus	• Gastroenteritis • Ileus • Peritonitis, Peritonealkarzinose • Aortendissektion • Mesenterialinfarkt • Diabetes mellitus • Colon irritabile

8

Tab. 8.3 Differenzialdiagnostik der gastrointestinalen Blutungen

	Lokalisation	Farbe	Ursachen
Obere gastrointestinale Blutung	• Ösophagus • Magen • Duodenum	• Dunkler Stuhl (Teerstuhl) • Evtl. Bluterbrechen (Hämatemesis) • Kaffeesatzartiges Erbrechen	• Ulcus ventriculi et duodeni • Refluxösophagitis • Ösophagusvarizen • Magenkarzinom • Trauma • Mallory-Weiss-Blutung: Einrisse der Schleimhaut im gastroösophagealen Übergang
Untere gastrointestinale Blutung	• Jejunum • Ileum • Kolon • Rektum	Rotes Blut im Stuhl (Hämatochezie)	• Hämorrhoiden • Dünndarmtumor • Morbus Crohn, Colitis ulcerosa • Mesenterialinfarkt • Kolorektale Blutungen

8.2.3 Anamnestische Anhaltspunkte

Im Rahmen der Anamnese können folgende Angaben Hinweise auf Erkrankungen der Abdominalorgane liefern:

- **Schluckbeschwerden:** können als erschwertes Schlucken (Dysphagie) und/oder schmerzhaftes Schlucken (Odynophagie) auftreten und Hinweise auf Ösophagus- und Magenerkrankungen sein.
- **Aufstoßen:** Luftaufstoßen (Eruktation) bei Erkrankungen des Ösophagus und Magens, saures Aufstoßen bei Refluxkrankheit.
- **Übelkeit, Erbrechen:** können alle abdominalen Erkrankungen begleiten.
- **Appetit:** vermehrt bei z. B. hormonellen Veränderungen wie Hyperkortisolismus oder Hyperthyreose, vermindert bei organischen Darmerkrankungen und malignen Geschehen.
- **Meteorismus (Blähungen):** häufiger Befund bei Darmerkrankungen, u. a. Nahrungsmittelunverträglichkeiten und -allergien, Zöliakie, Morbus Crohn, infektiösen Darmerkrankungen, als Medikamentennebenwirkung, Reizdarmsyndrom. Häufig sind sie mit einem Gasaustritt verbunden (Flatulenz).
- **Stuhlveränderungen:** Der Stuhl sollte braun gefärbt und geformt sein. Die Stuhlentleerung sollte optimalerweise täglich erfolgen. Veränderungen der Farbe können Hinweise auf Erkrankungen oder Funktionsstörungen im Verdauungstrakt geben:
  - **Heller Stuhl:** bei einer schnellen Darmpassage oder mit begleitendem Ikterus bei Leber- und Gallenerkrankungen
  - **Acholischer Stuhl:** beim Verschlussikterus
  - **Dunkler Stuhl:** bei träger Darmpassage
  - **Teerstuhl:** bei oberen gastrointestinalen Blutungen, wobei das Blut Kontakt mit der Salzsäure des Magens hatte; auch die Einnahme von Eisen, Lakritze oder Wismutpräparaten kann den Stuhl sehr dunkel färben; eine Beurteilung der Stuhlfarbe bei Einnahme von Eisenpräparaten ist nahezu unmöglich
  - **Blutbeimengungen:** bei unteren gastrointestinalen Blutungen und begleitend bei Hämorrhoiden, Colitis ulcerosa, Tumoren
  - **Fettstühle:** glänzend und meist etwas heller, u. a. im Rahmen einer chronischen Pankreatitis oder Zöliakie
  - **Schleimbeimengungen:** sind meist Hinweis auf eine Darmerkrankung; begleitend bei Reizdarmsyndrom, Morbus Crohn oder Colitis ulcerosa
- **Obstipation:** erschwerte Entleerung, harter Stuhlgang, < 3 Stühle/Woche, nur unter Laxanzientherapie weicher Stuhl (➤ Tab. 8.4)
- **Diarrhö:** Stuhlgang zu viel, zu häufig, zu flüssig (➤ Tab. 8.5).
- **Allergien:** vor allem Nahrungsmittelallergien bzw. -unverträglichkeiten können eine ganze Reihe von Symptomen im Verdauungstrakt verursachen; am häufigsten

Tab. 8.4 Differenzialdiagnostik bei Obstipation

Ursachen	Differenzialdiagnosen
Ernährung	• Faserarme Kost • Geringe Flüssigkeitszufuhr
Mechanisch-entzündlich	• Karzinom • Divertikulitis • Peritonitis • Ileus • Reizdarmsyndrom
Endokrin	• Diabetes mellitus • Hypothyreose
Neurogen	• Morbus Parkinson • Multiple Sklerose • Apoplex
Medikamentös	• Opioide • Eisenpräparate • Antidepressiva
Andere	• Immobilisation • Depression • Anorexia nervosa • Hypokaliämie

8

Tab. 8.5 Differenzialdiagnostik bei Diarrhö

Ursachen	Differenzialdiagnosen
Infektiös	• Wässrige Stühle durch u. a. Cholera, ETEC, bakterielle Toxine (z. B. *Staphylococcus aureus),* Viren (Rota-, Noroviren) oder Protozoen (u. a. *Giardia lamblia)* • Schleimig-eitrige Stühle bei Salmonellose oder Yersiniose • Blutige Stühle bei EHEC, Amöben oder *Campylobacter coli*
Malassimilation	• Voluminöse Stühle bei Zöliakie • Fettstühle bei chronischer Pankreasinsuffizienz
Chronisch entzündliche Darmerkrankung	• Schleimig-eitrige Stühle bei Morbus Crohn • Blutig-schleimige Stühle bei Colitis ulcerosa
Neoplastisch	• Blutig-schleimige Stühle bei Adenomen • Blutig-schleimige Stühle, Veränderungen der Stuhlgewohnheiten, Wechsel zwischen Diarrhö und Obstipation beim Karzinom • Wässrige Stühle beim Karzinoid-Syndrom
Medikamentös	• Laxanzien • Meist wässrige, selten blutige Stühle bei Antibiotika-Einnahme und Zytostatikabehandlung
Endokrin	• Wechsel zwischen Obstipation und Diarrhö bei Diabetes mellitus • Wässrige Diarrhö bei Hyperthyreose
Intoxikationen	• Wässrig-blutige Stühle bei Arsen- oder Quecksilberintoxikation • Meist wässrige Stühle bei Pilzinfektionen
Funktionell	Wechsel zwischen Obstipation und Diarrhö mit Schleimbeimengungen beim Reizdarmsyndrom

sind Allergien bzw. Unverträglichkeiten gegen Milch, Nüsse, Hühnerei und Soja.

- **Noxenkonsum:** Nikotin- und Alkoholabusus können zahlreiche Erkrankungen im Gastrointestinaltrakt begünstigen, u. a. chronische Gastritis, akute und chronische Pankreatitis, Lebererkrankungen, chronische Diarrhö.
- **Auslandsaufenthalte:** können mit Infektionen verbunden sein; häufige und typische Erreger bzw. Erkrankungen sind Malaria, Hepatitiden, Typhus abdominalis, *Giardia lamblia,* Salmonellen, enterotoxische *Escherichia coli* (ETEC).
- **Bauchschmerzen:** stehen häufig im Zentrum der Konsultation; besonders wichtig sind:
  - Lokalisation: ➤ Tab. 8.2
  - Ausstrahlung, z. B.
    - Gallenerkrankungen, insbesondere Gallensteinabgang: Ausstrahlung in die rechte Schulter und/oder das rechte Schulterblatt
    - Akute Pankreatitis: gürtelförmige Ausstrahlung in den Rücken
    - Milzerkrankungen, vor allem Milzruptur: Ausstrahlung in die linke Schulter (Kehr-Zeichen)
    - Magenerkrankungen: Ausstrahlung in den Thorax, häufig retrosternal
  - Dauer des Schmerzes
  - Schmerzcharakter
    - Scharfe, stechende Schmerzen bei peritonealer Beteiligung
    - Kolikartige Schmerzen bei mechanischem Ileus, Gallenstein- oder Nierensteinabgang
  - Verstärkende und verbessernde Faktoren:
    - Mahlzeiten: Abdominale Schmerzen nach dem Essen können bei arteriosklerotischen Vorerkrankungen Hinweise auf eine Angina abdominalis geben.
    - Defäkation: Besserung der Schmerzen nach Defäkation ist für das Reizdarmsyndrom typisch, Verschlechterung der Schmerzen vor und nach der Defäkation bei Analfissuren.
    - Alkoholgenuss: kann epigastrische Schmerzen bei Gastritis und der Ulkuskrankheit verstärken.
    - Lagerung: im Liegen Verstärkung der Schmerzen bei Refluxkrankheit, bei gekrümmter Haltung Besserung der Schmerzen bei der akuten Pankreatitis oder Gallensteinabgang.
  - Auslösende Faktoren: Üppige Mahlzeiten und reichlicher Alkoholgenuss können eine akute Pankreatitis oder einen Gallensteinabgang auslösen.

8.2.4 Inspektion

Einteilung des Abdomens

Die gesamte abdominale Untersuchung erfolgt im **Liegen**, wobei der Patient so entspannt wie möglich liegen soll. Um die Bauchdecke zu entspannen, kann eine Knierolle verwendet werden, die Arme liegen parallel zum Körper.

Zunächst wird der Bauch in vier Quadranten oder Segmente eingeteilt, was der Orientierung während der abdominalen Untersuchung dient. Bei der **Quadranteneinteilung** verläuft die vertikale Teilung in der Verbindungslinie zwischen Xyphoid und Symphyse, die horizontale Teilung durch den Nabel

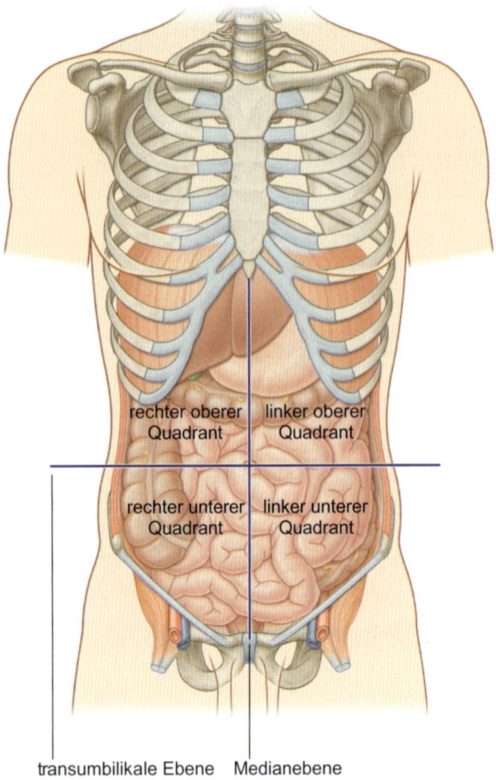

Abb. 8.1 Einteilung des Abdomens in vier Quadranten [E402]

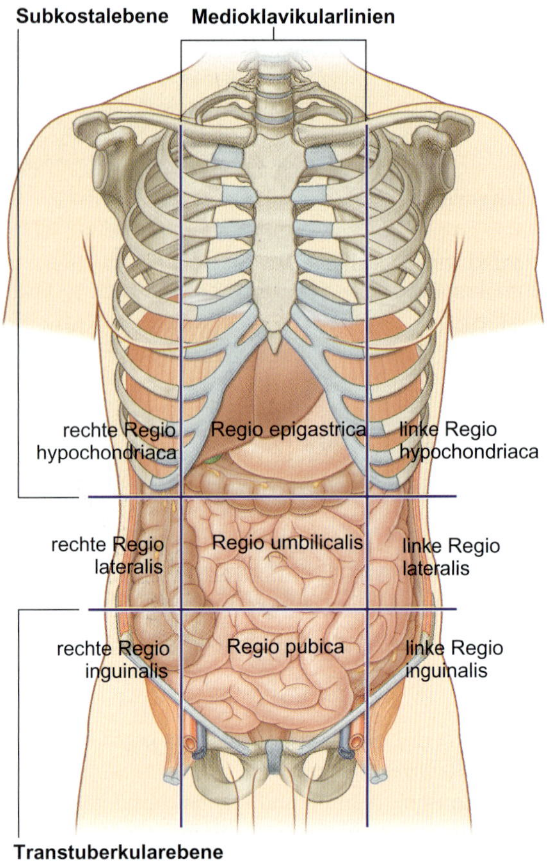

Abb. 8.2 Einteilung des Abdomens in Regionen bzw. Segmente [E402]

(➤ Abb. 8.1). Bei der **Regionen- oder Segmenteinteilung** verlaufen die vertikalen Linien in der Medioklavikularlinie, die horizontalen Linien am unteren Rippenbogen (subkostal) und im Bereich der Spinae iliacae anteriores superiores (➤ Abb. 8.2).

Formveränderungen des Abdomens

Zu beachten ist eine veränderte Form oder Vorwölbungen durch

- **Adipositas:** Die abdominale Fettansammlung ist i. d. R. über das ganze Abdomen verteilt.
- **Schwangerschaft:** Je nach Stadium der Schwangerschaft physiologische Zunahme des abdominalen Volumens von suprapubisch bis nach subkostal.
- **Tumoren:** Kleine Tumoren sind nicht sichtbar, große Tumoren bilden meist lokale Auftreibungen oder Vorwölbungen.
- **Aszites:** Zunahme des Abdominalvolumens je nach der Menge des Aszites, der meist lageabhängig verteilt ist. Im Liegen sind verstrichene Flanken zu beobachten.
- **Abdominale Pulsationen:** Bei schlanken Menschen sind sie meist ein physiologischer Befund, bei adipösen Bauchdecken muss an ein Aortenaneurysma gedacht werden.
- **Meteorismus:** bildet im gesamten Bauchbereich eine Auftreibung.
- **Kahnbauch:** durch Krämpfe eingezogene Bauchdecke, die im Spätstadium einer Meningitis beobachtet werden kann.
- **Hernien:** Sie können als lokale Vorwölbungen oder Einziehungen (Rektusdiastase) gesehen werden.
- **Darmstreifungen:** Sie entstehen durch eine überschießende Peristaltik, z. B. beim mechanischen Ileus oder hypertropher Pylorusstenose.

WEITERFÜHRENDE DIAGNOSTIK

- Adipositas: Anamnese (Gewichtsverlauf, Ernährung, körperliche Aktivität, andere Erkrankungen, welche die Adipositas erklären, Medikamentenanamnese), Symptome, Bestimmung von BMI und Fettverteilungsmuster, vollständige internistische Untersuchung, Fahndung nach kardiovaskulären Risikofaktoren, Labor (u. a. Glukose, HbA_{1c}, oraler Glukosetoleranztest, HDL, LDL, Cholesterin, Triglyzeride, Harnsäure, TSH, Leberparameter)
- Schwangerschaft: Anamnese (letzte Menstruation, Antikonzeptiva), Symptome, Schwangerschaftstest, Sonografie
- V. a. Tumor: Anamnese (Vorerkrankungen), Symptome, vollständige internistische Untersuchung, Labor (u. a. Blutbild, CRP, BSH, LDH, Lipase, GOT, GPT, γ-GT, GLDH, Bilirubin, AP, Albumin, Quick/INR, PTT, Tumormarker je nach Befund), Sonografie, CT, Gastroskopie, Koloskopie, ERCP

- Aszites: Anamnese (Lebererkrankungen in der Vorgeschichte), Symptome, Aszitesuntersuchung, Untersuchung von Herz, Lunge und Nieren, neuropsychiatrischer Status, Labor (u.a. GOT, GPT, γ-GT, GLDH, Bilirubin, AP, Albumin, Quick/INR, PTT, PCHE), Sonografie, ggf. Aszitespunktion, ➤ Kap. 8.5
- Abdominale Pulsationen: Anamnese, Symptome, Herz- und Gefäßuntersuchung (Strömungsgeräusche), Labor (u.a. Na^+, K^+, BNP, TSH, Kreatinin, Harnstoff, Harnsäure, HDL, LDL, Cholesterin, Triglyzeride, Glukose, HbA_{1c}) Sonografie, CT, Röntgen-Thorax, Echokardiografie
- Meteorismus: Anamnese, Symptome, vollständige abdominale Untersuchung (inkl. rektaler Untersuchung), Labor (u.a. Blutbild, CRP, BSG, TSH, Na^+, K^+, Kreatinin, Harnstoff, Harnsäure, HDL, LDL, Cholesterin, Triglyzeride, Glukose, Lipase, GOT, GPT, γ-GT, Bilirubin, AP, Albumin, Quick/INR, PTT, Anti-Endomysium-Ak, Anti-Transglutaminase-Ak), Stuhluntersuchung auf Parasiten und okkultes Blut, Sonografie, Gastro- und Koloskopie, ggf. Ausschluss Fruktose- und Laktoseintoleranz, Lebensmittelallergien und -unverträglichkeiten
- Kahnbauch: möglicher Hinweis auf Meningitis (➤ Kap. 10.4)
- Hernien: Anamnese, Symptome, vollständige Hernienuntersuchung (➤ Kap. 8.8), Sonografie, ggf. MRT
- Darmstreifungen: Anamnese, Symptome, Labor (u.a. Blutbild, Na^+, K^+, Cl^-, LDH, Laktat, BSG, CRP, Blutgasanalyse mit Säure-Basen-Haushalt), Sonografie, ggf. CT

Hautveränderungen

Abdominale Hautveränderungen können Hinweise auf Erkrankungen des Verdauungstrakts, aber auch anderer Körperregionen oder Körpersysteme geben:

- **Striae:** Einrisse im Bindegewebe bei Schwangerschaft, Aszites oder hohen Kortisolspiegeln (➤ Abb. 8.3).
- **Nävi, Melanom:** Bräunlich oder verschieden pigmentierte, unterschiedlich große Flecke, scharf oder unscharf begrenzt. Sie können im Hautniveau liegen oder erhaben sein.
- **Caput medusae:** Venenzeichnungen, die im Rahmen des portalen Hochdrucks und bei Bildung von Umgehungskreisläufen entstehen.
- **Hämatome:** bei hämorrhagischer Diathese oder wiederholter Applikation von subkutanen Injektionen, u.a. Heparin- oder Insulininjektionen.
- **Grey-Zeichen** und **Cullen-Zeichen:** Wichtige Hinweise auf eine akute Pankreatitis; das Grey-Zeichen (➤ Abb. 8.4) ist eine livide Verfärbung oder Hämatombildung im Bereich der Flanken, das Cullen-Zeichen (➤ Abb. 8.5) im Bereich des Nabels.
- **Ikterus:** Bei Störungen im Bilirubinstoffwechsel: Hämolyse, Leber- oder Gallenwegserkrankungen.
- **Narben:** Hinweis auf vorangegangene Traumata bzw. Operationen. Je nach Lokalisation der Narbe kann man Aufschluss über das lädierte Organ erhalten. Weiterhin können Narben zu Adhäsionen bzw. Verwachsungen im Bauchraum führen, die auch Ursache von chronischen Bauchschmerzen sein können.

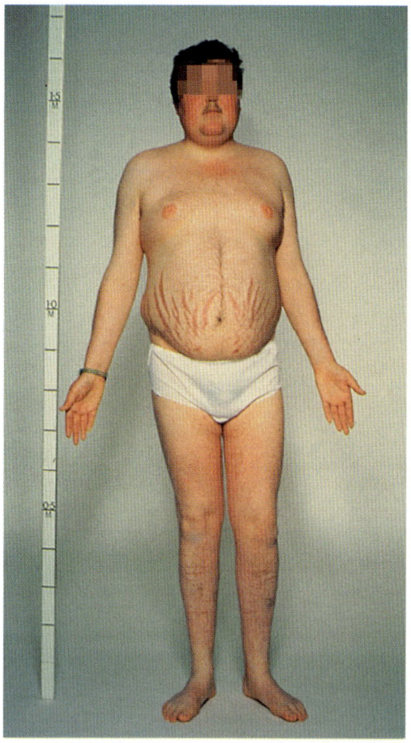

Abb. 8.3 Vertikal verlaufende Striae beim Cushing-Syndrom. Andere typische Veränderungen sind Stammfettsucht, rundes, gerötetes Gesicht, im Verhältnis zum Stamm dünne Extremitäten. [E273]

- **Veränderung der Behaarung:** Vermehrte Behaarung bei Frauen kann ein Virilisierungszeichen sein, verminderte Behaarung oder weiblicher Behaarungstyp beim Mann kommt bei Leberzirrhose vor.

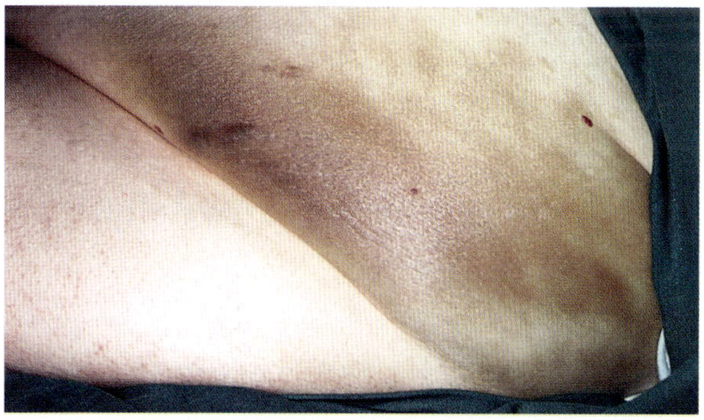

Abb. 8.4 Grey-Zeichen (Blick auf die untere Flankenregion im Übergang zur Leistenregion unterhalb der Bauchfalte): Deutlich sichtbar ist die bräunlich-grünliche Hautverfärbung, die durch Blutung ins Retroperitoneum entsteht und zu den Seiten ausläuft. [E273]

WEITERFÜHRENDE DIAGNOSTIK

- Striae und V.a. erhöhten Kortisolspiegel: Anamnese (Medikamentenanamnese), Symptome, vollständige internistische und Hautuntersuchung, neuropsychiatrischer Status, Labor (vor allem Differenzialblutbild, Na^+, K^+, Cl^-, BSG, CRP, Dexamethason-Hemmtest), Sonografie (Nebennierenrinde), ggf. CT oder MRT (Bauchraum und Kopf), Röntgen-Thorax

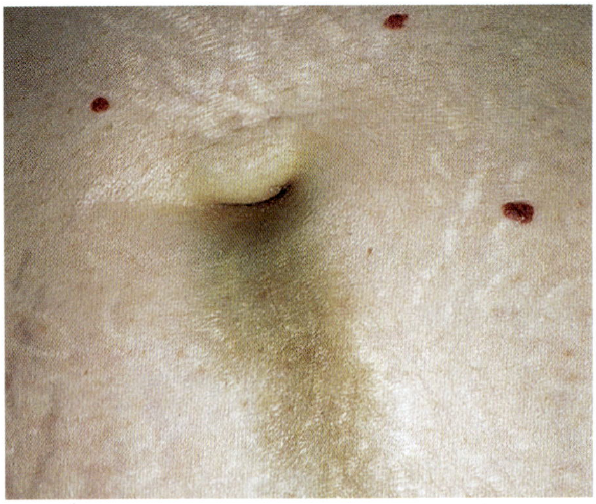

Abb. 8.5 Cullen-Zeichen (Blick auf die periumbilikale Region): Im unteren Bereich ist eine bräunlich-grünliche Verfärbung als Ausdruck eines retroperitonealen Hämatoms bei akuter nekrotisierender Pankreatitis oder lokaler Einblutung sichtbar. [E273]

- Nävi: ➤ Kap. 11.1.4
- Caput medusae: ➤ Kap. 8.3.4
- Hämatome: Anamnese (Vorerkrankungen, Antikoagulanzien), Symptome, ➤ Kap. 8.3.4
- Grey- und Cullen-Zeichen: Anamnese, Symptome, internistische Untersuchung, Labor (vor allem Blutbild, CRP, BSG, LDH, Lipase, Elastase i. S., AP, Bilirubin, γ-GT, Glukose, Ca^{2+}), Sonografie, CT, ERCP, ➤ Kap. 8.7
- Ikterus: Anamnese, Symptome (Stuhl- und Urinfarbe), internistische Untersuchung, Labor (vor allem Blutbild, Retikulozyten, LDH, Haptoglobin, GOT, GPT, AP, direktes und indirektes Bilirubin, γ-GT, Lipase, BSG, CRP, ggf. Hepatitis-Serologie und -Autoantikörper), Urinuntersuchung, Sonografie, ERCP, CT, MRT
- Narben: Anamnese (Vorerkrankungen, OPs), Symptome, Sonografie, CT, MRT
- Veränderung der Behaarung:
  - Verstärkte Behaarung bei Frauen: Anamnese (Zyklusstörungen), Symptome, Labor (Hormonstatus), Sonografie der Nebennierenrinde und Ovarien
  - Weiblicher Behaarungstyp beim Mann und V. a. Lebererkrankung: ➤ Kap. 8.3.4

8.2.5 Auskultation

PRAXISTIPP

Die Reihenfolge der abdominalen Untersuchung unterscheidet sich von anderen Untersuchungen (z. B. Herz oder Lunge). Auf die Inspektion des Abdomens folgt zunächst die Auskultation vor der Perkussion und Palpation. Die Auskultation dient der Erfassung der Darmgeräusche und ihrer pathologischen Veränderungen, z. B. bei einem Ileus. Darmgeräusche sind aber nach der Palpation immer zu hören, auch wenn sie eigentlich nicht vorhanden sind, weil der Darm mechanisch von außen bewegt wird.

Die Auskultation dient der Beurteilung der Peristaltik sowie dem Nachweis evtl. vorhandener Strömungsgeräusche.

Durchführung

Die Untersucherin bzw. der Untersucher steht rechts vom Patienten. Darmgeräusche werden nach Quadranten oder Segmenten auskultiert (➤ Abb. 8.6). An jeder Stelle 30 Sekunden auskultieren. Es kann aber auch nach Etagen oder kreisförmig auskultiert werden. Es ist relativ unerheblich, wie das Verfahren der Auskultation aussieht; wichtig ist aber, dass das gesamte Abdomen untersucht wird.

Normalbefund

Pro Minute sind 5–12 intermittierend auftretende gurgelnde Geräusche hörbar, abhängig von der Tageszeit und der Nahrungsaufnahme.

Pathologische Befunde

- **Verstärkte Peristaltik:** kann bei Hungerzuständen, nach Genuss kohlensäurehaltiger Getränke, Hyperthyreose, Gastroenteritis, Reizdarmsyndrom oder in der Anfangsphase eines mechanischen Ileus auftreten.
- **Verminderte Peristaltik:** typischer Befund bei trägem Darm, Obstipation oder Subileus.
- **Fehlende Darmgeräusche:** Sie kennzeichnen einen paralytischen Ileus („Totenstille"). Die Auskultation muss über mehrere Minuten erfolgen.
- **Metallisch klingende Geräusche:** typischer Befund bei mechanischem Ileus. Die Darmgeräusche sind hochfrequent.
- **Strömungsgeräusche** (paraumbilikal): geben Hinweise auf eine mögliche Nierenarterienstenose.

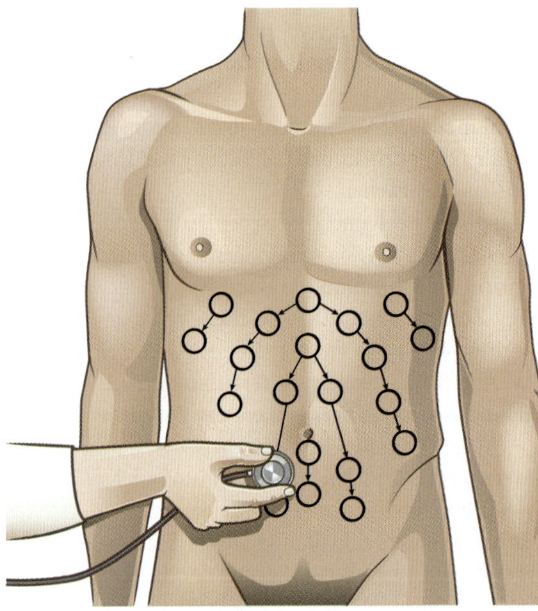

Abb. 8.6 Auskultation des Abdomens [L255]

WEITERFÜHRENDE DIAGNOSTIK

- Veränderte Peristaltik: Anamnese (Vorerkrankungen, Ernährungsgewohnheiten, Begleitsymptome), Symptome, Labor (u.a. Blutbild, CRP, BSG, TSH), Sonografie, Röntgen-Abdomenübersicht, Gastro- und Koloskopie, ggf. CT
- Strömungsgeräusche: ➤ Kap. 8.2.4 (abdominale Pulsationen)

8.2.6 Perkussion

Durch die Perkussion kann aufgrund der verschiedenen Schallqualitäten Luft von flüssigkeitsgefüllten und soliden Arealen unterschieden werden. Die Größe der soliden Organe kann grob bestimmt werden.

Durchführung

Die orientierende Perkussion des Abdomens kann analog zur Auskultation in allen vier Quadranten oder in Segmenten oder in Etagen erfolgen (➤ Abb. 8.7). Die Perkussion entlang der Segmente wird in der linken Regio hypochondrica begonnen und über die Regio epigastrica bis zur rechten Regio hypochondrica fortgeführt. Analog dazu werden die verbliebenen sechs Segmente perkutiert. Wichtig ist, das gesamte Abdomen einschließlich der Flankenregion zu untersuchen – unabhängig davon, ob man nach Segmenten, Quadranten oder in Etagen perkutiert.

Normalbefund

- **Tympanitischer Klopfschall:** typischer Befund über luftgefüllten Räumen.

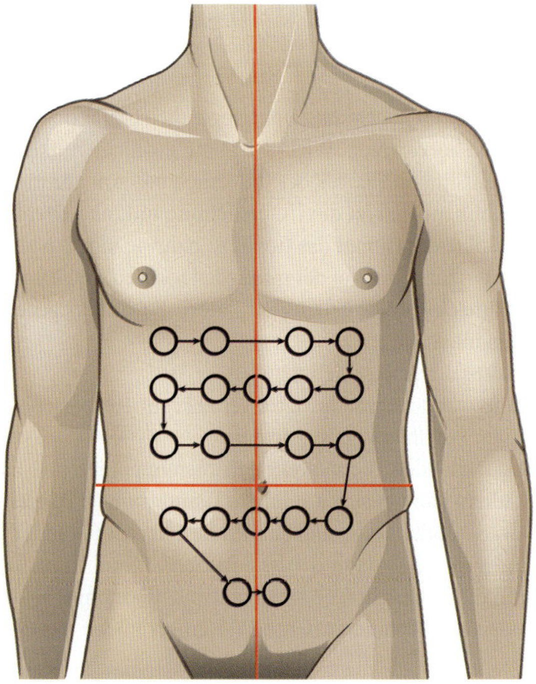

Abb. 8.7 Perkussion des Abdomens [L255]

- **Gedämpfter Klopfschall bzw. Dämpfung:** typischer Befund über soliden Organen, z.B. der Leber oder Flüssigkeitsmassen.

Pathologische Befunde

- Ausgeprägte Tympanie über dem gesamten Abdomen bei Meteorismus
- Pathologische Dämpfung bei Organvergrößerungen, Tumormassen oder Aszites

WEITERFÜHRENDE DIAGNOSTIK

- Tympanie und Meteorismus: ➤ Kap. 8.2.4 (Meteorismus)
- Pathologische Dämpfung: ➤ Kap. 8.2.4 (Tumoren, Aszites)

8.2.7 Palpation

Die orientierende Palpation des Abdomens hat die Erfassung von Größe, Form und Konsistenz der einzelnen Organe zum Ziel. Man unterscheidet zwischen der oberflächlichen und der tiefen Palpation.

Oberflächenpalpation

Durchführung

Die Oberflächenpalpation wird mit einer (➤ Abb. 8.8) oder besser mit beiden Händen durchgeführt, wobei alle neun Segmente bzw. vier Quadranten erfasst werden müssen. Die Untersucherin bzw. der Untersucher steht rechts vom Patienten und betastet vorsichtig mit einer Hand oder beiden Händen die Bauchdecke. Bei der bimanuellen Palpation ist die eine Hand die palpierende Hand (rechte Hand), die andere (linke Hand) ist die führende. Beurteilt werden folgende Aspekte:

- Dicke und Beschaffenheit des subkutanen Fettgewebes.
- Muskeltonus der Bauchwand: Eine stark angespannte Muskulatur kann die tiefe Palpation verhindern.

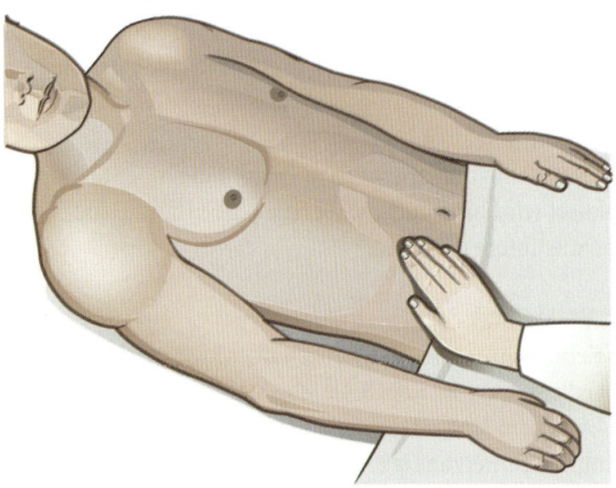

Abb. 8.8 Palpation des Abdomens mit flach aufgelegter Hand [L255]

- Bruchpforten in der Bauchwand: können meist bei der oberflächlichen Palpation erfasst werden. Der Patient kann aufgefordert werden, kurz zu pressen. Dabei vergrößert sich der abdominale Druck, Darmschlingen werden meist über die Bruchpforte nach außen gedrückt und können palpiert werden.
- Oberflächliche Verhärtungen (Resistenzen) oder Knoten: können im Bereich von Narben auftreten und Hinweis auf Verwachsungen sein.
- Vergrößerte Organe.
- Aortenaneurysma.

Währenddessen sollte der Patient beobachtet und angehalten werden, Angaben über mögliche Schmerzen zu machen.

Normalbefund

Keine Schmerzen, Resistenzen oder Verhärtungen tastbar.

Pathologische Befunde

- **Abwehrspannung:** Sie ist gekennzeichnet durch eine schmerzreflektorische Kontraktion der Bauchmuskeln, die durch eine Peritonitis zustande kommt und als bretthartег Bauch imponiert.
- Generalisierte **Schmerzhaftigkeit** des Abdomens, z. B. bei Gastroenteritis, Peritonitis oder Reizdarmsyndrom.
- Punktuelle **Schmerzhaftigkeit** des Abdomens, z. B. bei Gastritis oder Divertikulitis.
- **Verhärtungen:** Sie geben Hinweise auf entzündliche Geschehen, z. B. bei Morbus Crohn oder Tumorerkrankungen.

WEITERFÜHRENDE DIAGNOSTIK

Abwehrspannung, Schmerzhaftigkeit oder Verhärtungen: Anamnese, (Begleit-)Symptome, Labor (u. a. Blutbild, CRP, BSG, andere Parameter wie Lipase, GOT, GPT, γ-GT, Bilirubin und AP je nach Ursache), Sonografie, Röntgen-Abdomenübersicht, CT, MRT, ggf. Gastroskopie, Koloskopie

8

Tiefe Palpation

Bei der tiefen Palpation werden Grenzen, Lage, Konsistenz, Form und Größe der Organe untersucht, ferner wird auf Resistenzen, Druckdolenz, Verschieblichkeit und Lokalisation geachtet.

Durchführung

Die tiefe Palpation erfolgt nach Quadranten oder Segmenten. Palpiert wird bimanuell, wobei die obere Hand Druck ausübt und die untere palpiert.

Normalbefund

- Keine Schmerzen, Resistenzen oder Loslassschmerz
- Gallenblase (➤ Kap. 8.4), Magen, Milz, Dünndarm und Dickdarm sind im gesunden Zustand kaum palpabel und ohne Schmerzhaftigkeit oder Resistenzen
- Leber: Lage, Form, Konsistenz ohne Auffälligkeiten (➤ Kap. 8.3.5, ➤ Kap. 8.3.6, ➤ Kap. 8.3.7)

Pathologische Befunde

- **Loslassschmerz:** Die Untersucherin bzw. der Untersucher drückt mit den Fingern ca. 30 Sekunden lang in die Bauchdecke des Patienten, wodurch es zu einer „Druckanästhesie" kommt. Durch schnelles Loslassen tritt eine Schmerzverstärkung auf, die als Zeichen der peritonitischen Reizung gewertet werden kann.
- **Erschütterungsschmerz:** entsteht durch leichtes Beklopfen der Bauchdecke oder im Stehen durch schnellen Wechsel aus dem Zehen- in den Hackenstand.
- **Schmerzverstärkung durch Husten:** kann z. B. im Rahmen einer Peritonitis auftreten.
- **Lokale Schmerzhaftigkeit** tritt bei der Sigmadivertikulitis im linken Unterbauch auf. Gleichzeitig ist meist auch eine walzenförmige Resistenz tastbar. Schmerzen im rechten Unterbauch können auf eine Appendizitis, einen Morbus Crohn oder eine Adnexitis hinweisen. Ein druckschmerzhaftes Epigastrium kann einen Hinweis auf eine Gastritis geben.

WEITERFÜHRENDE DIAGNOSTIK

➤ Kap. 8.2.7 (Oberflächenpalpation)

8.2.8 Rektale Untersuchung

PRAXISTIPP

Die rektale Untersuchung sollte im Rahmen jeder abdominalen Untersuchung erfolgen. Diese Untersuchung kann bei Verdacht auf gastrointestinale Blutungen, rektale Neubildungen und Prostatapathologien wegweisend sein.

Inspektion

Die rektale Untersuchung kann gelegentlich Irritationen beim Patienten hervorrufen. Wichtig ist eine sachliche Aufklärung über den Sinn und Zweck der Untersuchung. Am günstigsten und schonendsten ist die Untersuchung in Linksseitenlage. Dabei sollte der Patient das Gesäß so nah wie möglich an der Bettkante platzieren. Vor der manuellen rektalen Untersuchung wird zunächst der Analring inspiziert. Besonders geachtet werden muss auf:

- Prolaps der Afterschleimhaut.
- Hautveränderungen (z. B. Nässen, Ekzem, Abszess, Fissuren, Fistelbildung, Kondylome).
- Hämorrhoiden, die als weiche Knoten imponieren. Je nach Stadium kann es sich um innere Hämorrhoiden handeln (Grad I), oder sie treten beim Pressen hervor (Grad II) und ziehen sich dann wieder zurück. Bei Grad III und IV sind die Hämorrhoiden sichtbar. Grad-III-Hämorrhoiden lassen sich reponieren, Grad-IV-Hämorrhoiden nicht.

Palpation

Durchführung

Der Patient befindet sich in Linksseitenlage, die Harnblase ist möglichst entleert. Untersucht wird mit Handschuhen. Auf den Zeigefinger etwas Gleitgel auftragen und den Patienten auffordern, geringfügig zu pressen. Nach dem Einführen des Fingers in den Anus den Patienten auffordern, kurz den Schließmuskel zusammenzukneifen, um den Sphinktertonus prüfen zu können. Danach kann die Ampulle in der gesamten Zirkumferenz austastet werden. Beim Mann an der Rektumvorderwand in etwa 7 cm Tiefe die Prostata mit der Fingerkuppe abtasten.

Beurteilt werden Sphinktertonus, mögliche Veränderungen der Schleimhaut und Schmerzhaftigkeit, beim Mann zusätzlich die Prostata hinsichtlich Größe und Konsistenz. Nach der Untersuchung auf Blut am Fingerling achten.

Normalbefund

- Glatte Schleimhaut, keine Schmerzhaftigkeit, kein Blut am Handschuh.
- Prostata schmerzlos, homogen und prall-elastisch; die Konsistenz gleicht dem leicht angespannten Daumenballen.

Pathologische Befunde

- Schmerzhafte rektale Untersuchung: bei Prostatitis, entzündlichen Prozessen mit Abszessbildung in der Bauchhöhle (Douglas-Schmerz)
- Blut am Fingerling: bei unterer Gastrointestinalblutung oder einem Karzinom; sollte durch eine Rektoskopie bzw. Koloskopie abgeklärt werden
- Harte Knoten: Neubildungen im Rektum
- Steinharte Prostata: beim Prostatakarzinom

WEITERFÜHRENDE DIAGNOSTIK

- V.a. abdominale Erkrankung: Anamnese, (Begleit-)Symptome, Labor (u.a. Blutbild, CRP, BSG, andere Parameter je nach Ursache), Rektoskopie, Koloskopie, Sonografie, ggf. CT
- V.a. Prostataerkrankung: Anamnese (Miktions-, Erektionsstörungen), Symptome, Labor (u.a. Blutbild, BSG, CRP, PSA, Kreatinin, Harnstoff, Harnsäure, ggf. Keimbestimmung), Urinuntersuchung, Ejakulatuntersuchung, Sonografie (transrektal), ggf. Biopsie und histologische Untersuchung

8.2.9 Funktionsprüfung

Bei der Funktionsdiagnostik spielt die Sonografie eine übergeordnete Rolle. Andere apparative Untersuchungen sind endoskopische Verfahren, die Einsicht, Beurteilung und Entnahme von Gewebe in Hohlorganen ermöglichen. Ferner ist die Untersuchung auf okkultes Blut möglich.

Hämoccult-Test

Die Untersuchung des Stuhls auf okkultes Blut ist ein empfohlener Test (bei Nichtrisikopatienten) im Rahmen der Tumorvorsorgeuntersuchung (kolorektales Karzinom) ab dem 45. Lebensjahr. Es stehen unterschiedliche Suchtests zur Verfügung, u. a. der Guajak-Test, die Hämoglobin-Haptoglobin-Bestimmung oder immunhistochemische Verfahren.

MERKE

Ein positiver Test kann nicht mit einer Tumorerkrankung gleichgesetzt werden; allerdings sollte im Anschluss eine Koloskopie erfolgen. Ebenso schließt ein negativer Test eine Tumorerkrankung nicht aus.

Sonografie

Die Sonografie des Abdomens ist eine wichtige und kostengünstige Untersuchung, mit der sich vor allem solide Abdominalorgane hinsichtlich ihrer Lage, Organgröße, Form, Konturierung und Gewebebeschaffenheit beurteilen lassen. In der Regel werden im Zuge der Abdomensonografie folgende Organe bzw. Strukturen dargestellt: Leber mit Lebergefäßen und intrahepatischen Gallengängen, Gallenblase und extrahepatische Gallenwege, Pankreas, Nieren mit Nierengefäßen, Milz, Aorta abdominalis und V. cava inferior, Lymphknoten, Prostata und Harnblase.

Grundsätzlich kann die Sonografie zu jeder Tageszeit durchgeführt werden, am besten erfolgt sie jedoch am Morgen in nüchternem Zustand. Zum einen kann es zu einer postprandialen Gasansammlung kommen, welche die Beurteilbarkeit der Organe stark beeinträchtigt; zum anderen ist die Gallenblase nach dem Essen nicht oder nur schwer darstellbar (➤ Kap. 3.8.2, ➤ Kap. 8.3.8).

Gastroskopie

Mit der Gastroskopie werden Ösophagus, Magen und Duodenum mit dem Endoskop eingesehen und beurteilt. Zudem können aus verdächtigen Bezirken Gewebeproben entnommen und histologisch untersucht werden. Die Indikationen sind u. a. rezidivierende oder persistierende epigastrische Schmerzen, Dysphagie und Sodbrennen.

Koloskopie

Bei der Koloskopie können der gesamte Dickdarm, die Ileozökalklappe und geringe Teile des terminalen Ileums eingesehen und beurteilt werden. Meist werden Gewebeproben entnommen und histologisch untersucht. Die Koloskopie ist eine wichtige Untersuchung, die sich u. a. zur Suche nach Blutungsquellen, zur Diagnostik der Colitis ulcerosa, von kolorektalen Adenomen und Karzinomen eignet.

Endoskopische retrograde Cholangiopankreatikografie (ERCP)

Mit der ERCP lassen sich Gallengänge, Gallenblase und Pankreasgänge einsehen und beurteilen. Die Indikationen sind u. a. unklarer, schmerzloser Ikterus oder V. a. auf einen Gallensteinabgang.

8.3 Untersuchung der Leber

8.3.1 Erster Eindruck

Beim ersten Eindruck vom Patienten wird in erster Linie nach Leberhautzeichen gefahndet. Dazu zählen:

- Ikterus
- Palmarerythem
- Spidernävi
- Lackzunge
- Lacklippen
- Hepatischer Tremor
- Weißnägel
- Pergamenthaut

Neben den Leberhautzeichen kann im Rahmen einer Lebererkrankung ein auffälliger Geruch der Ausatemluft wahrgenommen werden, der als Foetor hepaticus bezeichnet wird. Zusätzlich wird auf die Befunde geachtet, die bei der allgemein-orientierenden Untersuchung des Abdomens auffallen (➤ Kap. 8.2.1).

8.3.2 Ausschluss eines Notfalls

Die wichtigsten Notfälle im Rahmen von Lebererkrankungen sind:

- **Akutes Leberversagen:** Das Krankheitsbild ist durch Ikterus, Bewusstseinsstörung und hämorrhagische Diathese gekennzeichnet.
- **Ösophagusvarizenblutung:** Ösophagusvarizen entstehen im Zuge des zirrhotischen Leberumbaus. Durch die portale Hypertonie bilden sich portokavale Anastomosen (Umgehungskreisläufe) aus, die das Blut in den systemischen Kreislauf drainieren – zumindest zum Teil. Neben den Ösophagusvarizen finden sich ein Caput medusae und Hämorrhoiden. Eine Ösophagusvarizenblutung kann spontan oder durch mechanische Beanspruchung (Mahlzeiten, Erbrechen) auftreten und endet in bis zu 30 % letal – zum einen wegen der mangelnden Venenkonstriktion und zum anderen aufgrund des Mangels an Gerinnungsfaktoren.

8.3.3 Anamnestische Anhaltspunkte

Im Rahmen der Anamnese sind folgende Angaben hinweisend auf Erkrankungen der Leber:

- **Alkoholkonsum:** Menge, Art der konsumierten Getränke und Dauer des Konsums können Hinweise auf eine ethyltoxische Leberschädigung geben.
- **Drogenabusus:** Menge, Art der konsumierten Drogen und Dauer des Konsums, ein i. v. Drogenabusus kann auf eine infektiöse Hepatitis hinweisen.
- **Medikamente:** Menge, Art und Dauer der Einnahme; einige Medikamente besitzen eine starke hepatotoxische Wirkung.
- **Fernreisen:** Hinweis auf infektiöse Lebererkrankungen.
- Gestörte Leberfunktion: bei Juckreiz, Oberbauchschmerzen, Blutungsneigung, Müdigkeit und Leistungsknick.
- **Bekannte persistierende oder abgelaufene Lebererkrankungen:** können Hinweise auf entzündliche Lebererkrankungen geben. Dabei sind Art, Dauer und Progredienz der Erkrankung von Bedeutung. Bei abgelaufenen Erkrankungen ist es sinnvoll, nach der Therapie zu fragen.
- **Impfung gegen Hepatitis A und B:** reduziert die Erkrankungswahrscheinlichkeit, schließt sie allerdings nicht vollständig aus.
- **Adipositas und Diabetes mellitus:** Risikofaktor für die Entwicklung der nichtalkoholischen Fettleber, Fettleberhepatitis und Leberzirrhose. Dabei spielt vor allem der Grad der Adipositas, die Güte der Blutzuckereinstellung und die Dauer der Vorerkrankungen eine Rolle.

8.3.4 Inspektion

Die Inspektion und die weitere Leberuntersuchung erfolgen im **Liegen**. Neben den Zeichen und Symptomen, die man schon aus dem ersten Eindruck des Patienten gewonnen hat, kann bei der Inspektion nach weiteren Leberzeichen gesucht werden:

- **Spidernävi:** Erweiterung von oberflächlichen arteriellen Blutgefäßen. Sie sind meist im Gesicht und oberen Thoraxbereich (➤ Abb. 8.9) zu finden.

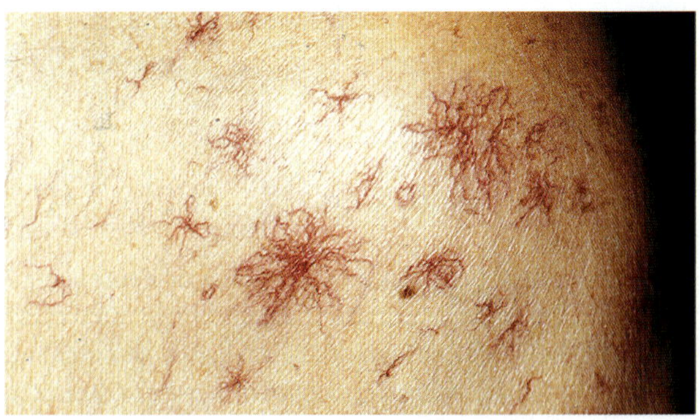

Abb. 8.9 Spidernävi: sternförmig auslaufende erweiterte arterielle Gefäße [R246]

8

- **Caput medusae:** Folge von Dilatation der Umbilikalvenen im Zuge der Bildung von Umgehungskreisläufen.
- **Bauchglatze, weiblicher Behaarungstyp beim Mann:** entsteht durch reduzierten Östrogenabbau und daraus folgende Östrogendominanz.
- **Gynäkomastie:** typischer Befund bei chronischen Lebererkrankungen, der durch Östrogendominanz und/oder Nebenwirkung von Spironolacton (kaliumsparendes Diuretikum) entsteht.
- **Aszites:** Ansammlung von Flüssigkeit im Bauchraum, die bei Lebererkrankungen Folge einer portalen Hypertonie ist.
- **Petechien, Hämatome:** häufiger Befund bei Lebererkrankungen, der auf eine Blutungsneigung durch verminderte Bildung von Gerinnungsfaktoren und eine Thrombopenie infolge der vermehrten Speicherung von Thrombozyten in der vergrößerten Milz zurückzuführen ist.

WEITERFÜHRENDE DIAGNOSTIK

Leberhautzeichen: Anamnese (Alkohol- bzw. Noxenanamnese, Hepatitiden), Symptome, internistische und Hautuntersuchung, neuropsychiatrischer Status, Labor (vor allem Blutbild, Na^+, K^+, GOT, GPT, γ-GT, GLDH, Bilirubin, AP, Albumin, Quick/INR, PTT, PCHE, CRP, Glukose, HbA_{1c}, ggf. Hepatitis-Serologie, Ferritin, Coeruloplasmin, α_1-Antitrypsin), Urinuntersuchung, Sonografie, ggf. Biopsie und histologische Untersuchung, CT, Gastroskopie (Ösophagusvarizen)

8.3.5 Kratzauskultation

Mit der Kratzauskultation werden orientierend am liegenden Patienten der obere und untere Rand der Leber bestimmt.

Durchführung

Bei entspannter Bauchdecke wird das Stethoskop in der Medioklavikularlinie oberhalb des Rippenbogens aufgesetzt. Im Anschluss werden mit dem Holzspatel horizontale und vertikale Kratzbewegungen von oben nach unten entlang der Medioklavikularlinie und von rechts nach links durchgeführt (➤ Abb. 8.10). Dabei sind Kratzgeräusche hörbar, und zwar über dem Lebergebiet deutlich stärker als über der Lunge oder den luftgefüllten Darmschlingen.

Normalbefund

- Leberhöhe bei der Frau: 7–11 cm
- Leberhöhe beim Mann: 8–12 cm

Pathologische Befunde

- Kleine Leber: typischer Befund bei Vernarbungsprozessen (zirrhotischer Umbau)
- Vergrößerte Leber: kann bei Fettleber, Tumoren, Metastasen, Infektionen der Leber (mit z. B. Echinokokken) auftreten

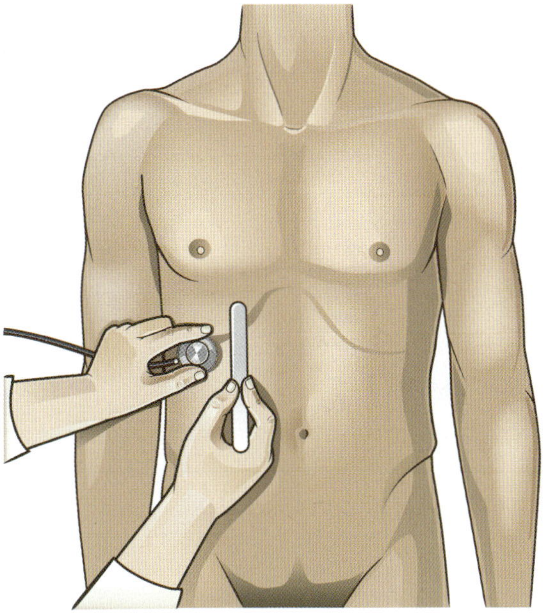

Abb. 8.10 Kratzauskultation der Leber [L255]

WEITERFÜHRENDE DIAGNOSTIK

➤ Kap. 8.3.4

8.3.6 Perkussion

Ziel der Leberperkussion ist eine grobe Größenbestimmung der Leberhöhe in der Medioklavikularlinie.

Durchführung

Die Perkussion beginnt mit der Bestimmung des oberen Leberrands in der Medioklavikularlinie (➤ Abb. 8.11). Zu hören ist der Übergang vom sonoren Klopfschall der Lunge zum gedämpften Klopfschall der Leber. Die Perkussion weiter fortsetzen, bis ein Übergang vom gedämpften Klopfschall zum tympanitischen Klopfschall hörbar ist.

Normalbefund

➤ Kap. 8.3.5

Pathologische Befunde

➤ Kap. 8.3.5

WEITERFÜHRENDE DIAGNOSTIK

➤ Kap. 8.3.4

8.3.7 Palpation

Ziele der Leberpalpation sind: Lagebestimmung des unteren Leberrands, Beurteilung des Leberrands, der Oberfläche, Konsistenz und Druckschmerzhaftigkeit.

8

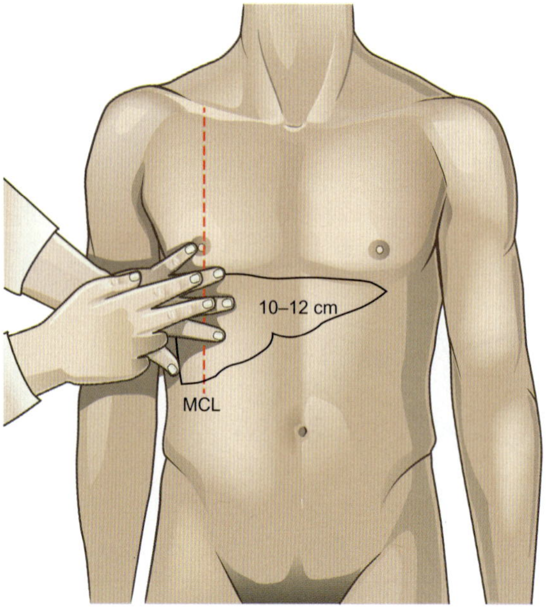

Abb. 8.11 Perkussion des oberen und unteren Leberrands [L255]

Durchführung

Nach Kratzauskultation und Perkussion der Leber gewinnt man bereits eine Vorstellung über die Lage der Leber. Daher kann die Leberpalpation vom unteren Rand des rechten oberen Quadranten begonnen werden. Sofern die Leber nicht auskultiert und perkutiert wurde, muss mit der Leberpalpation im rechten unteren Quadranten nach kranial bis zum Rippenbogen beginnen, damit eine Vergrößerung des Organs nicht übersehen wird (➤ Abb. 8.12). Ist der Leberrand nicht tastbar, wird der Patient aufgefordert, tief einzuatmen. Die Leber wird durch die Lungenausdehnung und die Senkung des Zwerchfells bei der Inspiration ca. 2–3 cm nach kaudal verschoben und stößt dadurch an die Fingerspitzen der Untersucherin bzw. des Untersuchers.

Die Leber kann über den Rippenrand ins Abdomen hineinragen, wobei das Organ keine pathologischen Veränderungen aufweisen muss. Beim Lungenemphysem und damit einhergehender Vergrößerung des thorakalen Raums und Zwerchfelltiefstand wandert die Leber nach kaudal, sodass der Leberrand wenige Zentimeter unterhalb des Rippenbogens tastbar ist. Die frühe Größenabgabe von z. B. „3 Querfinger unter dem Rippenbogen tastbar“ sollte nicht mehr verwendet werden, weil sie sehr ungenau und nicht zwingend auf eine Lebervergrößerung zurückzuführen ist.

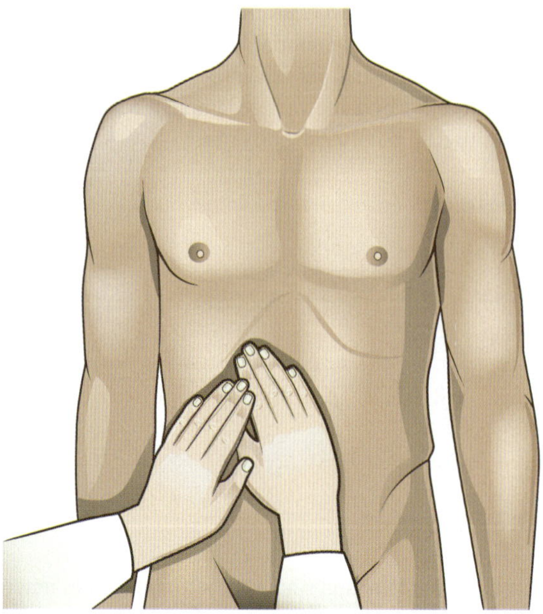

Abb. 8.12 Palpation der Leber [L255]

Normalbefund

- Leber elastisch, nicht schmerzhaft
- Leberrand glatt
- Bei Inspiration 2–3 cm unter dem rechten Rippenbogen tastbar

Pathologische Befunde

- Druckschmerzhafte Palpation: bei Hepatitis, Cholangitis, Stauungsleber
- Weiche vergrößerte Leber: bei Hepatitis, alkoholischem Leberschaden
- Harte vergrößerte Leber: bei Leukämie, Tumoren oder Metastasen
- Derbe Oberfläche: bei Leberzirrhose
- Höckerige Oberfläche: bei Karzinomen, Metastasen

WEITERFÜHRENDE DIAGNOSTIK

➤ Kap. 8.3.4

8.3.8 Funktionsprüfung

Laborchemische Untersuchungen des Blutes und die Sonografie der Leber stehen an erster Stelle.

Bei der **Blutuntersuchung** können folgende Parameter bestimmt werden:

- Transaminasen: GOT, GPT, γ-GT
- Cholestaseparameter: AP, Bilirubin, γ-GT
- Syntheseleistung der Leber: Albumine, PCHE, Quick-/INR-Wert

Bei der **Sonografie** der Leber kann das Parenchym u. a. im Hinblick auf Lage, Größe, Form, Organbegrenzung und Homogenität beurteilt werden. Zusätzlich werden die intrahepatischen Gallenwege und Gefäße dargestellt, und es wird deren Durchmesser bestimmt.

8.4 Untersuchung der Gallenblase

8.4.1 Erster Eindruck

➢ Kap. 8.2.1

8.4.2 Ausschluss eines Notfalls

➢ Kap. 8.2.2

8.4.3 Anamnestische Anhaltspunkte

Zusätzlich zu den Befunden der allgemein-orientierenden Untersuchung des Abdomens (➢ Kap. 8.2.3) weisen folgende anamnestische Hinweise auf eine Gallenerkrankung hin:

- Unverträglichkeit von Fett kann durch Verminderung des Gallensafts im Darm und damit eine reduzierte Emulgierung der Fette bedingt sein.
- Rezidivierende Schmerzen im rechten Oberbauch, die in die rechte Schulter ausstrahlen, sind Hinweise auf eine (rezidivierende) Gallenkolik.
- Akute oder rezidivierende Schmerzen im rechten Oberbauch, Fieber, Unverträglichkeit von Kaffee, gebratenen und fetten Speisen sowie Veränderungen der Stuhlfarbe geben Hinweise auf eine akute oder chronische Cholezystitis.

8.4.4 Inspektion

➢ Kap. 8.2.4

8.4.5 Palpation

Die gesunde, normal große Gallenblase ist nicht palpabel. Sie wird erst dann tastbar, wenn entzündliche Veränderungen vorliegen oder das Fassungsvermögen zugenommen hat.

Durchführung

Die Gallenblase liegt auf Höhe der 9. Rippe zwischen dem Rippenbogen und dem geraden Bauchmuskel (M. rectus abdominis). Mittels bimanueller Palpation unter den Leberlappen palpieren. Danach wird der Patient aufgefordert, tief einzuatmen. Die Leber mit der darunterliegenden Gallenblase wird durch die Lungenausdehnung während der Inspiration und die Senkung des Zwerchfells ca. 2–3 cm nach kaudal verschoben und stößt an die Fingerspitzen der Untersucherin bzw. des Untersuchers. Zu achten ist auf Druckschmerzhaftigkeit im Gallenblasengebiet.

Normalbefund

- Keine Schmerzhaftigkeit im Gallenblasengebiet
- Keine tastbare Gallenblase

Pathologische Befunde

- **Murphy-Zeichen:** Schmerzen in der Gallenblasenregion mit plötzlichem Stoppen der Inspiration, wobei in der Exspiration noch keine Schmerzen bestanden haben. Charakteristischer Befund bei entzündlichen Prozessen in der Gallenblase.
- **Courvoisier-Zeichen:** schmerzlose, prall-elastische tastbare Gallenblase bei Gallenblasenhydrops; tritt durch Kompression des Ductus choledochus im Rahmen eines Pankreas- oder Papillenkarzinoms auf.

WEITERFÜHRENDE DIAGNOSTIK

- Positives Murphy-Zeichen: Anamnese, Symptome, Labor (vor allem Blutbild, CRP, BSG, Bilirubin, AP, γ-GT, GOT, GPT, LDH), Sonografie, CT, MRT, ERCP
- Courvoisier-Zeichen: Anamnese, Symptome, Labor (vor allem Blutbild, CRP, BSG, Lipase, Bilirubin, AP, γ-GT, GOT, GPT, LDH), Sonografie, CT, MRT, ERCP

8.4.6 Funktionsprüfung

Folgende Untersuchungen spielen eine wichtige Rolle:

- Blutuntersuchung mit Transaminasen, Cholestase- und Entzündungsparametern.
- Sonografie der Gallenblase und der ableitenden Gallenwege: Bestimmt werden Gallenblasengröße, extrahepatische Gallenwege mit Gangweite, Wanddicke und evtl. Konkrementen.
- ERCP: ➢ Kap. 8.2.9.

8.5 Untersuchung bei Aszites

8.5.1 Erster Eindruck

Aszites entsteht durch eine Ansammlung von Flüssigkeit in der Peritonealhöhle. Meist sind ein vergrößerter abdominaler Umfang und Leberhautzeichen zu sehen (➢ Kap. 8.2.1, ➢ Kap. 8.3.1). Seltener ist ein Aszites durch Tumorerkrankungen bedingt, die einen malignen Aszites hervorrufen. Hier erscheint der Patient sehr mager bis kachektisch mit einer starken abdominalen Volumenvergrößerung.

8.5.2 Ausschluss eines Notfalls

➢ Kap. 8.2.2

8.5.3 Anamnestische Anhaltspunkte

➢ Kap. 8.2.3 und ➢ Kap. 8.3.3

8.5.4 Inspektion

Bei der Inspektion des Abdomens fallen ein vergrößertes Abdomen, ausladende Flanken und ein verstrichener Nabel auf (➢ Abb. 8.13). Andere inspektorische Zeichen entsprechen den in ➢ Kap. 8.3.4 beschriebenen Veränderungen.

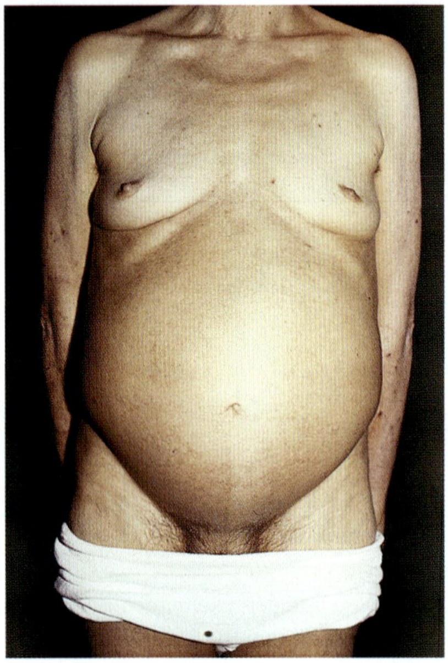

Abb. 8.13 Aszites [R246]

WEITERFÜHRENDE DIAGNOSTIK

➢ Kap. 8.2.4, ➢ Kap. 8.3.4

8.5.5 Auskultation

Bei der Auskultation des Abdomens bei gleichzeitig vorhandenem Aszites sind lebhafte Geräusche typisch (➢ Kap. 8.2.5). Eine Darmparalyse kann im Zuge einer spontanen bakteriellen Peritonitis (SBP) auftreten.

WEITERFÜHRENDE DIAGNOSTIK

➢ Kap. 8.2.4, ➢ Kap. 8.3.4

8.5.6 Perkussion

Durchführung

Es können größere Aszitesmengen (> 500 ml) perkutiert werden. Die Untersuchung erfolgt zunächst in Rückenlage. Perkutiert wird das gesamte Abdomen (➢ Abb. 8.14). Dabei auf den Übergang zwischen tympanitischem Klopfschall und Dämpfung achten. Der tympanitische Klopfschall findet sich zentral im Abdomen, die Dämpfung, der Schwerkraft folgend, in den unteren und seitlichen Bauchbereichen. Im Anschluss wird der Patient auf die rechte Seite gelagert. Die abdominale Flüssigkeit verlagert sich in die rechte Flanke, die Darmanteile wandern nach oben und „schwimmen" obenauf. Im Vierfüßlerstand (Knie-Ellenbeuge-Lage) ist eine Aszitesperkussion ebenso möglich, wobei auch kleinere Flüssigkeitsmengen nachgewiesen werden können. Die abdominale Flüssigkeit verlagert sich zur Nabelgegend, wo auch die Dämpfung perkutiert werden kann.

Befunde bei Aszites

- Rückenlage: in den Flanken eine Dämpfung, periumbilikal, epigastrisch und in der Regio pubica ein tympanitischer Klopfschall
- Rechtsseitenlage: Dämpfung je nach Aszitesmenge vom Nabel zur rechten Flanke, tympanitischer Klopfschall vom Nabel zur linken Flanke

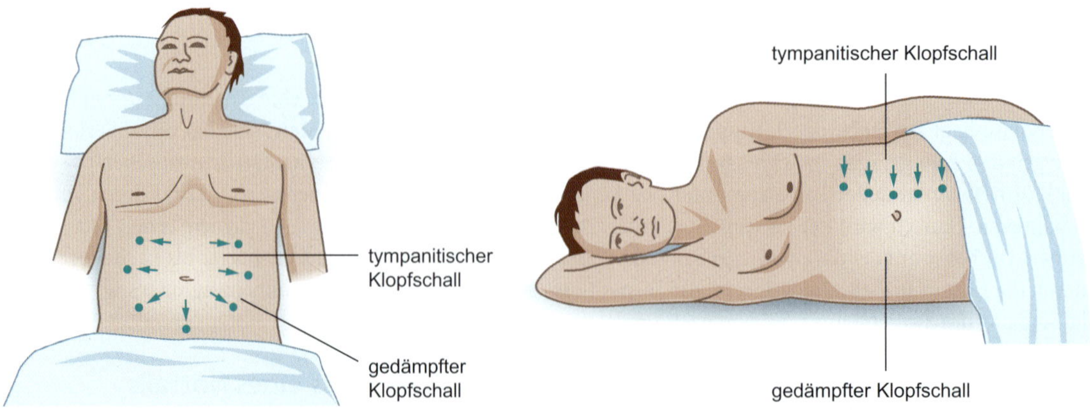

Abb. 8.14 Perkussion bei der Aszitesuntersuchung [E748, L157]

- Vierfüßlerstand: Dämpfung über dem Nabel, in den Flanken tympanitischer Klopfschall

WEITERFÜHRENDE DIAGNOSTIK
➤ Kap. 8.2.4, ➤ Kap. 8.3.4

8.5.7 Palpation

Kleine Aszitesmengen können i. d. R. nicht palpiert werden, größere Mengen dagegen schon, wobei besonders auf die Lageverschieblichkeit zu achten ist. Am besten erfolgt die Aszitespalpation über das **Undulationsphänomen**.

Durchführung
Der Patient liegt flach auf dem Rücken. Die Untersucherin bzw. der Untersucher legt eine Hand flach auf die eine Flanke, mit der anderen Hand wird an der Gegenseite mit den Fingerspitzen geklopft und dadurch eine Flüssigkeitswelle in Bewegung gesetzt.

Befund bei Aszites
Die angestoßene Flüssigkeitswelle ist in der kontralateralen Flanke zu spüren. Dieses Phänomen kann bei Aszitesmengen ab 2 Litern ausgelöst werden.

WEITERFÜHRENDE DIAGNOSTIK
➤ Kap. 8.2.4, ➤ Kap. 8.3.4

8.5.8 Funktionsprüfung

Es kann eine **Aszitespunktion** vorgenommen werden. Das gewonnene Material wird laborchemisch im Hinblick auf die Zusammensetzung (Transsudat, Exsudat) untersucht; ggf. können Bakterienkulturen angelegt werden.

PRAXISTIPP
Die Aszitespunktion ist Heilpraktikerinnen und Heilpraktikern nicht grundsätzlich verboten. In Anbetracht der Komplikationen, die durch eine Punktion entstehen können (z. B. Blutung, Punktion der Milz und Infektionsgefahr), sollte eine Aszitespunktion erfahrenen Ärztinnen und Ärzten vorbehalten bleiben und unter Klinikbedingungen erfolgen.

8.6 Untersuchung bei Appendizitis

8.6.1 Erster Eindruck

➤ Kap. 8.2.1

8.6.2 Ausschluss eines Notfalls

Die Appendizitis ist ein Notfall. Die Patienten müssen zeitnah im Krankenhaus vorgestellt werden.

8.6.3 Anamnestische Anhaltspunkte

Zusätzlich zu den Befunden der allgemein-orientierenden Untersuchung des Abdomens (➤ Kap. 8.2.3) weisen folgende anamnestische Hinweise auf eine Appendizitis hin:
- **Obstipation** in der Vorgeschichte.
- **Schmerzlokalisation:** Typischerweise beginnt der Schmerz im Epigastrium, wandert in die periumbilikale Region und von dort zum rechten Unterbauch. Die Schmerzwanderung ist wegen der unterschiedlichen Lokalisation der Appendix nicht sicher. Bei älteren Menschen kann die Schmerzsymptomatik sehr spärlich ausgeprägt sein, bei Schwangeren kann sich die Appendizitis durch Verlagerung der Organe nach kranial mit Schmerzen im rechten Oberbauch äußern.
- **Fieber:** als Ausdruck einer systemischen Erkrankung und als Temperaturdifferenz von ca. 1 °C zwischen axillärer und rektaler Temperatur.

8.6.4 Inspektion

Bei der Inspektion erscheint das Abdomen häufig aufgetrieben.

WEITERFÜHRENDE DIAGNOSTIK
➤ Kap. 8.6.9

8.6.5 Auskultation

Bei der Auskultation fallen verminderte oder sogar fehlende Geräusche auf: zunächst im rechten Unterbauch, dann im gesamten Abdomen. Dieser Zustand ist mit einem (Sub-)Ileus gleichzusetzen und auf eine Ausbreitung der Entzündung auf Nachbarstrukturen oder auch den gesamten Bauchraum zurückzuführen.

WEITERFÜHRENDE DIAGNOSTIK
➤ Kap. 8.2.4, ➤ Kap. 8.3.4, ➤ Kap. 8.6.4

8.6.6 Perkussion

Die Perkussion entspricht der allgemeinen abdominalen Untersuchung (➤ Kap. 8.2.6). Bei der Appendizitis kann die Perkussion durch die peritoneale Erschütterung im gesamten Abdomen sehr schmerzhaft sein.

WEITERFÜHRENDE DIAGNOSTIK

➤ Kap. 8.2.6

8.6.7 Palpation

Bei der Palpation liegt das Hauptaugenmerk auf der Prüfung der **Appendizitispunkte** (➤ Abb. 8.15). Vorab sollte man trotzdem einen palpatorischen Gesamtüberblick über die restlichen Bauchregionen und Organe gewonnen haben. Die Palpation beginnt am schmerzfernen Punkt und am liegenden Patienten.

Psoas-Zeichen

Durchführung
Den Patienten auffordern, das rechte Bein gegen Widerstand zu beugen.

Befund
Beim Beugen des rechten Beins Schmerzverstärkung vor allem im rechten Unterbauch. Das Psoas-Zeichen ist besonders dann positiv, wenn die Appendix eine retrozökale Lage aufweist.

Blumberg-Zeichen

Durchführung
Zunächst in der Mitte der Verbindungslinie zwischen Nabel und Spina iliaca anterior superior links Druck ausüben und den Druck nach einigen Sekunden lösen.

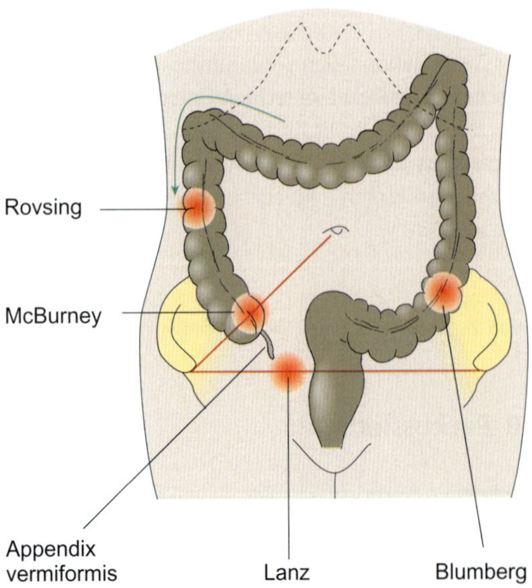

Abb. 8.15 Appendizitiszeichen [L190]

Befund
Während des Drucks häufig eine Minderung der Schmerzen („Druckanästhesie"). Beim schnellen Loslassen entstehen durch die peritoneale Erschütterung auf der kontralateralen (rechten) Seite Schmerzen.

McBurney-Punkt

Durchführung
Ungefähr im rechten Drittel bis in der Mitte einer gedachten Verbindungslinie zwischen Spina iliaca anterior superior rechts und Nabel Druck auf die Bauchdecke ausüben.

Befund
Druckschmerz ungefähr im rechten Drittel bis Mitte der Verbindungslinie zwischen Nabel und Spina iliaca anterior superior rechts.

Lanz-Punkt

Durchführung
Im ersten Drittel der Verbindungslinie zwischen den beiden Spinae iliacae anteriores superiores rechts Druck auf die Bauchdecke ausüben.

Befund
Druckschmerz im rechten äußeren und mittleren Drittel einer gedachten Linie zwischen beiden Spinae iliacae anteriores superiores.

Rovsing-Zeichen

Durchführung
Den Dickdarm retrograd ausstreichen und damit Kotmassen zum Entzündungsareal verschieben.

Befund
Schmerzen bzw. Schmerzverstärkung im Zökumbereich beim retrograden Ausstreichen des Dickdarms.

PRAXISTIPP

Positive (schmerzhafte) Appendizitispunkte können auch bei anderen Erkrankungen, z. B. beim Morbus Crohn bei Beteiligung des terminalen Ileums oder bei einer Adnexitis, vorhanden sein.
Bei einer Appendizitis müssen nicht alle Punkte schmerzhaft sein. Auf der anderen Seite schließen nicht schmerzhafte Appendizitispunkte eine Appendizitis auch nicht aus.

WEITERFÜHRENDE DIAGNOSTIK

- ➤ Kap. 8.6.4
- V. a. Morbus Crohn: Anamnese, Symptome, internistische, orthopädische, dermatologische und ophthalmologische Unter-

suchung, Labor (u. a. Blutbild, CRP, BSG, Eisen i. S., Ferritin, Vitamin B_{12}, Folsäure), Stuhluntersuchung auf pathogene Keime, Sonografie, Endoskopie mit Biopsieentnahme und histologische Untersuchung, MRT, CT
- V. a. Adnexitis: Anamnese, Symptome, gynäkologische Untersuchung, Labor (u. a. Blutbild, CRP, BSG), Sonografie, ggf. CT oder MRT

8.6.8 Rektale Untersuchung

Die rektale Untersuchung ist bei der Appendizitis (➤ Kap. 8.2.8) wegen der entzündlichen Reizung des Douglas-Raums oder bei Abszessbildung schmerzhaft und sollte erst am Schluss erfolgen.

WEITERFÜHRENDE DIAGNOSTIK
➤ Kap. 8.2.8

8.6.9 Funktionsprüfung

Die Funktionsprüfung ist bei V. a. Appendizitis meist weiterführend und umfasst die **Laboruntersuchung** mit Bestimmung der Entzündungszeichen (CRP, BSG, Leukozyten) und die **Sonografie**. Sonografisch werden die Wanddicke und die Echogenität der Appendix beurteilt. Gelegentlich lässt sich die Appendix wegen Meteorismus oder Lageveränderung sonografisch jedoch nur bedingt beurteilen.

8.7 Untersuchung des Pankreas

8.7.1 Erster Eindruck

➤ Kap. 8.2.1

8.7.2 Ausschluss eines Notfalls

Die akute Pankreatitis ist eine ernste Erkrankung und als Notfall einzustufen. Die Patienten müssen zeitnah im Krankenhaus vorgestellt werden.

8.7.3 Anamnestische Anhaltspunkte

Zusätzlich zu den Befunden der allgemein-orientierenden Untersuchung des Abdomens (➤ Kap. 8.2) weisen folgende anamnestische Hinweise auf eine Pankreaserkrankung hin:
- **Schmerzlokalisation:** Die Schmerzen sind meist im Oberbauch lokalisiert und strahlen gürtelförmig in den Rücken aus. Gelegentlich ist ein bohrender, in den Rücken ausstrahlender Schmerz eruierbar.
- **Fettstühle:** treten im Rahmen einer chronischen Pankreatitis bei mangelnder Verdauungsleistung auf.
- **Gewichtsabnahme, Mangelerscheinungen:** kommen bei chronischer Pankreatitis vor und sind auf eine mangelnde Verdauungsleistung zurückzuführen.
- **Gerötetes Gesicht:** Zeichen einer akuten Pankreatitis.
- **Schmerzloser Ikterus** mit Gewichtsabnahme und Zeichen einer chronischen Pankreatitis bei Pankreaskopftumoren.

8.7.4 Inspektion

Die Inspektion entspricht der allgemeinen Abdomenuntersuchung (➤ Kap. 8.2.4). Häufige Befunde bei akuter Pankreatitis sind:
- Aufgetriebener **Bauch**
- **Cullen- und Grey-Zeichen** bei hämorrhagischer Pankreatitis (➤ Abb. 8.4, ➤ Abb. 8.5)
- **Gerötetes Gesicht** durch Wirkung von vasoaktiven Substanzen

WEITERFÜHRENDE DIAGNOSTIK
- ➤ Kap. 8.2.4, ➤ Kap. 8.6.4
- Gerötetes Gesicht: ➤ Kap. 8.7.4

8.7.5 Auskultation, Palpation und Perkussion

Das Pankreas selbst lässt sich weder auskultieren noch perkutieren. Bei einer akuten Pankreatitis lassen sich wegen des paralytischen Ileus meist keine Darmgeräusche auskultieren. Die Palpation ist wegen der retroperitonealen Lage nicht oder bei schlanken Patienten nur schlecht möglich. Zu achten ist bei V. a. eine akute Pankreatitis auf den sog. **Gummibauch**, der als prall-elastische Spannung beschrieben werden kann. Pankreaszysten können beträchtliche Ausmaße annehmen und dann als pralle, meist scharf umrandete Resistenzen palpiert werden.

WEITERFÜHRENDE DIAGNOSTIK
Anamnese, Symptome, Untersuchung von Lunge (Pleuraerguss) und Herz, Labor (➤ Kap. 8.7.6), Sonografie, Endosonografie, Röntgen-Thorax, Röntgen-Abdomenübersicht, CT oder MRT, ERCP

8.7.6 Funktionsprüfung

Die Funktionsprüfung ist bei V. a. eine akute Pankreatitis meist weiterführend und umfasst:
- **Laboruntersuchung:**
  - Pankreasspezifische Enzyme: Lipase und Amylase

- Blutbild und Entzündungsparameter: CRP, BSG, Leukozyten
- Elektrolyte: Na^+, K^+, Ca^{2+}
- Bei V. a. auf biliäre Pankreatitis: Bilirubin, AP, γ-GT
- Lipidstatus (Triglyzeride, Cholesterin, HDL, LDL)
- Glukose, Nierenparameter (vor allem Kreatinin, Harnstoff), LDH
- **Sonografie:** Beurteilt werden Organgröße, Lage, Beschaffenheit und Homogenität der Drüse sowie die Lumenweite des Ductus pancreaticus.
- **ERCP:** ➤ Kap. 8.2.9

8.8 Untersuchung von Hernien

Bei Hernien (Brüchen) verlagern sich Eingeweideteile mitsamt Peritoneum durch eine Öffnung in der Bauchwand (Bruchpforte) nach außen. Die häufigsten Formen sind Leistenhernien (bei Männern), Schenkelhernien (bei Frauen) und Narbenhernien (bei beiden Geschlechtern). Leistenhernien können indirekt (lateral und angeboren; ➤ Abb. 8.16a) oder direkt (medial und meist erworben; ➤ Abb. 8.16b) sein.

8.8.1 Erster Eindruck

Hernien sind am bekleideten Patienten meist nicht sichtbar, außer sie haben einen enormen Umfang.

8.8.2 Ausschluss eines Notfalls

Eine **Hernieninkarzeration** ist als Notfall anzusehen. Der Patient muss zeitnah im nächsten Krankenhaus vorgestellt werden.

8.8.3 Anamnestische Anhaltspunkte

Zusätzlich zu den Befunden der allgemein-orientierenden Untersuchung des Abdomens (➤ Kap. 8.2.3) weisen folgende anamnestische Hinweise auf eine Hernie hin:

- Schwellung in der Leiste, im Skrotum, am Nabel oder im Narbenbereich
- Bauchschmerzen, Rötung, lokale Entzündungszeichen über dem Bruchsack
- Vorangegangene OPs

8.8.4 Inspektion

Durchführung

Der Patient steht gerade und wird aufgefordert, den intraabdominalen Druck durch Husten oder Pressen zu erhöhen.

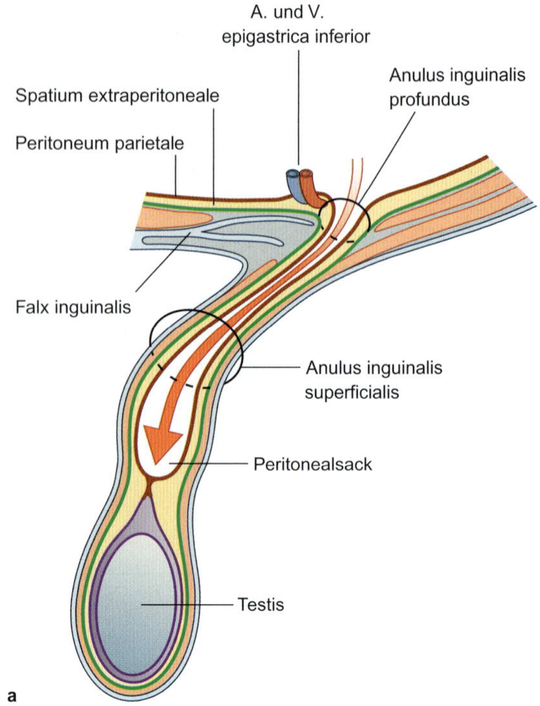

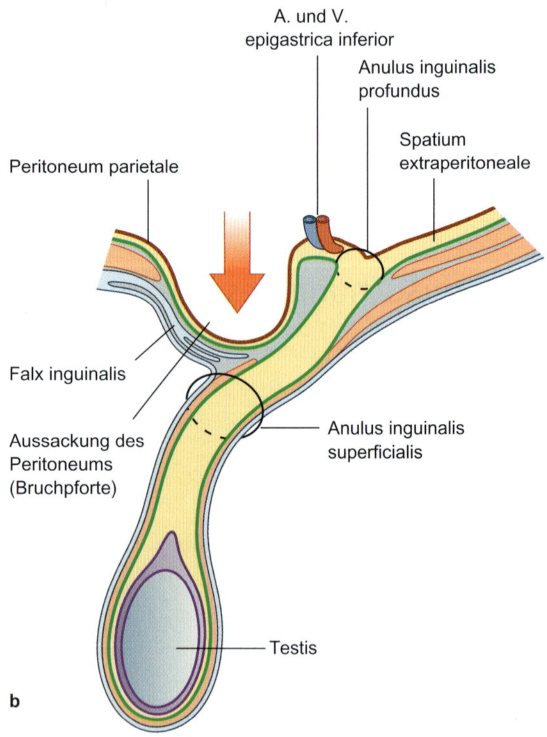

Abb. 8.16 Leistenhernien: **a** indirekter Leistenbruch, **b** direkter Leistenbruch (Spatium extraperitoneale = Extraperitonealraum; Peritoneum parietale = Bauchfell, das den Bauchraum von innen auskleidet; Anulus inguinalis profundus = innerer Leistenring; Anulus inguinalis superficialis = äußerer Leistenring; Falx inguinalis = Leistensichel; Testis = Hoden) [E402]

Bei Vorliegen einer Hernie kommt es zu einer Vorwölbung an der Bruchpforte.

Eine andere Möglichkeit zur Untersuchung bei V. a. Skrotalhernien ist die Diaphanoskopie. Mit einer aufgesetzten Lichtquelle wird durch das Skrotum geleuchtet.

Befunde

Bei einer Hernie schimmert kein Licht hindurch. Bei einer Hydrozele (Wasserbruch) schimmert das Licht durch das Skrotum hindurch.

WEITERFÜHRENDE DIAGNOSTIK

V. a. Hernie: Anamnese, Symptome, Untersuchung von Abdomen und Bruchsack, Sonografie, Röntgen, CT

8.8.5 Auskultation

Bei der Auskultation über der Schwellung sind Darmgeräusche hörbar.

WEITERFÜHRENDE DIAGNOSTIK

➢ Kap. 8.8.4

8.8.6 Palpation

Durchführung

Beim Mann am Oberrand des Skrotums die äußere Öffnung des Leistenkanals tasten (➢ Abb. 8.17). Den Patienten auffordern, zu husten oder zu pressen. Bei der Frau ist diese Untersuchung naturgemäß nicht möglich.

Befunde

Bei einer indirekten Hernie spürt die Untersucherin bzw. der Untersucher einen kleinen Stoß direkt gegen die Fingerbeere, bei einer direkten Hernie seitlich am Finger.

WEITERFÜHRENDE DIAGNOSTIK

➢ Kap. 8.8.4

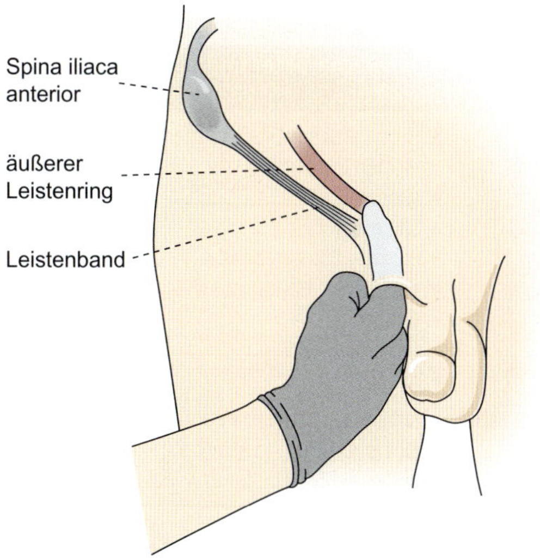

Abb. 8.17 Palpation der Bruchpforte bei einer Leistenhernie beim Mann [L106]

PRAXISTIPP

Bei V. a. eine inkarzerierte (eingeklemmte) Hernie niemals Repositionsversuche vornehmen. Dieser Zustand gleicht einem mechanischen Ileus, der operativ versorgt werden muss. Bei einer Reposition werden die Darmanteile nur in die Bauchhöhle zurückgeschoben, der Zustand der Einklemmung besteht aber weiterhin.

8.8.7 Funktionsprüfung

Die **Sonografie** ist die wichtigste Untersuchung bei V. a. eine Hernie. Hier können Darmanteile im Bruchsack detektiert werden.

8.9 Differenzialdiagnostik

➢ Tab. 8.6

Tab. 8.6 Ausgewählte Differenzialdiagnosen der abdominalen Erkrankungen und deren Befunde

Differenzialdiagnosen	Schmerzcharakter und Inspektion	Auskultation	Perkussion und Palpation	Funktionsprüfung
Gastritis	• Epigastrische Schmerzen • Schmerzverstärkung nach dem Essen • Evtl. Schonhaltung (gekrümmte Haltung)	Evtl. normale Darmgeräusche	Druckschmerzen im Epigastrium	Gastroskopie: entzündliche Areale sichtbar
Ulkuskrankheit	• Ulcus ventriculi: Schmerzen nach dem Essen, epigastrische Schmerzen • Ulcus duodeni: Nüchternschmerz, epigastrische und/oder periumbilikale Schmerzen • Evtl. Gesichtsblässe, Schonhaltung	• Evtl. normale Darmgeräusche • Bei Ulkusperforation fehlende Darmgeräusche durch Darmparalyse	• Druckschmerzen im Epigastrium und periumbilikal • Bei Ulkusperforation ausgeprägte Tympanie über dem gesamten Abdomen, Abwehrspannung und „bretharter" Bauch	Nachweis durch Gastroskopie bzw. Duodenoskopie

8

Tab. 8.6 Ausgewählte Differenzialdiagnosen der abdominalen Erkrankungen und deren Befunde *(Forts.)*

Differenzial-diagnosen	Schmerzcharakter und Inspektion	Auskultation	Perkussion und Palpation	Funktionsprüfung
Leber-zirrhose	• Unspezifischer Druckschmerz im rechten Oberbauch • Ikterus • Spidernävi • Palmar-, Plantarerythem • Weißnägel, Hautatrophie • Gynäkomastie • Caput medusae • Aszites	Meist lebhafte Geräusche	• Leber klein • Leberoberfläche höckerig und hart	• Laboruntersuchung: AP ↑, γ-GT ↑, Bilirubin ↑, GOT ↑, GPT ↑, GLDH ↑, Albumin ↓, Quick-Wert ↓, PCHE ↓ • Sonografie: kleine Leber, Parenchym inhomogen und evtl. knotig verändert
Gallenstein-abgang	• Kolikartige Schmerzen im rechten Oberbauch mit Ausstrahlung in die rechte Schulter bzw. das rechte Schulterblatt • Schonhaltung (mit angezogenen Beinen) • Evtl. Gesichtsblässe • Evtl. Ikterus	Keine Darm-geräusche durch reflektorische Darm-paralyse	• Schmerzen im rechten Ober-bauch • Meist ausgeprägte Tympanie • Abwehrspannung	• Laboruntersuchung: AP ↑, γ-GT ↑, Bilirubin ↑ • Sonografie: evtl. Gallen-blasensteine, Gallenweg-stauung • ERCP: durch Steine ver-legte Gallenwege
Cholezystitis	• Persistierende oder rezidivierende Schmerzen im rechten Oberbauch • Fieber	Evtl. normale oder fehlende Darm-geräusche durch reflektorische Darm-paralyse	• Schmerzen im rechten Ober-bauch • Positives Murphy-Zeichen	• Laboruntersuchung: CRP ↑, BSG ↑, Leukozy-ten ↑, evtl.AP ↑, γ-GT ↑, Bilirubin ↑ • Sonografie: evtl. Nach-weis von Gallensteinen, Verdickung der Gallen-blasenwand
Appendizitis	Schmerzen zunächst im Epigas-trium, dann periumbilikal, dann im rechten Unterbauch	Spärliche oder fehlende Darm-geräusche	• Schmerzen im rechten Unter-bauch oder auch im gesamten Abdomen • Positive Psoas-, Blumberg-, McBurney-, Lanz- und Rov-sing-Zeichen • Fieber und axillär-rektale Tem-peraturdifferenz von ca. 1 °C • Schmerzhafte rektale Unter-suchung	• Laboruntersuchung: CRP ↑, BSG ↑, Leuko-zyten ↑ • Sonografie: ödematöse Appendix
Akute Pankreatitis	• Starke gürtelförmige Oberbauch-schmerzen • Gerötetes Gesicht • Evtl. Grey- und Cullen-Zeichen	Keine Darm-geräusche durch reflektorische Darm-paralyse	• Schmerzhaft • Evtl. ausgeprägte Tympanie • Gummibauch	• Laboruntersuchung: CRP ↑, BSG ↑, Leukozyten ↑, Lipase ↑, Amylase ↑, Kalzium ↓ • Sonografie: Drüsenver-größerung und Ödem
Chronische Pankreatitis	• Rezidivierende oder persistie-rende gürtelförmige Oberbauch-schmerzen • Hagere, blasse und unterernährte Patienten	Meist lebhafte Darm-geräusche	• Meist ausgeprägte Tympanie • Kein besonderer Befund	• Stuhluntersuchung: pan-kreatische Elastase 1 ↓ • Sonografie: atrophes Organ
Sigmadiver-tikulitis	Schmerzen im linken Unterbauch	Spärliche oder fehlende Darm-geräusche	• Schmerzen im linken Unter-bauch • Druckschmerzen im linken Unterbauch • Fieber mit Schüttelfrost	Laboruntersuchung: CRP ↑, BSG ↑, Leukozyten ↑

8

KAPITEL

9 Untersuchung der Nieren und ableitenden Harnwege

PRAXISTIPP

Die Urinuntersuchung sollte im Hinblick auf ihre Durchführung und die Interpretation der Befunde sicher beherrscht werden. Darüber hinaus sind Grundkenntnisse über die Labordiagnostik und die Nierenfunktionsparameter hilfreich.

9.1 Erster Eindruck

Der erste Eindruck von der Patientin bzw. vom Patienten kann bereits Hinweise auf potenziell vorhandene Erkrankungen der Nieren und der ableitenden Harnwege liefern. Besonders zu beachten sind die Hautveränderungen:

- **Hautkolorit:** Typisch ist ein grau-schmutziges, blasses Hautkolorit bei chronischer Nierenkrankheit (Niereninsuffizienz).
- **Kratzspuren:** entstehen durch Juckreiz bei mangelnder Giftelimination aus dem Körper, im Rahmen einer chronischen Niereninsuffizienz.
- **Ödeme:** Typisch sind symmetrische Ödeme an Unterschenkeln und Lidödeme (vor allem morgens) bei Nierenerkrankungen, u. a. bei der Glomerulonephritis oder beim nephrotischen Syndrom (➤ Abb. 9.1).

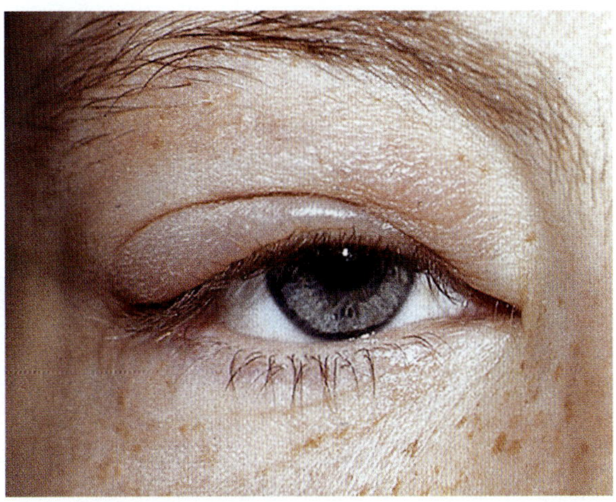

Abb. 9.1 Lidödem beim nephrotischen Syndrom [R246]

- **Geruch:** Häufig kann bei Harnwegserkrankungen ein Uringeruch wahrgenommen werden, z. B. bei Infektionen der ableitenden Harnwege oder Urämie. Es kann aber auch Ausdruck mangelnder Pflege sein.
- **Dialyse-Shunt:** Verbindung zwischen einer Arterie und Vene (chirurgisch angelegt), um ein ausreichend hohes Volumen für die Dialyse zu fördern. Häufig finden sich die Shunts handgelenksnah und imponieren als daumendicke Wülste. Sie verbinden die A. radialis und die V. cephalica.

9.2 Ausschluss eines Notfalls

Die wichtigsten und häufigsten urologischen Notfälle sind:

- Oligurie (➤ Tab. 9.1): Urintagesmenge < 500 ml.
- Anurie (➤ Tab. 9.1): Urintagesmenge < 100 ml.
- Polyurie (➤ Tab. 9.2): Urintagesmenge > 2.000 ml.
- Hämaturie (➤ Tab. 9.3): kann als Makrohämaturie (mit dem bloßen Auge sichtbar) oder als Mikrohämaturie (in der U-Stix-Untersuchung positiv nachweisbar) auftreten.
- Kolikartige Schmerzen: an- und abschwellende Schmerzen; typisch für den Nierensteinabgang.
- Zeichen einer Urosepsis: Typische Symptome sind Fieber und Schüttelfrost, Hypotonie, Tachykardie, Oligurie oder Anurie sowie Symptome der ursächlichen Erkrankung (Erkrankung der Nieren oder der ableitenden Harnwege).

Tab. 9.1 Differenzialdiagnostik bei Oligurie und Anurie

Ursache	Differenzialdiagnosen
Prärenal	• Schock • Exsikkose
Intrarenal	• Nierenverletzungen • Gifte • Vaskulitis
Postrenal	• Steinleiden • Prostatahyperplasie • Urologische oder gynäkologische Tumoren

Tab. 9.2 Differenzialdiagnostik bei Polyurie

Ursachen	Differenzialdiagnosen
Polydipsie	• Idiopathisch • Psychogen
Endokrin, metabolisch	• Diabetes mellitus • Diabetes insipidus • Hyperkalzämie
Renal	• Chronische Niereninsuffizienz • Akutes Nierenversagen

Tab. 9.3 Differenzialdiagnostik bei Hämaturie

Ursachen	Differenzialdiagnosen
Intrarenal	• Trauma • Nephrolithiasis • Nierenzellkarzinom • Pyelonephritis • Glomerulonephritis • Niereninfarkt, Nierenvenenthrombose
Extrarenal	• Nephrolithiasis • Katheter • Trauma • Infektionen: Zystitis, Prostatitis • Antikoagulanzientherapie, Gerinnungsstörung • Tumoren

9.3 Anamnestische Anhaltspunkte

Im Rahmen der Anamnese können folgende Angaben auf eine Erkrankung der Nieren oder der ableitenden Harnwege hinweisen:

- **Miktionsstörungen:**
  - **Nykturie** (nächtliches Wasserlassen): kann bei Nierenerkrankungen, benignem Prostatasyndrom (BPS) oder Herzinsuffizienz auftreten.
  - **Pollakisurie** (häufiges Wasserlassen in kleinen Portionen): kann im Rahmen einer Zystitis, bei Reizblase, erhöhter Restharnmenge bei BPS oder neurogener Blase auftreten.
  - **Dysurie** (erschwerte Miktion), Algurie (schmerzhafte Miktion), Strangurie (schmerzhafter Harndrang mit Blasenkrämpfen): typische Symptome bei Zystitis, Urethritis oder Prostatitis.
  - **Harnstrahlveränderungen** (z. B. Harntröpfeln, gespaltener Harnstrahl, verzögerte und verlängerte Miktion): charakteristisch bei BPS, Harnröhrenstriktur oder nach entzündlichen Geschehen in den ableitenden Harnwegen.
  - **Harninkontinenz** (mangelnde Fähigkeit, den Urin zu halten): Mögliche Ursachen sind Beckenbodenschwäche, Sphinkterinsuffizienz, Entzündungen im Abflussgebiet.
  - **Harnverhalt** (Unfähigkeit, die Harnblase vollständig oder teilweise zu leeren): Mögliche Ursachen sind die BPS oder Strikturen in der Urethra.
- **Erektile Dysfunktion:** bei Diabetes mellitus, Alkoholismus, Neuropathien anderer Genese oder durch psychogene Ursachen.
- **Geschlechtskrankheiten:** Hinweise auf Vernarbungen im Bereich der Harnröhre?
- **Schmerzanamnese:**
  - Suprapubische Schmerzen: charakteristisches Symptom bei Zystitis.

- Kolikartige, wandernde Schmerzen: typisches Symptom der Urolithiasis. Die Schmerzen sind meist einseitig, beginnen in den Flanken, ziehen dann in den Unterbauch und von dort in den Bereich des Genitales. Häufig sind Erschütterungen in der Anamnese eruierbar, denn durch Erschütterungen (z. B. beim Reiten) können Steine mobilisiert werden.
- Starke, dumpfe Flanken- und Rückenschmerzen: charakteristisches Symptom bei Pyelonephritis.
- Leichte bis mäßige Schmerzen im Flanken- und Rückenbereich: häufiges Symptom bei Glomerulonephritis.

• **Gynäkologische Anamnese:** Zu erfassen sind die erste Periode, die letzte Periode, Schwangerschaften und Geburten sowie Zyklusanomalien.
• **Noxen:** Nikotin- und / oder Analgetikaabusus begünstigen die Entstehung einer Analgetikanephropathie und von Urothelkarzinomen.
• **Hypertonie:** häufiges Begleitsymptom bei eingeschränkter Nierenfunktion; umgekehrt kann eine Niereninsuffizienz auch durch Hypertonie entstehen.

9.4 Inspektion

Neben den Befunden, die man schon aus dem ersten Eindruck des Patienten gewonnen hat, ist die Inspektion des Urins von großer Bedeutung (➤ Kap. 9.8.1).

WEITERFÜHRENDE DIAGNOSTIK

- V. a. Nierenerkrankungen: Anamnese, Symptome, vollständige internistische und neuropsychiatrische Untersuchung, Hautuntersuchung, Labor (vor allem Blutbild, Kreatinin, Harnstoff, Harnsäure, Na^+, K^+, Phosphat, Vitamin D, AP, Parathormon, Albumin), Urinuntersuchung (vor allem Eiweiß, Erythrozyten, Sediment), Sonografie, ggf. Nierenbiopsie, Echokardiografie, Röntgen-Thorax
- Ödeme: ➤ Kap. 5.4, ➤ Kap. 5.5
- Auffälligkeiten des Urins: Anamnese (Trinkmenge, Medikamente), Symptome, Urinuntersuchung (U-Stix und Sediment, ➤ Kap. 9.8.1), harnpflichtige Substanzen (➤ Kap. 9.8.2), Sonografie

9.5 Palpation

Die Palpation der Nierenlager ist wegen der schlechten Zugänglichkeit der Organe kaum möglich.

Durchführung

Der Patient liegt auf dem Rücken; Abdomen- und Rückenmuskulatur sind entspannt. Die Nieren werden bimanuell untersucht. Bei der Untersuchung der rechten Niere steht die Therapeutin bzw. der Therapeut rechts vom Patienten. Mit der linken Hand die Lendenregion bauchwärts drücken, die Finger der rechten Hand kaudal des Rippenbogens auflegen. Den Patienten auffordern, tief einzuatmen. Während der Inspiration die unter dem Rippenbogen liegende rechte Hand mit den Fingerkuppen nach dorsal drücken. Die Untersuchung der linken Niere erfolgt analog, wobei die Untersucherin bzw. der Untersucher auf der linken Patientenseite steht.

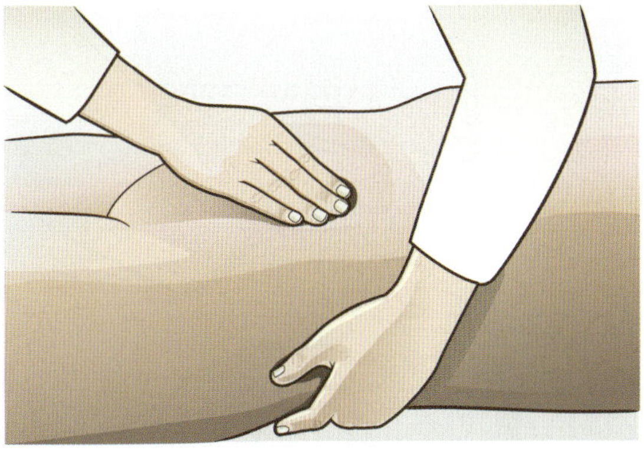

Abb. 9.2 Palpation der linken Niere [L255]

Es ist auch möglich, beide Nieren von der rechten Patientenseite aus zu palpieren. Die Palpation der rechten Niere entspricht dem oben beschriebenen Vorgang. Zur Palpation der linken Niere mit der linken Hand in den linken Lendenbereich greifen und die Partie bauchwärts drücken. Die Nierenpalpation erfolgt dann mit der rechten Hand (➤ Abb. 9.2).

Normalbefund

Bei schlanken Patienten ist meist der untere rechte Nierenpol tastbar. Die linke Niere ist meist nicht zu tasten.

Pathologische Befunde

• Leicht zu erreichende Nieren: bei Senk- oder Wandernieren
• Vergrößerung der Nieren: bei Zystennieren, Nierenzysten, Tumoren

WEITERFÜHRENDE DIAGNOSTIK

- V. a. Nierenerkrankungen: ➤ Kap. 9.4
- Senk- und Wanderniere: Anamnese (lageabhängige Schmerzen durch Absenkung der Niere nach kaudal im Stehen), Symptome; weiteres Vorgehen ➤ Kap. 9.4

9.6 Perkussion

Bei der Perkussion werden die Nieren auf **Klopfschmerzhaftigkeit** geprüft.

9

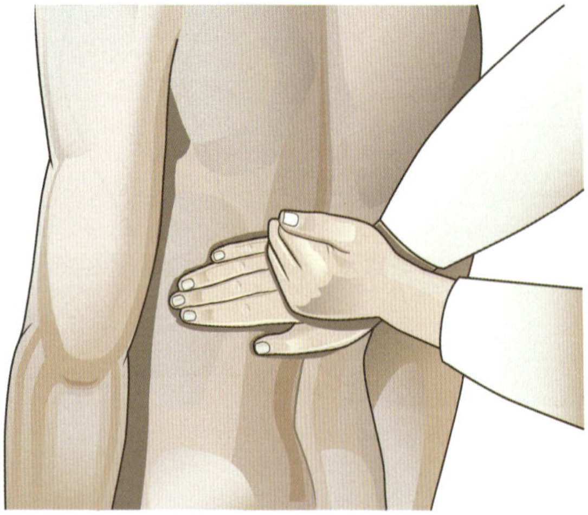

Abb. 9.3 Perkussion der Nierenlager [L255]

Durchführung

Die Patientin bzw. der Patient sitzt oder steht während der Perkussion. Die Flanken mit der Handkante oder Fingerkuppen zunächst vorsichtig orientierend perkutieren oder die aufgelegte Hand beklopfen (➤ Abb. 9.3). Sind keine Schmerzen vorhanden, kann die Perkussion etwas stärker wiederholt werden.

Normalbefund

Kein Klopfschmerz über den Nierenlagern.

Pathologische Befunde

Klopfschmerzhafte Nierenlager bei Pyelonephritis, Abszessen oder Harnstau.

WEITERFÜHRENDE DIAGNOSTIK

Klopfschmerzhaftigkeit: Anamnese (vorangegangene Zystitis, BPH), Symptome, Abdomenuntersuchung, bei Männern Prostatauntersuchung, Labor (vor allem Blutbild, CRP, BSG, Kreatinin, Harnstoff), Urinuntersuchung (U-Stix, Urinkultur mit Bakterienbestimmung), Sonografie (Nachweis Nierenbeckenstauung), ggf. CT oder MRT

9

9.7 Auskultation

Auskultiert werden mögliche periumbilikale Strömungsgeräusche über den **Aa. renales**. Die Strömungsgeräusche geben Hinweise auf eine Stenose dieser Gefäße.

WEITERFÜHRENDE DIAGNOSTIK

Strömungsgeräusche: Anamnese (Vorerkrankungen, vor allem Hypertonie und arteriosklerotische Erkrankungen, familiäre Häufung), Symptome, Untersuchung von Nieren, Herz und Gefäßen, Labor (u. a. Na^+, K^+, Kreatinin, Harnstoff, Harnsäure, HDL, LDL, Cholesterin, Triglyzeride, Glukose, ggf. HbA_{1c}), Urinuntersuchung (Mikroalbuminurie), Duplexsonografie, Angiografie

9.8 Funktionsprüfung

Bei der Funktionsprüfung kann der Urin zunächst makroskopisch beurteilt werden. Ferner ist eine Teststreifenuntersuchung möglich. Zusätzlich können eine Sedimentuntersuchung, 24-Stunden-Sammelurin und eine laborchemische Blutuntersuchung durchgeführt werden. Bei den weiterführenden Verfahren ist die Sonografie besonders wichtig, mit der u. a. Organgröße, Organform, Parenchym- und Pyelongröße sowie Parenchymmuster bestimmt werden.

9.8.1 Urinuntersuchung

Gewinnungsarten

- **Spontanurin:** Urin in sauberem Gefäß auffangen. Bei Frauen kann die Untersuchung durch Fluorbeimengung Leukozyten oder durch Menstruationsblut Erythrozyten falsch positiv anzeigen.
- **Mittelstrahlurin:** am häufigsten für die Urinuntersuchung verwendet. Den Genitalbereich vor der Entnahme gründlich reinigen. Im Anschluss die zweite Harnportion auffangen, wobei der Urinstrahl nicht unterbrochen werden sollte.
- **Morgenurin:** besonders geeignet für die Sedimentuntersuchung, weil die Verweildauer des Urins in der Blase meist lang war.
- **24-Stunden-Sammelurin:** Bestimmung von Harnmenge und chemischer Beschaffenheit.

Allgemeine Empfehlungen zur Uringewinnung

- Urin sofort bis spätestens 4 Stunden nach Gewinnung untersuchen. Zeitverzögerungen führen zu bakterieller Vermehrung sowie zum Zerfall von Erythrozyten und Leukozyten.
- Bei der Teststreifenuntersuchung den Urin im Kühlschrank lagern, sofern er nicht gleich untersucht werden kann. Zu beachten sind Herstellerangaben bezüglich der Haltbarkeit der Teststäbchen nach Öffnung des Teststäbchenbehälters.

Definitionen

➤ Tab. 9.4

Makroskopische Beurteilung

- Klar, hellgelb: Normalbefund
- Hell bis farblos: hohe Trinkmenge, Diabetes insipidus

Tab. 9.4 Definitionen der Urinausscheidung

Begriff	Urinmenge [ml / Tag]	Ursachen
Normalbefund	• Männer: 800–1.800 • Frauen: 600–1.600	
Oligurie	< 500	• Dehydratation • Nierenerkrankung
Anurie	< 100	• Nierenversagen • Harnabflussstörung
Polyurie	> 2.000	• Nierenerkrankung • Stoffwechselerkrankung
Nykturie	Mehrmaliges nächtliches Wasserlassen	• Herzinsuffizienz • Nierenerkrankung • Prostataerkrankung
Pollakisurie	Häufiges Wasserlassen in kleinen Portionen	• Harnwegsinfekt • Blasentumor • Prostataerkrankung

- Dunkelgelb: geringe Trinkmenge, Schwitzen, Fieber
- Graue Trübung: Pyurie durch Beimengung von Eiweiß, Leukozyten, Bakterien
- Makrohämaturie: Blutungen aus dem Urogenitaltrakt, Tumoren
- Schaumig: Proteinurie
- Braun: Bilirubinurie im Rahmen eines intra- oder posthepatischen Ikterus

Geruch

- Obstartig: Ketonurie (z. B. bei Diabetes mellitus, Fastenkuren)
- Nach Ammoniak: Infektionen der Harnwege und bakterielle Zersetzung von Harnstoff
- Nach Nahrungsmitteln: Genuss von Spargel, Zwiebel, Knoblauch, tropischen Früchten
- Nach bitteren Mandeln: Intoxikation mit Zyaniden
- Mäuseartig: Phenylketonurie

Dreigläserprobe

Die Dreigläserprobe kann bei Makrohämaturie durchgeführt werden und gibt grobe Anhaltspunkte über den Ort der Blutung.

Durchführung
Die gesamte Urinmenge wird in drei Gefäßen aufgefangen, wobei diese nacheinander befüllt werden.

Normalbefund
In allen drei Gefäßen klarer, hellgelber Urin.

Pathologische Befunde
- Die erste Portion ist blutig verfärbt, die zwei darauffolgenden Proben sind heller bzw. klar: bei tiefliegender Blutung (Urethralbereich, Prostata)
- Die beiden ersten Portionen sind blutig verfärbt, die dritte Probe ist heller: bei Blutungen im Blasenbereich
- Alle Portionen sind blutig verfärbt: bei Blutungen aus höher gelegenen Strukturen (Ureter, Nierenbecken, Niere)

WEITERFÜHRENDE DIAGNOSTIK
Hämaturie: Anamnese, Symptome, Untersuchung von Abdomen, Nieren und Geschlechtsorganen, rektale Untersuchung der Prostata, Labor (vor allem Blutbild, CRP, BSG, harnpflichtige Substanzen), Urinuntersuchung (U-Stix und Sediment mit Fahndung nach Erythrozytenzylindern, ggf. Keimbestimmung), ggf. Ejakulatuntersuchung auf pathogene Keime, ggf. Sonografie der Harnblase, Geschlechtsorgane und Nieren, Blasenspiegelung, ggf. CT

Teststreifenuntersuchung

- Teststreifenbehälter sofort nach Entnahme eines Teststreifens wieder verschließen.
- Streifen nur ca. 1 Sekunde in den Urin eintauchen, da sonst die Reagenzien ausgespült werden.
- Überschüssigen Urin abstreifen.
- Unterschiedliche Reaktionszeiten beachten.
- Teststreifen ablesen: Farbumschläge gemäß Farbskala des Röhrchens deuten.

Glukose

Glukose erscheint dann im Urin, wenn der Serumglukosespiegel 160–180 mg / dl (Nierenschwelle) übersteigt. Die Nierenschwelle steigt im Alter und bei chronischer Niereninsuffizienz.

Normwert
Negativ.

Pathologische Befunde
- Glukosurie: bei Diabetes mellitus, renaler Glukosurie, Morbus Wilson, interstitieller Nephritis
- Falsch negative Befunde: bei Einnahme von Ascorbinsäure
- Falsch positive Befunde: bei Vorhandensein von Peroxiden (Desinfektionsmittel)

Erythrozyten

Erythrozyten im Urin können eine Makrohämaturie (sichtbar blutiger Urin) oder eine Mikrohämaturie (Urinfarbe normal) hervorrufen.

Normwert
Negativ.

Pathologische Befunde

- Prärenale Hämaturie: durch Einnahme von Antikoagulanzien, hämorrhagische Diathese, Infektionskrankheiten
- Intrarenale Hämaturie: durch Glomerulonephritis, Nierenzellkarzinom, Niereninfarkt, Nephrolithiasis
- Postrenale Hämaturie: durch Zystitis, Prostatitis, Blasensteine, Blasenkarzinom
- Marschhämaturie bzw. Marschmyoglobinurie: durch starke körperliche Belastung

Leukozyten

Leukozyten im Urin sind ein Hinweis auf entzündliche Erkrankungen der Nieren und der ableitenden Harnwege.

Normwert
Negativ.

Pathologische Befunde

- Leukozyturie: bei Infektionen der ableitenden Harnwege, z. B. Zystitis, Pyelonephritis, Prostatitis
- Falsch positive Befunde: bei Kontamination des Urins durch Fluor vaginalis oder Material aus dem Präputium, Einnahme von Antibiotika
- Falsch negative Befunde: durch Einwirkung von Desinfektionsmitteln oder Ascorbinsäure, bei Einnahme von Antibiotika

PRAXISTIPP

Bei rezidivierender Leukozyturie empfehlen sich eine Sedimentuntersuchung, die Anzüchtung von Bakterienkulturen aus dem Urin und die Prüfung der Nierenfunktionsparameter.
Bei Leukozyturie ohne Keimnachweis (sterile Leukozyturie) auch an das Vorliegen einer Urogenitaltuberkulose, Gonorrhö, eines Reiter-Syndroms und einer Analgetika-Nephropathie denken.

Eiweiß

Eiweiß im Urin kann nachgewiesen werden, wenn entweder die glomeruläre Permeabilität erhöht und / oder die tubuläre Rückresorption insuffizient ist. Bei Vorliegen einer Proteinurie schäumt der Urin beim Schütteln (➤ Abb. 9.4).

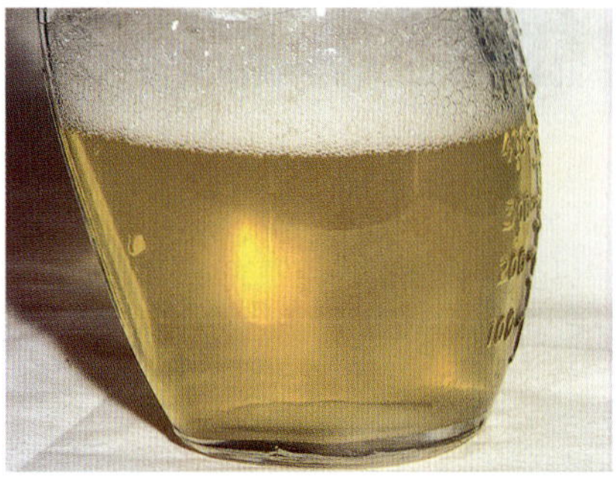

Abb. 9.4 Schüttelschaum bei Proteinurie [E426]

Normwert
Negativ.

Pathologische Befunde

- Eiweiß positiv bei:
  - Nierenerkrankungen, z. B. Glomerulonephritis, nephrotisches Syndrom
  - Herzinsuffizienz
  - Fieberhaften Infektionen
  - Harnwegsinfekten
  - Schwangerschaft: Hinweis auf Präeklampsie (früher EPH-Gestose genannt)
- Falsch positive Befunde: bei körperlicher Anstrengung, Unterkühlung, Erhitzung, Stress, Urin-Alkalisierung

PRAXISTIPP

Bence-Jones-Proteine beim multiplen Myelom (Plasmozytom) sind über die Teststreifenuntersuchung nicht nachweisbar.

Nitrit

Nitrit im Urin ist ein Hinweis auf eine bakterielle Besiedelung der ableitenden Harnwege mit nitritbildenden Bakterien, z. B. *Escherichia coli, Proteus mirabilis,* Klebsiellen oder *Citrobacter*. Dabei wandeln die Bakterien Nitrat in Nitrit um. Jede noch so dezente Verfärbung des Nitritfensters im Teststreifen muss als verdächtig angesehen werden.

Normwert
Negativ.

Pathologische Befunde

- Positiv: Infektionen der ableitenden Harnwege, z. B. Zystitis, Pyelonephritis, Prostatitis
- Falsch positive Befunde: bei Untersuchung von abgestandenem Urin
- Falsch negative Befunde: bei zu kurzer Verweildauer des Urins in der Blase (→ bestes Untersuchungsmaterial ist der Morgenurin), mangelnde Zufuhr nitratreicher Nahrung (→ vor der Nitrituntersuchung Gemüse verzehren)

PRAXISTIPP

Negative Befunde schließen eine Harnwegsinfektion nicht aus. Eine Infektion mit nicht nitritbildenden Bakterien (z. B. Chlamydien, Mykoplasmen) ist immer noch möglich.

Ketone

Ketone entstehen im Körper aus dem Fettsäureabbau (Lipolyse); sie werden teils über den Urin ausgeschieden, teils über die Lunge abgeatmet und über die Haut ausgeschieden.

Normwert
Negativ.

Pathologische Befunde

- Diabetes mellitus Typ 1: Der absolute Insulinmangel führt zur ungehemmten Lipolyse und durch Fettsäureabbau zur Bildung von Ketonkörpern.
- Fastenkuren mit Mobilisierung des Fettgewebes.
- Schwangerschaftsgestose.

Bilirubin und Urobilinogen

Bilirubin ist ein Abbauprodukt des Häms, das an Albumin gebunden zur Leber transportiert und dort zu wasserlöslichem, konjugiertem Bilirubin verestert wird. Dann wird es über die Gallengänge in den Darm ausgeschleust. Im Darm entsteht aus Bilirubin u. a. Urobilinogen, das auch wasserlöslich ist und ebenfalls über den Urin ausgeschieden werden kann. Bilirubin färbt den Urin dunkel.

Urobilinogen erscheint in geringen Mengen im Urin. Der größte Teil des zirkulierenden Urobilinogens wird über den enterohepatischen Kreislauf wieder in der Leber aufgenommen. Bei einer Hämolyse oder Einschränkung der Leberleistung wird Urobilinogen vermehrt über den Urin ausgeschieden.

Normwerte

- Bilirubin negativ
- Urobilinogen-Spuren

Pathologische Befunde

- Bilirubinurie: bei Lebererkrankungen (z. B. Hepatitis, Leberzirrhose), die mit einem Rückstau des konjugierten Bilirubins ins Blut einhergehen. Das konjugierte, wasserlösliche Bilirubin wird dann über die Niere mit dem Harn ausgeschieden. Ferner bei Verschluss des Ductus choledochus, der zur Störung des Galleabflusses führt.
- Urobilinogenurie: Bei gesteigertem Bilirubinabbau, z. B. bei hämolytischer Anämie oder Leberfunktionsstörungen, die mit mangelnder Resorption in der Leber einhergehen.

Spezifisches Gewicht

Das spezifische Gewicht beschreibt die Menge der gelösten Teilchen pro Volumeneinheit Urin und gibt Auskünfte über die Funktion der Tubuli, in denen die Konzentrierung des Harns erfolgt. Die Messung des spezifischen Gewichts erfolgt mithilfe eines Urometers.

Normwert

- 1.001–1.040 g / l
- Morgenurin 1.025–1.040 g / l

Pathologische Befunde

- Hyposthenurie (1.001–1.010 g / l): durch beeinträchtigte Konzentrationsfähigkeit der Niere
- Isosthenurie (1.010–1.012 g / l): Harnstarre bei deutlicher Funktionseinschränkung und mangelnder Konzentrationsfähigkeit der Niere
- Asthenurie (1.001 g / l): bei Diabetes insipidus, wenn die Niere gar nicht in der Lage ist, den Harn zu konzentrieren

Säure (pH-Wert)

Der pH-Wert des Urins unterliegt physiologischen Tagesschwankungen. Die tiefsten Werte werden in der Nacht und am frühen Morgen gemessen. Nach Mahlzeiten steigt der pH-Wert an.

Normwert

pH 4,9–7,4.

Pathologische Befunde

- pH-Wert-Erhöhung (Alkalisierung): bei vegetarischer Ernährung, Medikamenteneinnahme (z. B. Carboanhydrasehemmer), Harnwegsinfekten durch harnstoffspaltende Bakterien (z. B. *Escherichia coli),* Alkalose
- pH-Wert-Erniedrigung: bei fleischreicher Kost, Gicht, malignen Erkrankungen, Azidose

WEITERFÜHRENDE DIAGNOSTIK

- Glukosurie: Anamnese (bekannter Diabetes mellitus), Symptome, internistische und neurologische Untersuchung, Labor (Blutbild, Glukose, HbA_{1c}, harnpflichtige Substanzen, HDL, LDL, Cholesterin, Triglyzeride, Leberwerte)
- Hämaturie: ➤ Kap. 9.8.1 (Drei-Gläser-Probe)
- Leukozyturie: Anamnese, Symptome, Nierenuntersuchung, Labor (Blutbild, CRP, BSG, harnpflichtige Substanzen), Urinsediment (Suche nach Leukozytenzylindern), Urinkultur mit Keimbestimmung, Sonografie der Nieren, ggf. Zystoskopie, Untersuchung der Prostata
- Proteinurie: Anamnese, Symptome, internistische Untersuchung, Labor (u. a. Blutbild, CRP, BSG, Albumin, harnpflichtige Substanzen, Elektrophorese), Urinuntersuchung (Sammelurin mit quantitativer Proteinbestimmung und elektrophoretischer Untersuchung), weitere Untersuchungen je nach Ursache
- Nitrit positiv: → Leukozyturie
- Nitrit negativ und Symptome einer Infektion der ableitenden Harnwege: → Leukozyturie
- Ketonurie: Anamnese (Fastenkuren, bekannter Diabetes mellitus), Symptome, internistische und neurologische Untersuchung, Labor (u. a. Blutbild, Glukose, HbA_{1c}, harnpflichtige Substanzen, HDL, LDL, Cholesterin, Triglyzeride)
- Bilirubinurie: Anamnese (Vorerkrankungen von Leber, Gallenwegen und Pankreas), Symptome, Untersuchung des Abdomens (vor allem Leber, Gallenwege, Pankreas), Labor (u. a. Blutbild, CRP, BSG, Bilirubin, AP, γ-GT, GOT, GPT, PCHE, Albumin, Quick / INR, PTT)
- Urobilinogenurie: Anamnese, Symptome, Untersuchung der Milz, Labor (u. a. Blutbild, CRP, BSG, indirektes Bilirubin, LDH, Haptoglobin)
- Iso-, Hypo- oder Asthenurie: Anamnese, Symptome, internistische und neurologische Untersuchung, Labor (u. a. Blutbild, CRP, Na^+, K^+, CL^-, Ca^{2+}, harnpflichtige Substanzen), Sonografie der Nieren und ableitenden Harnwege, ggf. CT, weitere Untersuchungen je nach Befund

- pH-Wert-Veränderungen: Anamnese (Ernährung, Medikamente, Vorerkrankungen), Symptome, Urinkultur bei V.a. Infektionen der ableitenden Harnwege, weitere Untersuchungen je nach Befund

Harnsediment

Bei der Sedimentuntersuchung werden organische und anorganische feste Bestandteile untersucht, die sich nach dem Zentrifugieren des Urins auf dem Boden absetzen. Danach wird der Überstand verworfen, der Rückstand auf einem Objektträger ausgestrichen, ggf. gefärbt und unter dem Mikroskop mit einem 40er-Objektiv untersucht und beurteilt (➤ Tab. 9.5).

WEITERFÜHRENDE DIAGNOSTIK

- Erythrozyten ↑ erhöht: → Hämaturie
- Leukozyten ↑: → Leukozyturie
- Epithelien und Zylinder: Anamnese, Symptome, internistische Untersuchung, Labor (u.a. Blutbild, Na^+, K^+, Cl^-, Ca^{2+}, CRP, BSG, CK, LDH, harnpflichtige Substanzen, Blutgasanalyse), Sonografie der Nieren mit ggf. Punktion und histologischer Untersuchung
- Kristalle: Anamnese, Symptome, internistische und orthopädische Untersuchung, Labor (u.a. Blutbild, Na^+, K^+, Ca^{2+}, AP, CRP, BSG, harnpflichtige Substanzen, Parathormon), 24-Stunden-Sammelurin mit Bestimmung von u.a. Harnsäure, Ca^{2+}, Oxalat; Sonografie der Nieren und der ableitenden Harnwege, CT

9.8.2 Blutuntersuchung der nierenpflichtigen Substanzen

Neben der Urinuntersuchung ist die Untersuchung der harnpflichtigen Substanzen im Blut im Rahmen der Nierenfunktionsprüfung wichtig. Die Standardparameter, ihre Bedeutung und Besonderheiten werden in ➤ Tab. 9.6 beschrieben.

9.9 Differenzialdiagnostik

➤ Tab. 9.7

Tab. 9.5 Beurteilung der Sedimentuntersuchung

Parameter	Referenzwert	Pathologische Werte
Erythrozyten	Bis 2/Gesichtsfeld	↑ bei: • Glomerulonephritis mit dysmorphen Erythrozyten • Tumoren der Niere, Harnwege und Genitalorgane • Nieren- und Blasensteine
Leukozyten	Bis 5/Gesichtsfeld	↑ bei: • Zystitis • Pyelonephritis • Prostatitis • Urethritis
Epithelien	Vereinzelt Plattenepithelien	• Nierenepithelien ↑ bei: Pyelonephritis, nach akutem Nierenversagen, bei Glomerulonephritis • Urothelzellen ↑ bei: Tumoren der ableitenden Harnwege, Steinleiden
Kristalle	Vereinzelt	Massenhaft vorhandene Kristalle: bei Steinbildung in der Niere
Zylinder (Ausgüsse der distalen Tubuli und Sammelrohre)	Hyaline Zylinder	• Erythrozytenzylinder: Aggregation von Erythrozyten bei glomerulärer Hämaturie • Leukozytenzylinder: Aggregation von Leukozyten bei Pyelonephritis • Epithelzylinder: Aggregation aus Tubuluszellen bei Glomerulonephritis, Pyelonephritis, nach akutem Nierenversagen

Tab. 9.6 Übersicht über die harnpflichtigen Substanzen

Parameter	Referenzwert	Bedeutung, Besonderheiten
Kreatinin	< 97 µmol/l (< 1,1 mg/dl)	Kreatinin entsteht aus dem Muskelstoffwechsel aus Kreatin und ist ein wichtiger Parameter der glomerulären Filtrationsleistung. Der Kreatinin-Wert erhöht sich im Serum erst dann, wenn die Nieren > 50 % ihrer Funktion verloren haben.
Harnstoff	1,8–9,2 mmol/l (11–55 mg/dl)	Harnstoff entsteht in der Leber aus Ammoniak und CO_2 und ist ein Endprodukt des Aminosäurestoffwechsels. Der Harnstoffspiegel ist nicht nur von der Nierenfunktion, sondern auch von der externen Proteinzufuhr abhängig.
Phosphat	0,74–1,52 mmol/l	Phosphat befindet sich zum größten Teil in Knochen, Zähnen und dem Interzellularraum. Die Regulation erfolgt hormonell vor allem über das Parathormon, die Ausscheidung über die Niere.
Harnsäure	• Männer: < 420 µmol/l (< 7 mg/dl) • Frauen: < 340 µmol/l (< 5,7 mg/dl)	Harnsäure entsteht in der Leber aus dem Purinstoffwechsel. Eine Erhöhung kann neben Hinweisen auf eine eingeschränkte Nierenfunktion auch auf eine erhöhte externe Zufuhr oder einen Tumorzerfall hinweisen.
Natrium	134–145 mmol/l	Natrium (Na^+) findet sich in großen Mengen im extrazellulären Raum, in geringen Mengen in der Zelle. Natrium wird als Begleit- und Verlaufsparameter bei allen Störungen des Wasserhaushalts, vor allem bei Durchfall, Verbrennungen oder Erbrechen, bestimmt, ferner bei Nieren- und Herzinsuffizienz, Diabetes insipidus sowie endokrinen Störungen, die sich auf den Natriumhaushalt auswirken (z. B. Hyperaldosteronismus).
Kalium	3,5–5,1 mmol/l	Kalium (K^+) findet sich zu 98 % in den Zellen und zu 2 % im Extrazellularraum. Täglich werden ca. 50–100 mmol aufgenommen, der größte Teil wird über den Urin ausgeschieden. Der Kaliumhaushalt wird u. a. hormonell reguliert, z. B. über Aldosteron, Insulin, Adrenalin.

Tab. 9.7 Ausgewählte Differenzialdiagnosen von Erkrankungen der Nieren und ableitenden Harnwege sowie deren Befunde

Differenzialdiagnosen	Inspektion	Palpation und Perkussion	Funktionsprüfung
Akutes Nierenversagen	• Symmetrische Ödeme • Dyspnoe durch Lungenödem • Bewusstseinsstörung und neurologische Ausfälle durch Hirnödem und Anstieg der harnpflichtigen Substanzen	• Nieren evtl. vergrößert oder ohne Befund • Evtl. druckdolente Nierenlager	• Urinuntersuchung: – Anurische Phase: nicht möglich – Polyurische Phase: je nach Ursache pH-Verschiebung, niedriges spezifisches Gewicht, Leukozyten, Nitrit, Erythrozyten positiv • Blutuntersuchung: harnpflichtige Substanzen ↑
Chronische Nierenkrankheit (chronische Niereninsuffizienz)	• Graues Hautkolorit • Kratzspuren • Foetor uraemicus • Symmetrische Ödeme, je nach Nierenleistung	• Nieren evtl. vergrößert oder nicht tastbar • Evtl. druckdolente Nierenlager	• Urinuntersuchung: – Isosthenurie, Proteine, Leukozyten positiv, pH-Verschiebung – 24-Stunden-Urin: Urinmenge und Kreatinin-Clearance ↓ • Blutuntersuchung: harnpflichtige Substanzen ↑
Glomerulonephritis	• Je nach Nierenleistung: graues Hautkolorit • Kratzspuren • Foetor uraemicus • Symmetrische Ödeme	• Nieren evtl. vergrößert oder nicht tastbar • Evtl. druckdolente Nierenlager	• Urinuntersuchung: – Proteinurie < 3,5 g/Tag – Hämaturie – Sedimentuntersuchung: Erythrozytenzylinder und dysmorphe Erythrozyten • Blutuntersuchung: je nach Nierenleistung harnpflichtige Substanzen ↑
Nephrotisches Syndrom	Stark ausgeprägte symmetrische Ödeme oder Anasarka (stammbetonte Ödeme)	• Nieren evtl. vergrößert oder nicht tastbar • Evtl. druckdolente Nierenlager	• Urinuntersuchung: – Schaumiger Urin – Starke Proteinurie > 3,5 g/Tag • Blutuntersuchung: je nach Nierenleistung harnpflichtige Substanzen ↑, AT III ↓, γ-Globuline ↓ in der Elektrophorese

Tab. 9.7 Ausgewählte Differenzialdiagnosen von Erkrankungen der Nieren und ableitenden Harnwege sowie deren Befunde *(Forts.)*

Differenzialdiagnosen	Inspektion	Palpation und Perkussion	Funktionsprüfung
Nephrolithiasis	• Keine besonderen äußeren Zeichen • Wandernde, kolikartige Schmerzen	• Nieren evtl. vergrößert oder nicht tastbar • Meist einseitig klopfdolente Nierenlager	• Urinuntersuchung: Hämaturie • Sedimentuntersuchung: massenhaft Kristalle • Bei sekundärer Infektion Leukozyturie, Nitrit positiv, pH-Alkalisierung
Zystitis	Suprapubische Schmerzen	Ohne pathologischen Befund	• Urinuntersuchung: pH-Alkalisierung, Leukozyturie, evtl. Nitrit positiv • Blutuntersuchung: keine systemischen Entzündungszeichen
Pyelonephritis	• Fieber • Deutlich reduzierter Allgemeinzustand	• Nieren evtl. vergrößert oder nicht tastbar • Stark druckdolente Nierenlager	• Urinuntersuchung: – pH-Alkalisierung, Leukozyturie, evtl. Nitrit positiv – Sedimentuntersuchung: Leukozytenzylinder • Blutuntersuchung: systemische Entzündungszeichen ↑ (Leukozyten ↑, CRP ↑, BSG ↑)

KAPITEL

10 Neurologische Untersuchung

PRAXISTIPP

Die Erhebung des neurologischen Status sollte im Hinblick auf ihre Durchführung und die Interpretation der Befunde sicher beherrscht werden. Darüber hinaus sind Grundkenntnisse über die weiterführende (apparative) Diagnostik hilfreich, sie wird aber überwiegend in der Facharztpraxis durchgeführt.

10.1 Erster Eindruck

Der erste Eindruck von der Patientin bzw. vom Patienten kann bereits Hinweise auf potenziell vorhandene Erkrankungen des Nervensystems geben:

- **Anisokorie:** unterschiedlich große Pupillenweite, die angeboren oder erworben sein kann. Eine erworbene Anisokorie kann ein Hinweis auf eine intrakranielle Raumforderung sein (➤ Abb. 10.1) und ist auf die Parese des Nervus (N.) oculomotorius zurückzuführen.
- **Schwindel:** Unsicherer Gang und Taumeln können auf Schwindel hinweisen (➤ Tab. 10.1). Er kann als Schwank- oder Drehschwindel auftreten, z. B. bei Erkrankungen des Vestibularorgans oder des Kleinhirns.
- **Tremor:** kann u. a. als Ruhe- oder Intentionstremor auftreten (➤ Tab. 10.2).

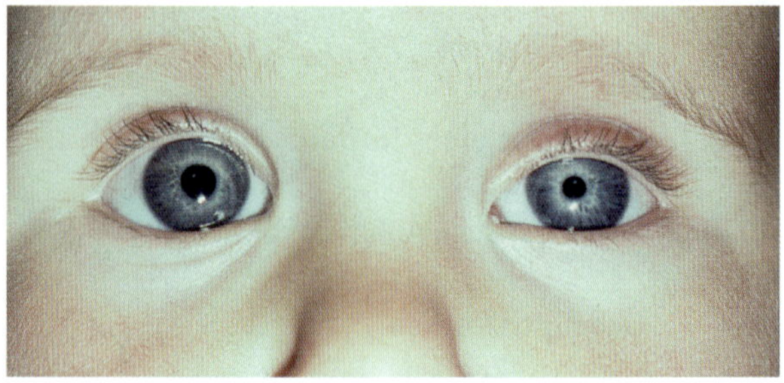

Abb. 10.1 Anisokorie (mit freundl. Genehmigung von Prof. Anthony David Neil Murray) [G753-002]

- **Parese, Plegie:** Lähmungserscheinungen können direkt an der Schonhaltung einer Körperhälfte oder Extremität oder einem hängenden Mundwinkel erkennbar sein, oder der Patient benutzt einen Rollstuhl zur Fortbewegung. Paresen sind durch eine unvollständige Lähmung gekennzeichnet, als Plegie bezeichnet man eine vollständige Lähmung. Paresen und Plegien können Hinweise auf zentrale und periphere Störungen der Nervenbahnen sein (➤ Tab. 10.3).
- **Veränderungen der Mimik:** Auftreten u. a. bei Morbus Parkinson, zentralen oder peripheren Nervenbahnläsionen, z. B. Fazialisparese.

Tab. 10.1 Differenzialdiagnostik des Schwindels

Ursache	Differenzialdiagnosen und Charakteristika
Zentral	• Hirntumor: Schwankschwindel, Kopfschmerzen, Krampfanfälle, Persönlichkeitsveränderungen, sensible und motorische Ausfälle, Übelkeit, Erbrechen • Multiple Sklerose (MS): Schwankschwindel, Gangunsicherheit, Intentionstremor, sensible und motorische Ausfälle • Meningitis, Enzephalitis: Schwankschwindel, Fieber, Nackensteifigkeit, Krampfanfälle, Übelkeit, Erbrechen • Alkoholintoxikation: diffuser Schwankschwindel, Fötor, Gangunsicherheit
Kardiovaskulär	• Orthostatische Dysregulation • Hypotonie • Aortenstenose • Herzinsuffizienz • Leitsymptome: Schwarzwerden vor den Augen, Schweißausbruch, Übelkeit, Erbrechen, Fallneigung, Palpitationen
Visuell	Kinetose: Drehschwindel, Doppelbilder, Übelkeit, Erbrechen
Vestibulär	Drehschwindel, Nystagmus z. B. bei Morbus Menière
Psychogen	• Angststörung / Phobie • Emotionaler Stress • Positive psychiatrische Anamnese

Tab. 10.2 Differenzialdiagnostik bei Tremor

Tremorart	Differenzialdiagnosen
Ruhetremor	Morbus Parkinson
Haltetremor (posturaler Tremor; tritt während Haltebewegung gegen die Schwerkraft auf)	Morbus Parkinson
Kinetischer Tremor (tritt während Bewegung auf)	Kleinhirnerkrankungen: MS, Kleinhirntumor
Intentionstremor	Kleinhirnerkrankungen: MS, Kleinhirntumor
Physiologischer Tremor	Erhöhter Sympathikotonus
Asterixis („flapping tremor" = grobschlägiger Tremor)	• Leberzirrhose • Coma hepaticum
Feinschlägiger Tremor	• Hyperthyreose • Hypoglykämie

10.2 Ausschluss eines Notfalls

Die wichtigsten und häufigsten neurologischen Notfälle sind:

- Bewusstseinsstörungen
- Akute Lähmungserscheinungen
- Akute Sensibilitätsstörungen
- Plötzliche stärkste Kopfschmerzen
- Positive Meningismus-, Nervendehnungszeichen
- Krampfanfälle
- Ungeklärte Anisokorie
- Reflexdifferenzen im Seitenvergleich
- Unstillbares, schwallartiges Erbrechen

10.3 Anamnestische Anhaltspunkte

Im Rahmen der Anamnese können folgende Angaben Hinweise auf neurologische Erkrankungen liefern:

- Internistische Vorerkrankungen, z. B. Diabetes mellitus, Hypothyreose, Speicherkrankheiten (Hämochromatose, Morbus Wilson)
- Kopftrauma in der Vorgeschichte
- Akute oder chronische Kopfschmerzen
- Lähmungserscheinungen, Koordinationsschwierigkeiten, Tremor
- Sensibilitätsstörungen
- Stimmungsschwankungen
- Familiäre Häufung von Schlaganfällen und anderen neurologischen Erkrankungen

10.4 Meningitiszeichen

10.4.1 Brudzinski-Zeichen

Durchführung

Der Patient liegt auf dem Rücken. Der Kopf wird passiv gebeugt (➤ Abb. 10.2).

Normalbefund

Keine Kopf- oder Nackenschmerzen, keine Schmerzen im Verlauf der Wirbelsäule.

Pathologische Befunde

Starke Kopfschmerzen mit Ausstrahlung in den Nacken und die Wirbelsäule. Gleichzeitig ist zusätzlich zur Beugung auch meist die Drehung des Kopfes eingeschränkt, und der Patient zieht reflektorisch die Beine an. Ursache ist eine meningeale Reizung, u. a. bei Meningitis, Enzephalitis, Subarachnoidalblutung, Tumoren der hinteren Schädelgrube.

Tab. 10.3 Differenzialdiagnostik bei schlaffer und spastischer Lähmung

	Zentrale Lähmung	Periphere Lähmung
Ort der Läsion	1. Motoneuron oder extrapyramidales System	2. Motoneuron
Tonus	spastische Lähmung	schlaffe Lähmung
Eigenreflexe	gesteigert	abgeschwächt oder erloschen
Fremdreflexe	abgeschwächt	abgeschwächt oder erloschen
Pathologische Reflexe	positiv	negativ
Klonus	positiv	negativ
Trophik	keine Muskelatrophie	Muskelatrophie

10.4.2 Lasègue-Zeichen

Durchführung

Der Patient befindet sich in Rückenlage. Das gestreckte Bein wird passiv im Hüftgelenk gebeugt (➢ Abb. 10.2). Dadurch wird der N. ischiadicus gedehnt. Die schmerzfreie Beugestrecke wird in Gradzahl dokumentiert.

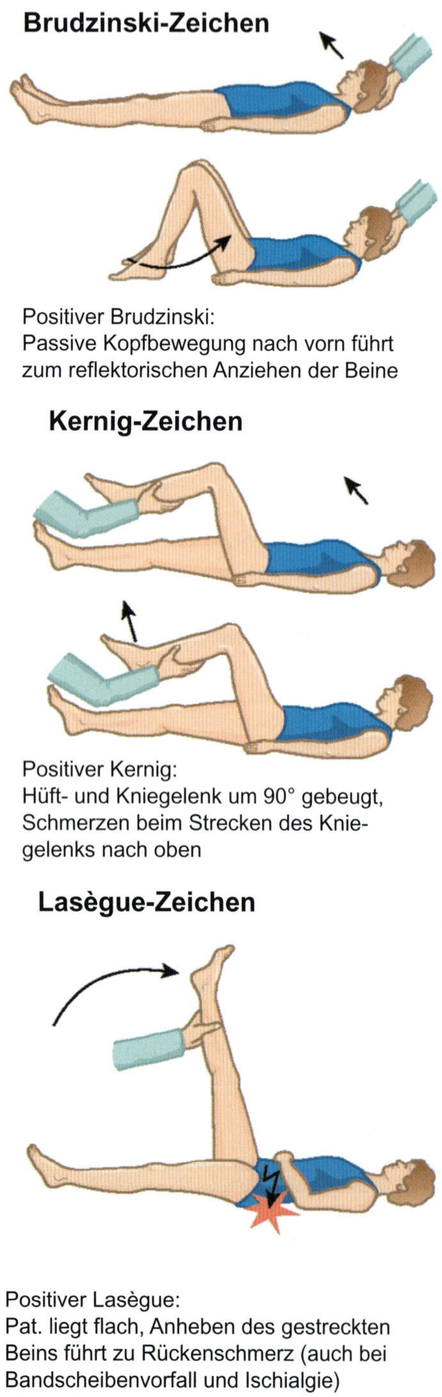

Abb. 10.2 Klinische Meningitiszeichen [L138]

Normalbefund

Keine Schmerzhaftigkeit während der Beugung des gestreckten Beins.

Pathologische Befunde

Radikuläre Schmerzen vom lumbosakralen Bereich über Gesäß, Oberschenkel und Kniekehle bis zu den Zehen. Die Schmerzen können bereits bei wenigen Grad Beugung auftreten. Das Lasègue-Zeichen ist positiv bei meningealer Reizung und / oder Kompression der lumbosakralen Wurzeln. Die Höhe der Läsion lässt sich nicht bestimmen.

10.4.3 Bragard-Zeichen

Durchführung

Der Patient liegt auf dem Rücken. Es empfiehlt sich, das Bragard-Zeichen im Zusammenhang mit dem Lasègue-Zeichen zu testen. Wenn das Lasègue-Zeichen bei einer bestimmten Gradzahl schmerzhaft ist, das Bein zur Unterlage absenken und im schmerzfreien Bewegungsausmaß eine Dorsalextension des Fußes herbeiführen (➢ Abb. 10.3). Dabei wird der N. ischiadicus gedehnt, die Schmerzausstrahlung ist die gleiche wie beim Lasègue-Zeichen.

Normalbefund

Keine Schmerzhaftigkeit bei Dorsalextension des Fußes.

Pathologische Befunde

Radikuläre Schmerzen vom lumbosakralen Bereich über Gesäß, Oberschenkel und Kniekehle bis zu den Zehen. Die Schmerzen können bereits bei wenigen Grad Dorsalextension auftreten. Das Bragard-Zeichen ist positiv bei meningealer Reizung und / oder Kompression der lumbosakralen Wurzeln. Die Höhe der Läsion lässt sich nicht bestimmen.

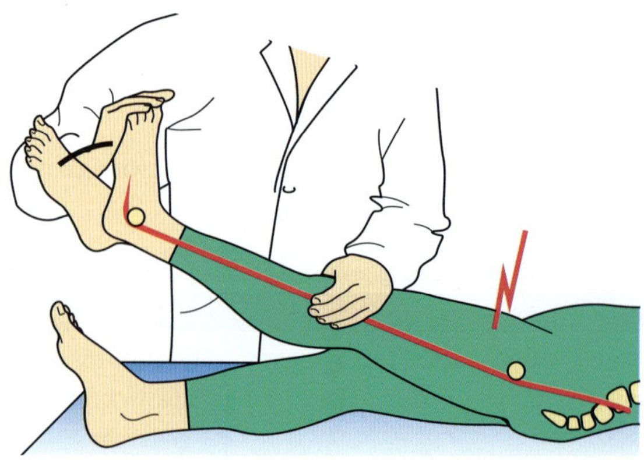

Abb. 10.3 Bragard-Zeichen [L106]

10.4.4 Umgekehrter Lasègue

Durchführung
Der Patient befindet sich in Bauchlage mit gestreckten Beinen. Ein Bein passiv im Hüftgelenk strecken. Dabei wird der N. femoralis gedehnt. Die schmerzfreie Streckstrecke wird in Grad dokumentiert.

Normalbefund
Keine Schmerzhaftigkeit während der Streckung im Hüftgelenk.

Pathologische Befunde
Radikuläre Schmerzen vom lumbalen Bereich bis zur Vorderseite des Oberschenkels. Das umgekehrte Lasègue-Zeichen ist positiv bei meningealer Reizung und / oder Kompression der lumbalen Wurzeln.

Erkrankungen des Iliosakral- oder Hüftgelenks können zu einer Schmerzhaftigkeit während der Hüftextension führen. Sie äußern sich jedoch nicht als radikuläre Schmerzen. Meist handelt es sich um ziehende, dumpfe, lokalisierte Schmerzen.

10.4.5 Kernig-Zeichen

Durchführung
Das Kernig-Zeichen kann mit zwei Tests überprüft werden (➤ Abb. 10.2):
1. Der Patient liegt auf dem Rücken. Zunächst das Bein im Knie- und Hüftgelenk beugen, dann das Bein im Kniegelenk strecken.
2. Der Patient liegt auf dem Rücken. Das gestreckte Bein wird in der Hüfte gebeugt.

Normalbefund
1. Keine Schmerzhaftigkeit während der Beinstreckung.
2. Das Bein kann schmerzfrei ca. 80–90° im Hüftgelenk passiv gebeugt werden.

Pathologische Befunde
1. Radikuläre Schmerzen vom lumbosakralen Bereich über Gesäß, Oberschenkel und Kniekehle bis zu den Zehen beim Strecken des Beins.
2. Bei der passiven Beugung des gestreckten Beins im Hüftgelenk treten starke radikuläre Schmerzen auf, es kommt zu einer reflektorischen Beugung im Kniegelenk (➤ Abb. 10.2)

Das Kernig-Zeichen kann bei meningealer Reizung und / oder Kompression der lumbosakralen Wurzeln positiv sein. Die Höhe der Läsion lässt sich nicht bestimmen.

10.4.6 Lhermitte-Zeichen

Durchführung
Der Patient liegt auf dem Rücken. Der Kopf wird passiv gebeugt.

Normalbefund
Keine Schmerzhaftigkeit beim Beugen des Kopfes.

Pathologische Befunde
Obwohl die Durchführung beim Lhermitte-Zeichen die gleiche ist wie beim Brudzinski-Zeichen, ist der pathologische Befund anders. Während Patienten beim positiven Brudzinski-Zeichen als Reaktion Kopfschmerzen mit Ausstrahlung in die Wirbelsäule angeben und reflektorisch die Beine anziehen, haben Patienten mit positiven Lhermitte-Zeichen elektrisierende Nervenschmerzen und Parästhesien entlang der Wirbelsäule, die bis in die Peripherie ausstrahlen. Das Lhermitte-Zeichen ist positiv bei entzündlichen Prozessen im Bereich des Rückenmarks, z. B. bei MS.

WEITERFÜHRENDE DIAGNOSTIK

- V. a. Meningitis und Enzephalitis: Anamnese, Symptome, Labor (vor allem Differenzialblutbild, Na^+, K^+, CRP, BSG, Glukose, Leber- und Nierenparameter, Blutkulturen, spezifische Serologie), Liquorpunktion und -untersuchung (Zellzahl mit Zelldifferenzierung, Eiweiß, Gramfärbung zur Keimdifferenzierung, Liquorkultur, Glukose, Laktat), orientierende internistische Untersuchung, CT oder MRT
- V. a. Subarachnoidalblutung: Anamnese, Symptome, Labor (vor allem Differenzialblutbild, Na^+, K^+, CRP, BSG, Glukose, TSH, FSH, STH, Kortisol), CT (Blutungsnachweis), ggf. MRT (vor allem bei subakuten Fällen), CT-Angiografie, ggf. Lumbalpunktion, internistische Untersuchung, EKG
- V. a. Kompression der lumbosakralen Wurzeln: Anamnese, Symptome, internistische und orthopädische Untersuchung, Röntgen-Wirbelsäule, CT oder MRT, Labor (vor allem Differenzialblutbild, Na^+, K^+, CRP, BSG, Leber-, Nierenwerte), Elektromyografie, Elektroneurografie, EKG
- V. a. multiple Sklerose: Anamnese, Symptome, MRT, Liquorpunktion mit Liquordiagnostik (Zellzahl, Zelldifferenzierung, Nachweis von Plasmazellen, Elektrophorese mit Nachweis von oligoklonalen Banden), Labor (vor allem Differenzialblutbild, CRP, Leber-, Nierenwerte, Na^+, K^+, Ca^{2+}, ANA, RF, Elektrophorese, Vitamin B_{12}, Folsäure, spezifische Serologie u. a. Antikörper gegen HIV, Lues, Borrelien), visuell und akustisch evozierte Potenziale, internistische und ophthalmologische Untersuchung

10.5 Sensibilität

Die Sensibilität wird über freie Nervenendigungen oder spezielle Rezeptoren (u. a. Ruffini-Körperchen, Merkel-Tastscheiben, Vater-Pacini-Körperchen) von der Peripherie zum Gyrus postcentralis des Parietallappens des Gehirns geleitet. Die Prüfung der Sensibilität ist nicht besonders zuverlässig, weil sie von der Konzentration, der Bewertung und der Stimmung des Patienten abhängt.

Die Sensibilität kann unterteilt werden in:
- **Protopathische** Sensibilität: Schmerz, Druck- und Temperaturempfinden

- **Epikritische** Sensibilität: feine Berührung, Lage- und Vibrationsempfinden

Die Prüfung der Sensibilität kann als Prüfung der Oberflächen- oder Tiefensensibilität erfolgen.

10.5.1 Oberflächensensibilität

Berührungsempfinden

Durchführung

Mit Fingerkuppen, einem Pinsel oder einem Wattebausch die Haut im Dermatomverlauf im Seitenvergleich bestreichen (➤ Abb. 10.4).

Normalbefund

Berührungsempfindung ist seitengleich und ohne Unterschied zwischen proximalen und distalen Körperarealen.

Pathologische Befunde

- Seitenunterschied: bei spinalen Erkrankungen
- Berührungsunterschied zwischen distalen und proximalen Körperabschnitten: bei **Polyneuropathie** (symmetrischer, distaler Verlust der Sensibilität)
- Störungen im Berührungsempfinden können sich äußern als
  - **Hypästhesie:** Verminderung der Empfindung
  - **Anästhesie:** Verlust der Empfindung
  - **Hyperästhesie:** gesteigerte Empfindung
  - **Dysästhesie bzw. Parästhesie:** schmerzhafte bzw. veränderte Empfindung im Sinne von z. B. Ameisenlaufen

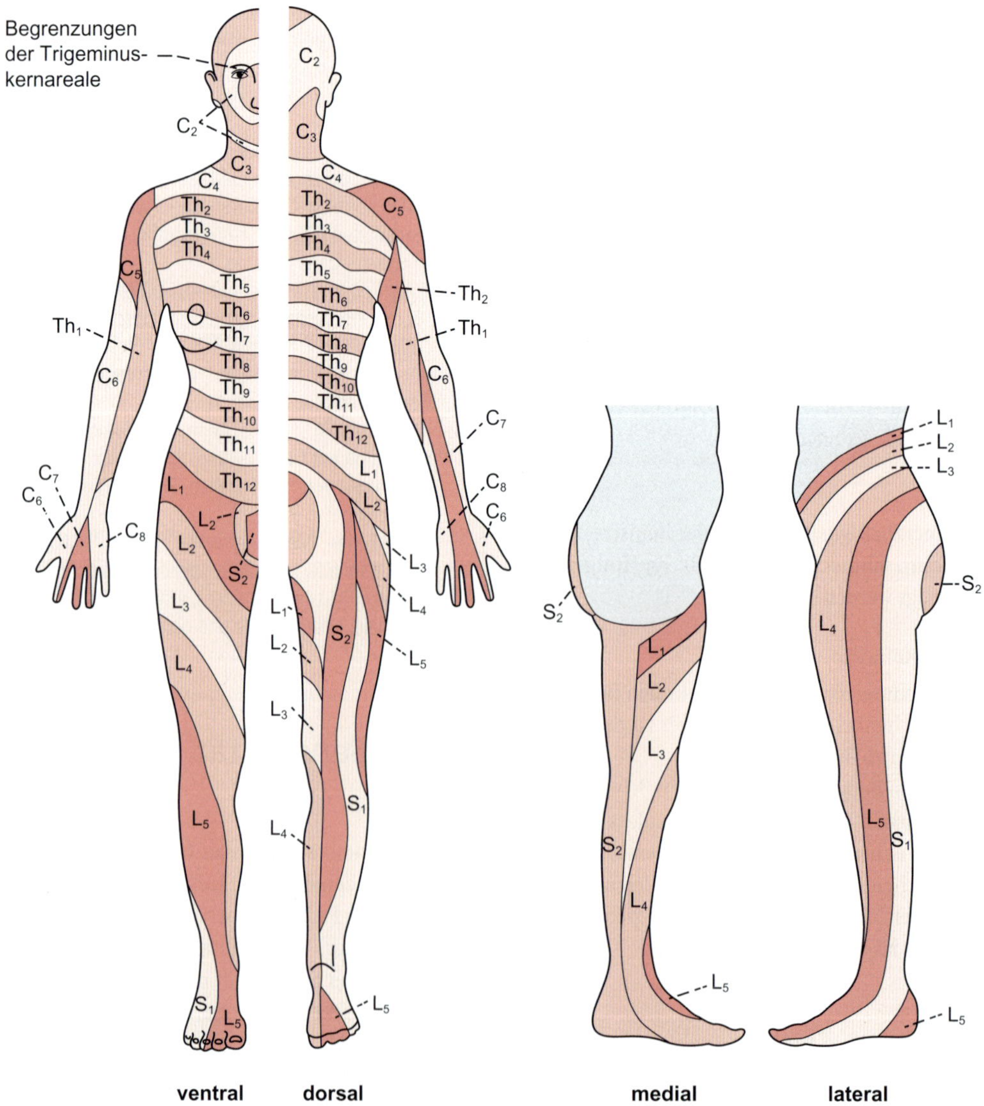

Abb. 10.4 Dermatome [L231]

Schmerzempfinden

Durchführung
Eine Hautfalte kneifen oder mit steriler Einmalkanüle berühren.

Normalbefund
→ Berührungsempfinden

Pathologische Befunde
Reduziertes Schmerzempfinden bei neurologischen Erkrankungen, z. B. bei Polyneuropathie, Kaudasyndrom, Querschnittsyndrom, Schlaganfall, aber auch bei der Borderline-Persönlichkeitsstörung.

Temperaturempfinden

Durchführung
Metall- und Plastikstempel oder warme und kalte Gefäße auf die Haut aufsetzen.

Normalbefund
→ Berührungsempfinden

Pathologische Befunde
Reduziertes Schmerzempfinden bei neurologischen Erkrankungen, z. B. bei Polyneuropathie, Kaudasyndrom (Cauda-equina-Syndrom), Querschnittsyndrom, Schlaganfall, aber auch bei der Borderline-Persönlichkeitsstörung.

WEITERFÜHRENDE DIAGNOSTIK

- V. a. Polyneuropathie: Anamnese, Symptome, Untersuchung von Haut, Gefäßen, Herz und Schilddrüse, Labor (vor allem Differenzialblutbild, CRP, BSG, Leber-, Nierenwerte, Na^+, K^+, Ca^{2+}, TSH, Glukose, HDL, LDL, Cholesterin, Triglyzeride, CK, Elektrophorese, Vitamin B_{12}, ggf. RF, ANA, ggf. AK-Nachweis gegen Borrelien, HIV), Nervenleitgeschwindigkeit, ggf. Elektromyografie
- Kauda-, Querschnittsyndrom: ➤ Kap. 10.4 (Kompression der lumbosakralen Wurzeln)
- V. a. Schlaganfall: Anamnese, Symptome, Prüfung der Gesichts-, Armmuskulatur und Sprache, CT oder MRT, Labor (vor allem Blutbild, CRP, Glukose, Leber-, Nierenwerte, Quick, PTT, Na^+, K^+, Ca^{2+}), Herz- und Gefäßuntersuchung, EKG, Duplexsonografie, TEE
- V. a. Borderline-Persönlichkeitsstörung: Anamnese, Symptome, psychopathologischer Befund, internistische Untersuchung, Labor (u. a. Blutbild, CRP, Nieren-, Leberwerte, Glukose, TSH)

10.5.2 Tiefensensibilität

Lageempfinden

Durchführung
Mit Daumen und Zeigefinger das Endglied eines Fingers beugen und strecken, ohne die Nachbarfinger zu berühren. Der Patient muss mit geschlossenen Augen die Richtung angeben. Vorab darauf einigen, was „oben" und was „unten" ist.

Bei einer anderen Methode zur Überprüfung des Lageempfindens wird der Patient aufgefordert, mit der gegenseitigen Extremität bei ebenfalls geschlossenen Augen die von der Untersucherin bzw. vom Untersucher an der anderen Extremität vorgegebene Haltung nachzuahmen.

Normalbefund
Korrekte Bezeichnung der Richtung, in welche die Gliedmaße bewegt wurde, oder korrekte Nachahmung der vorgegebenen Haltung der Extremität.

Pathologische Befunde
Unfähigkeit zur Unterscheidung der Richtung, in welche die Gliedmaßen bewegt werden, oder fehlerhafte Nachahmung der vorgegebenen Haltung können Hinweise auf eine gestörte Perzeption oder auf Störungen in der Nervenüberleitung sein, z. B. bei funikulärer Myelose (durch Vitamin-B_{12}-Mangel hervorgerufene Polyneuropathie und Degeneration der Hinter- und Seitenstränge) oder Polyneuropathie.

Vibration

Durchführung
Zunächst eine angeschlagene Stimmgabel mit 64 oder 128 Hz am Sternum aufsetzen, damit der Patient weiß, was er spüren muss (➤ Abb. 10.5). Dann die angeschlagene Stimmgabel am medialen und lateralen Knöchel sowie an der Großzehe aufsetzen. Der Patient muss sagen, wann er die Schwingung nicht mehr spürt. An der Skala das Vibrationsempfinden in Achteln ablesen. An der oberen Extremität das Vibrationsempfinden am Processus styloideus ulnae beidseits durchführen.

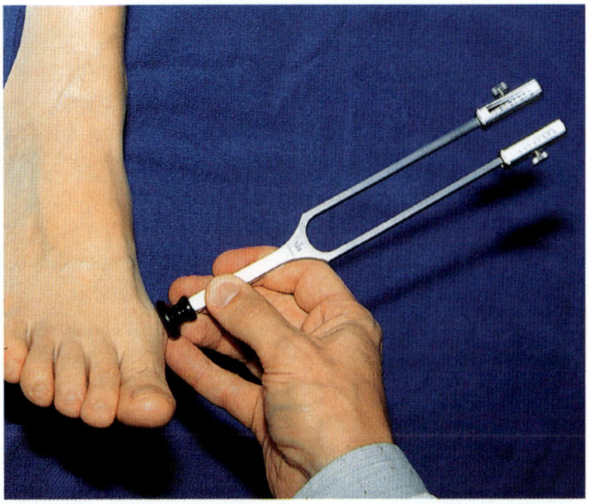

Abb. 10.5 Stimmgabel zur Prüfung des Vibrationsempfindens [M108]

Normalbefund

Mindestens 6/8 an der unteren Extremität und mindestens 7/8 an der oberen Extremität spürbar.

Pathologische Befunde

Weniger als 6/8 an der unteren Extremität und weniger als 7/8 an der oberen Extremität sind Hinweise auf eine Polyneuropathie.

WEITERFÜHRENDE DIAGNOSTIK

➤ Kap. 10.5.1

10.6 Motorik

Das motorische System umfasst die Muskulatur und deren Innervation.

10.6.1 Bewegungsstörungen

Die Beweglichkeit der Muskulatur lässt sich bereits beim ersten Eindruck des Patienten beurteilen. Die normale Muskelfunktion ist geschmeidig, zielgerichtet und koordiniert. Abweichungen können Hinweise auf Muskelerkrankungen, Erkrankungen der Motoneurone, der Basalganglien oder des Kleinhirns geben.

Es können folgende Bewegungsstörungen unterschieden werden.

- **Akinesie** (Bewegungslosigkeit) und **Hypokinesie** (Bewegungsarmut): Spontanbewegungen sind entweder gar nicht oder nur spärlich vorhanden. Typische Symptome bei Morbus Parkinson oder auch nach einem Schlaganfall.
- **Hyperkinesie:** Spontanbewegungen sind reichlich vorhanden und laufen meist unwillkürlich und automatisch ab. Sie kommen vor allem bei Schädigung des extrapyramidalen Systems, z. B. bei Chorea Huntington, Enzephalitis, Morbus Wilson, als Folge von Kernikterus, Blutungen und Traumata, als Medikamentennebenwirkung oder selten paraneoplastisch vor. Unterschieden werden:
  - **Athetotische Bewegungen:** langsame, wurmartige, geschraubte Bewegungen, meist an der distalen Muskulatur
  - **Choreatische Bewegungen:** schnelle, zuckende und unwillkürliche Bewegungen einzelner Muskelgruppen
  - **Hemiballismus:** schleudernde, grobe Bewegungen einer Körperhälfte
- **Tremor** (Zittern; ➤ Tab. 10.2).
- **Myoklonus:** blitzartige, klonische Zuckungen einzelner Muskelgruppen. Sie können bei Stoffwechselkrankheiten (z. B. Hyperthyreose, Leber-, Nierenversagen), als Medikamentennebenwirkung (z. B. Neuroleptika, Antidepressiva) oder bei neurologischen Erkrankungen (z. B. Morbus Parkinson, Demenzen) auftreten.
- **Tics:** automatisch und reflexartig ablaufende Bewegungen, die willentlich meist bis zum gewissen Grad unterdrückt werden können. Sie können in motorische und vokale Tics unterteilt werden. Sie treten vor allem beim Tourette-Syndrom auf.

WEITERFÜHRENDE DIAGNOSTIK

- V. a. Morbus Parkinson: Anamnese, Symptome, MRT, Labor (u. a. Blutbild, CRP, BSG, Leber-, Nierenwerte, TSH, Kupfer i. S., ggf. genetische Untersuchung), internistische Untersuchung, psychopathologischer Befund
- V. a. Schlaganfall: ➤ Kap. 10.5.1
- V. a. Morbus Wilson: Anamnese, Symptome, Augenuntersuchung (Spaltlampe), internistische und psychopathologischer Befund, Labor (Kupfer i. S., Coeruloplasmin, Kupfer i. U., Blutbild, GOT, GPT, γ-GT, Bilirubin, AP, Albumin, Quick / INR, PTT, PCHE, Eisen, Na^+, K^+, Phosphat), MRT
- V. a. Bewegungsstörungen bei internistischen Erkrankungen: Anamnese, Symptome, internistische Untersuchung, Labor (u. a. Differenzialblutbild, CRP, BSG, Na^+, K^+, Ca^{2+}, Nieren-, Leberparameter, TSH, Elektrophorese), EKG, Sonografie der Abdominalorgane, CT oder MRT, weitere Untersuchungen je nach Symptombild

10.6.2 Lähmung und Atrophie

Lähmung

Bei einer Lähmung ist die willentliche Bewegung eingeschränkt, die unwillkürlichen Mitbewegungen können verstärkt sein. Lähmungen können **schlaff** oder **spastisch** sein (➤ Tab. 10.3).

Zentrale Lähmungen entstehen durch Störungen meist im Gehirn und betreffen das 1. Motoneuron und das extrapyramidale System. Sie können bei Schlaganfällen, insbesondere im Bereich der Capsula interna, MS, Tumoren oder Metastasen auftreten. **Periphere** Lähmungen können durch Läsion des motorischen Vorderhorns (2. Motoneuron) und Läsionen der peripheren Nerven bis zur motorischen Endplatte oder durch Muskelerkrankungen bedingt sein, z. B. Bandscheibenvorfall oder Polyneuropathie.

Atrophie

Die Atrophie der Muskeln kann entweder auf Muskelerkrankungen oder auf die Läsion des 2. Motoneurons zurückzuführen sein. Atrophe Muskeln sind dünn und kraftlos.

WEITERFÜHRENDE DIAGNOSTIK

- V. a. zentrale Störungen: ➤ Kap. 10.5.1
- V. a. Polyneuropathie: ➤ Kap. 10.5.1

10.6.3 Muskelkraft

Die **grobe** Muskelkraft wird über einen kräftigen Händedruck oder durch Beugung und Streckung im Knie- oder Ellbogengelenk gegen Widerstand überprüft. Man unterteilt folgende Kraftgrade:

- 0: keine Muskelaktivität
- 1: sichtbare Muskelkontraktionen, aber ohne Bewegungseffekt
- 2: Bewegungseffekt unter Ausschaltung der Eigenschwere
- 3: Bewegung auch gegen die Eigenschwere
- 4: Bewegung gegen mäßigen Widerstand möglich
- 5: Bewegung gegen großen Widerstand möglich, normale Muskelkraft

WEITERFÜHRENDE DIAGNOSTIK

Störungen der groben Muskelkraft: Anamnese, Symptome, Labor (vor allem Differenzialblutbild, CRP, BSG, Leber-, Nierenwerte, Na^+, K^+, Ca^{2+}, TSH, Glukose, HDL, LDL, Cholesterin, Triglyzeride, CK, Elektrophorese, Vitamin B_{12}, ggf. RF, ANA, ggf. AK-Nachweis gegen Borrelien, HIV), Elektromyografie, Nervenleitgeschwindigkeit, ggf. Muskelbiopsie und neurogenetische Diagnostik

10.6.4 Muskeltonus

Hypertonus

Ein Hypertonus geht mit einer erhöhten Spannung des Muskels einher und kann unterteilt werden in

- **Rigor:** erhöhter Grundtonus der Muskulatur, der während des gesamten Bewegungsablaufs bestehen bleibt
- **Spastik:** stark erhöhter Grundtonus der Muskulatur bis hin zur Verkrampfung, der zu Beginn einer passiven Bewegung zunimmt, dann plötzlich nachlässt

Rigor

Durchführung

Im Hand- oder Ellenbogengelenk alternierend beugen und strecken.

Pathologische Befunde

Durchgehender, entweder gleichbleibender oder ruckartiger Widerstand. Diese Art der Bewegungsstörung wird auch **Zahnradphänomen** genannt (➤ Abb. 10.6). Der Rigor ist ein Hinweis auf eine extrapyramidale Störung, vor allem auf eine Basalganglienstörung.

Spastik

Durchführung

Im Ellenbogengelenk alternierend beugen und strecken.

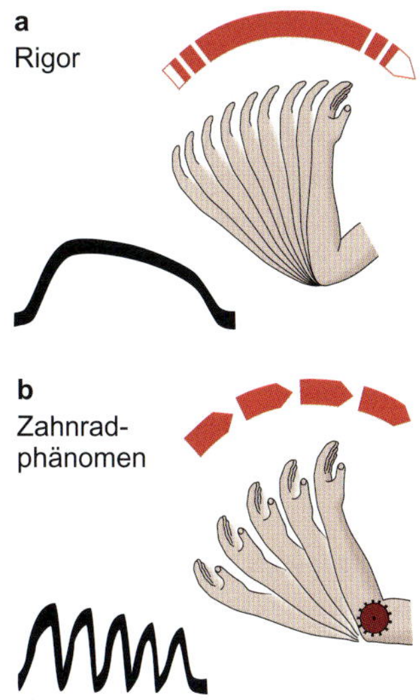

Abb. 10.6 **a** Rigor mit gleichbleibend erhöhtem Widerstand [L190], **b** Zahnradphänomen mit ruckartigem Widerstand [L190]

Pathologische Befunde

Stärkster Widerstand am Anfang der Bewegung, der sich aber „brechen" lässt, ist ein Hinweis auf eine zentrale Lähmung. Diese Bewegungsstörung wird auch **Taschenmesser-** oder **Klappmesserphänomen** genannt (➤ Abb. 10.7).

WEITERFÜHRENDE DIAGNOSTIK

- Rigor: ➤ Kap. 10.6.1
- Spastik: ➤ Kap. 10.5.1

Hypotonus

Ein Muskelhypotonus bzw. eine Muskelatonie geht mit einem erniedrigtem Tonus der Muskulatur oder dessen Verlust einher. Ursachen sind periphere oder Kleinhirnlähmungen.

Paralyse und Parese

Unter einer Paralyse versteht man eine vollständige Lähmung. Die Parese geht mit einer unvollständigen Lähmung einher und

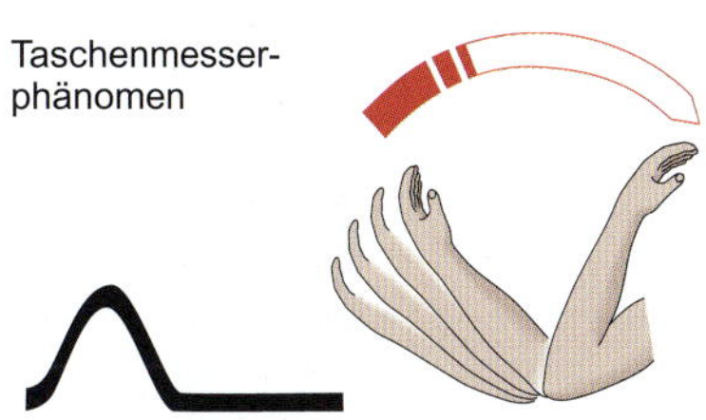

Abb. 10.7 Taschenmesserphänomen: zu Beginn der Bewegung starker Widerstand, der plötzlich nachlässt [L190]

10

kann als „Schwäche“ eines Muskels oder von Muskelgruppe imponieren. Ursache können eine periphere oder eine frische zentrale Läsion sein.

Je nach Art der Parese bzw. Plegie unterscheidet man:

- **Monoparese (Monoplegie):** Lähmung einer Gliedmaße, u. a. durch zentrale Erkrankungen (Schlaganfall, Tumor, Metastasen) oder periphere Erkrankungen (Plexusläsion)
- **Hemiparese (Hemiplegie):** Lähmung einer Körperhälfte, u. a. durch Schlaganfall
- **Paraparese (Paraplegie):** Lähmung beider Arme bzw. Beine, z. B. nach Rückenmarkverletzungen im Lendenwirbelbereich
- **Tetraparese (Tetraplegie):** Lähmung aller Gliedmaßen, z. B. nach Rückmarkverletzungen im Halswirbelbereich

Latente (versteckte) Parese

Schweregefühl der betroffenen Extremität, das im Arm- und Beinhalteversuch geprüft wird.

Durchführung

Beim Armhalteversuch (➤ Abb. 10.8a) den Patienten auffordern, beide Arme hochzuheben, Hände in Supinationsstellung (Handflächen nach oben). Beide Augen sind geschlossen.

Beim Beinhalteversuch (➤ Abb. 10.8b) den auf dem Rücken liegenden Patienten auffordern, beide Beine, die im Hüft- und Kniegelenk angewinkelt sind, in der Luft zu halten, wobei sich die Beine nicht berühren dürfen. Beide Augen sind geschlossen.

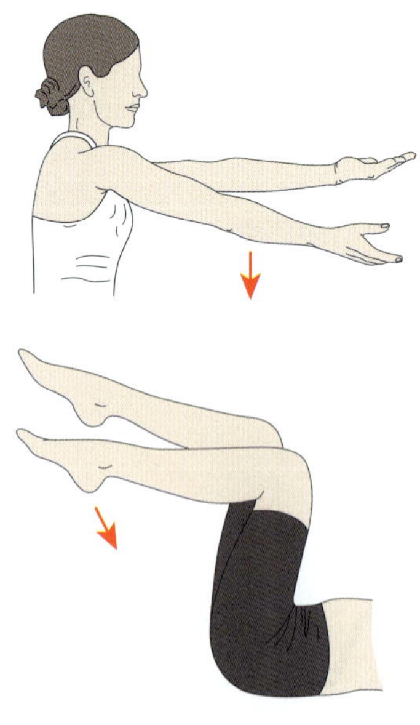

Abb. 10.8 **a** Armhalteversuch, **b** Beinhalteversuch [L231]

Normalbefund

Kein Absinken der Arme oder Beine im jeweiligen Versuch.

Pathologische Befunde

- Absinken eines Arms oder Beins: bei ipsilateraler Schädigung im Kleinhirn
- Pronation und Flexion eines Arms im Ellenbogen oder leichte Abspreizbewegung der Finger oder Absinken des Beins: bei zentraler Läsion, z. B. nach zerebraler Ischämie (kontralateral)

WEITERFÜHRENDE DIAGNOSTIK

Parese, Plegie und versteckte Parese: ➤ Kap. 10.5.1

10.7 Reflexe

Ein Reflex ist eine immer gleich ablaufende unwillkürliche Antwort auf einen Reiz. Als Reflexbogen werden hintereinander geschaltete Neurone bezeichnet, bei denen afferente Impulse aus Haut, Gelenken oder Eingeweiden in die Hintersäule des Rückenmarks geleitet werden. Von dort gelangen sie ins Rückenmark und Gehirn, wo die Verarbeitung erfolgt. Die efferenten Impulse ziehen zu den Motoneuronen, welche die Muskeln innervieren. Man unterscheidet:

- Eigenreflexe (➤ Kap. 10.7.1)
- Fremdreflexe (➤ Kap. 10.7.2)
- Pathologische Reflexe (➤ Kap. 10.7.3)

PRAXISTIPP

Reflexe immer im Seitenvergleich prüfen und beurteilen.

10.7.1 Eigenreflexe

Eigenreflexe bestehen aus einem afferenten und einem efferenten Neuron mit einer Umschaltung im Rückenmark. Das Reizorgan ist identisch mit dem Erfolgsorgan. Ein Eigenreflex ist **monosynaptisch** und nicht ermüdbar (➤ Abb. 10.9). Die Auslösung erfolgt nach dem **Alles-oder-Nichts-Prinzip**. Eine erleichterte Auslösung (sog. Bahnung) erfolgt durch den **Jendrassik-Handgriff** für die Beinreflexe (➤ Abb. 10.10) oder durch Aufeinanderbeißen der Zähne für die Auslösung der Armreflexe.

Die Testung der Eigenreflexe dient der Prüfung der spinalen neuronalen Verschaltung, die unter physiologischen Bedingungen seitengleich ist. Störungen der Reflexverschaltung, z. B. bei Erkrankungen des 1. und 2. Motoneurons, lösen eine Seitendifferenz bei der Reflexprüfung aus (➤ Tab. 10.4). Ein Reflex gilt erst dann als fehlend, wenn die Bahnung erfolglos war.

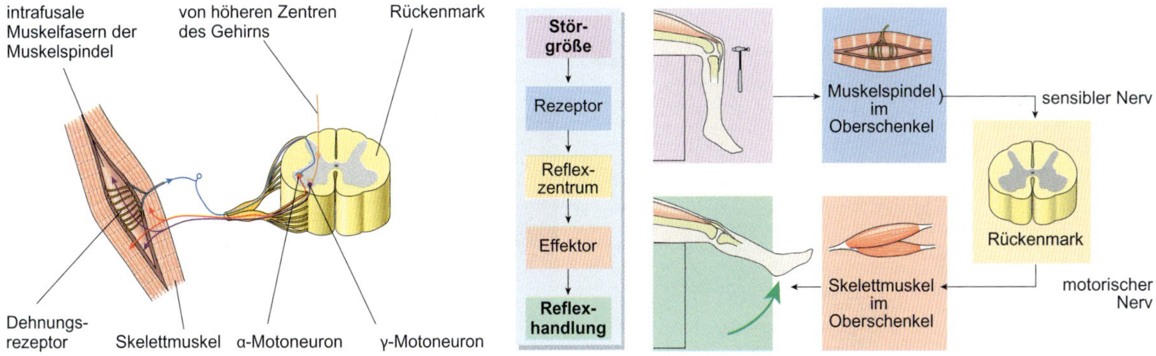

Abb. 10.9 Eigenreflex am Beispiel des Patellarsehnenreflexes [L190]

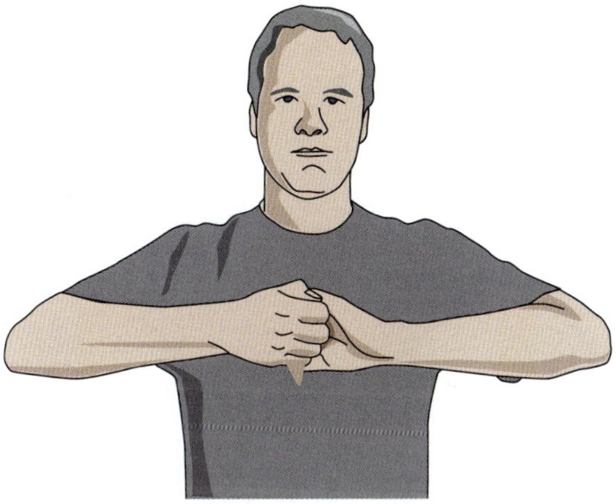

Abb. 10.10 Jendrassik-Handgriff [L157]

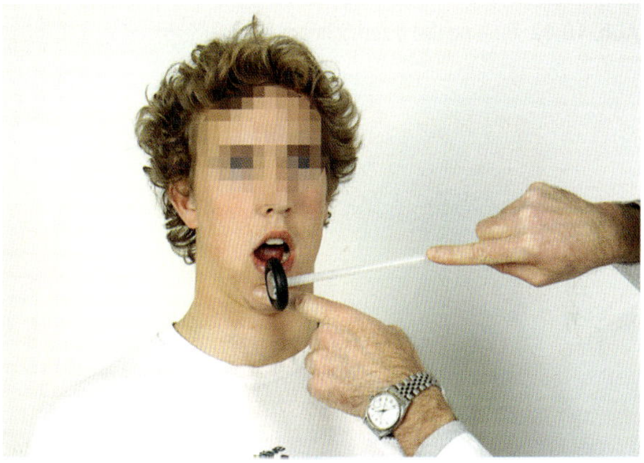

Abb. 10.11 Prüfung des Masseterreflexes [E420]

Tab. 10.4 Übersicht über die Reflexveränderungen

Reflexveränderungen	Differenzialdiagnosen
Gesteigert	• Schädigung des 1. Motoneurons • Begleitend tritt eine Spastik auf
Lebhaft	• Hyperthyreose • Nervöser und psychisch angespannter Patient
Seitengleich abgeschwächt oder fehlend	• Läsionen des 2. Motoneurons, z. B. bei Polyneuropathie durch Diabetes mellitus, Hypothyreose oder Vitamin-B-Mangel • Muskelerkrankungen
Seitendifferent	Einseitige Wurzelläsionen

Masseterreflex

Durchführung
Die Prüfung ist am sitzenden oder liegenden Patienten möglich. Gegen den auf dem Kinn liegenden Finger schlagen, der Mund ist leicht geöffnet (➤ Abb. 10.11).

Normalbefund
Kieferschluss.

Pathologische Befunde
Ausbleibender Kieferschluss bei Stammhirnschädigung.

Bizepssehnenreflex

Durchführung
Mit dem Reflexhammer auf den auf der Bizepssehne liegenden Finger schlagen (➤ Abb. 10.12). Der Arm sollte für die Reflexprüfung entspannt in einer leichten Beugestellung liegen.

Normalbefund
Seitengleiche Beugung im Ellenbogengelenk.

Pathologische Befunde
Seitendifferenzen bei Wurzelläsion von C5 / C6.

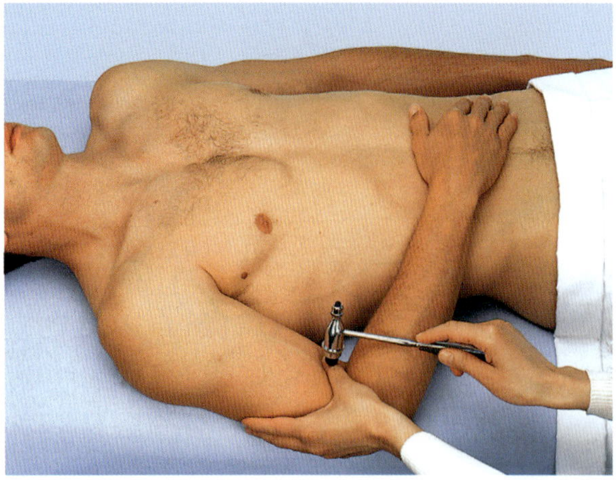

Abb. 10.12 Prüfung des Bizepssehnenreflexes [K116]

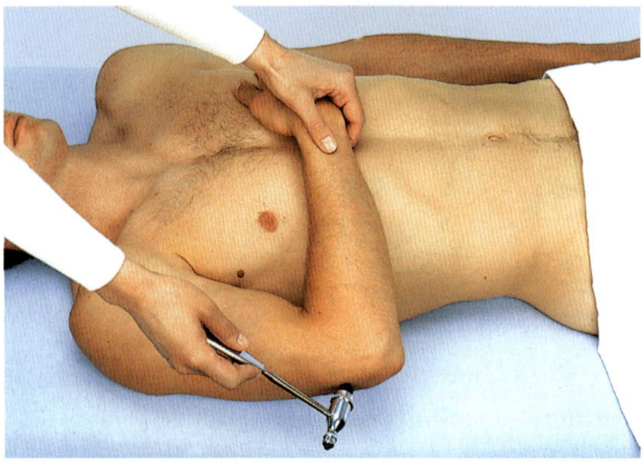

Abb. 10.13 Prüfung des Trizepssehnenreflexes [K116]

Trizepssehnenreflex

Durchführung

Mit dem Reflexhammer auf die Trizepssehne schlagen (➤ Abb. 10.13). Der Arm sollte für die Reflexprüfung entspannt in einer leichten Beugestellung liegen.

Normalbefund

Seitengleiche Streckung im Ellenbogengelenk.

Pathologische Befunde

Seitendifferenzen bei Wurzelläsion von C7 / C8.

10

Radiusperiostreflex

Durchführung

Mit dem Reflexhammer auf die distale Radiuskante bei leicht gebeugtem Ellenbogengelenk schlagen (➤ Abb. 10.14).

Normalbefund

Seitengleiche Beugung im Ellenbogengelenk.

Pathologische Befunde

Seitendifferenzen bei Wurzelläsion von C5 / C6.

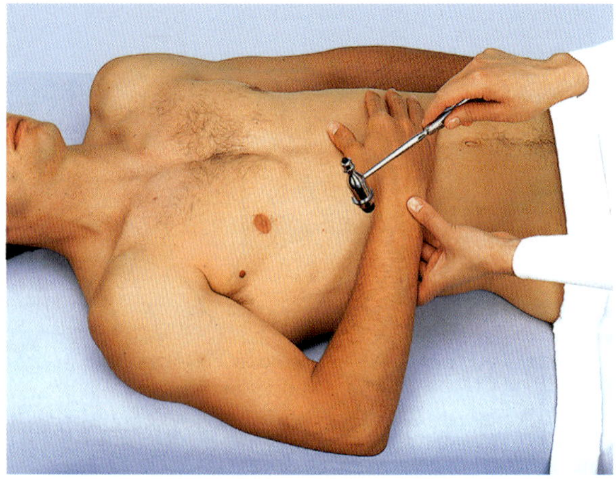

Abb. 10.14 Prüfung des Radiusperiostreflexes [K116]

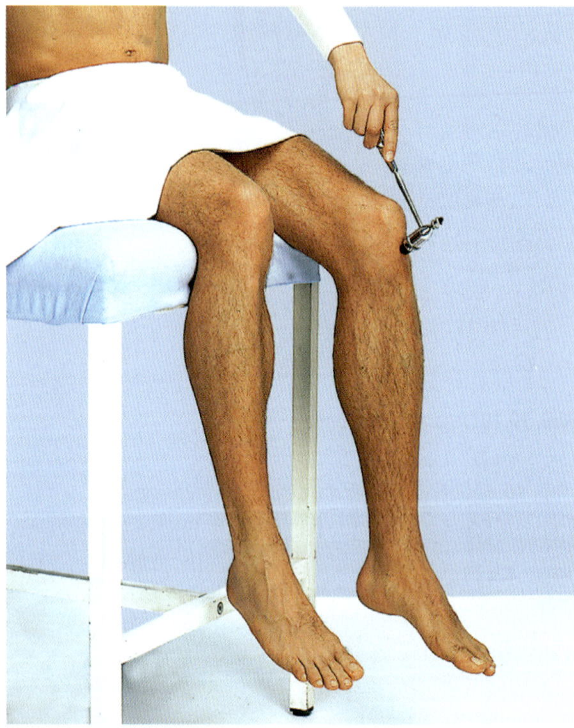

Abb. 10.15 Prüfung des Patellarsehnenreflexes [K116]

Patellarsehnenreflex

Durchführung

Mit dem Reflexhammer auf die Patellarsehne bei leicht gebeugtem Kniegelenk schlagen (➤ Abb. 10.15). Die Prüfung des Patellarsehnenreflexes kann im Sitzen oder besser im Liegen erfolgen. Am liegenden Patienten muss das Kniegelenk passiv leicht gebeugt werden.

Normalbefund

Seitengleiche Streckung im Kniegelenk.

Pathologische Befunde
Seitendifferenzen bei Wurzelläsion von L3 / L4.

Achillessehnenreflex

Durchführung
Die Prüfung des Achillessehnenreflexes kann im Sitzen oder im Liegen erfolgen. In beiden Fällen muss die Achillessehne passiv etwas vorgedehnt werden. Im Sitzen den Fuß in eine leichte Dorsalextension bringen und dann die Achillessehne mit dem Reflexhammer beklopfen (➤ Abb. 10.16). Im Liegen zunächst das zu untersuchende Bein im Knie beugen und den proximalen Unterschenkel über den anderen Unterschenkel legen. Im Anschluss den Fuß in eine leichte Dorsalextension bringen und die Achillessehne beklopfen.

Normalbefund
Seitengleiche Plantarflexion.

Pathologische Befunde
Seitendifferenzen bei Wurzelläsion von L5 / S1.

WEITERFÜHRENDE DIAGNOSTIK
- Gesteigerte Reflexe: ➤ Kap. 10.4 (multiple Sklerose)
- Abgeschwächte Reflexe: ➤ Kap. 10.5.1 (Polyneuropathie)
- Seitenunterschiede (und Hinweis auf Wurzelläsionen): ➤ Kap. 10.4 (Kompression der lumbosakralen Wurzeln)

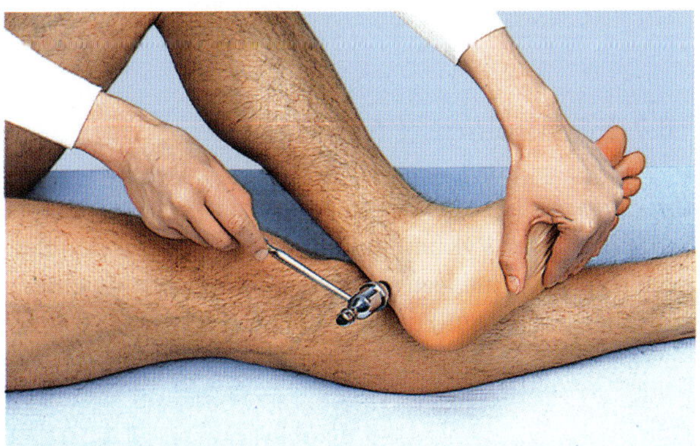

Abb. 10.16 Prüfung des Achillessehnenreflexes [K116]

10.7.2 Fremdreflexe

Fremdreflexe sind **polysynaptisch** und **ermüdbar**. Das Reizorgan entspricht nicht dem Erfolgsorgan (➤ Abb. 10.17). Die Antwort ist abhängig von der Reizstärke, die Reflexzeit ist relativ lang.

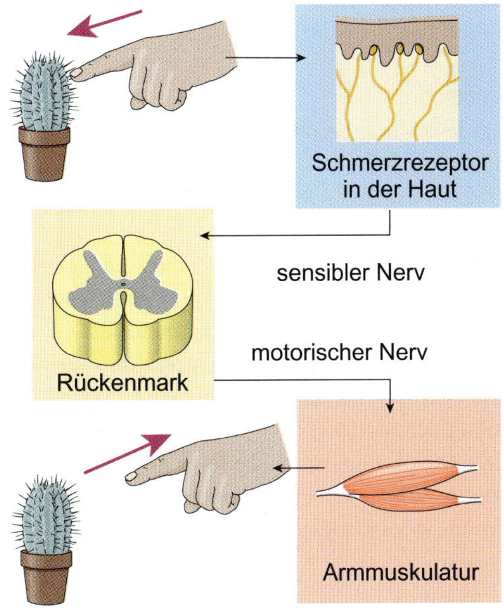

Abb. 10.17 Fluchtreflex als Fremdreflex [L190]

Kornealreflex

Durchführung
Die Kornea des liegenden oder sitzenden Patienten mit einem Wattebausch betupfen.

Normalbefund
Lidschluss.

Pathologische Befunde
Fehlender Lidschluss. Ursächlich können sein:
- Lähmung der Hirnnerven: N. ophthalmicus (afferenter Schenkel) oder N. facialis (efferenter Schenkel)
- Läsionen im Bereich des Stammhirns

Pupillenreflex

Durchführung
(➤ Kap. 12.6). Mit der Pupillenreaktion werden der afferente Schenkel (N. opticus) und der efferente Schenkel (N. oculomotorius) der Reflexverschaltung überprüft. Der Patient fixiert einen Punkt in der Ferne, um eine Miosis durch Akkommodation zu unterbinden. Zunächst in ein Auge leuchten und die Reaktion am beleuchteten Auge überprüfen. Die physiologische Reaktion auf den Lichteinfall wird auch **direkte Lichtreaktion** genannt und ist als Miosis sichtbar. Danach noch einmal in dasselbe Auge leuchten und die Reaktion am anderen Auge prüfen. Die physiologische Reaktion ist ebenfalls eine Miosis (**konsensuelle Lichtreaktion**). Grundlage dieser konsensuellen Lichtreaktion ist die anatomische Verknüpfung des afferenten Schenkels (N. opticus) mit beiden

Okulomotoriuskernen, die dann durch den N. oculomotorius den M. sphincter pupillae innervieren.

Normalbefund
Seitengleiche Miosis bei der direkten und konsensuellen Lichtreaktion.

Pathologische Befunde
- Weite Pupille, keine Miosis bei der direkten Lichtreaktion und keine konsensuelle Lichtreaktion bei Beleuchtung des anderen Auges: Läsion des N. oculomotorius
- Keine Miosis bei der direkten Lichtreaktion, aber konsensuelle Lichtreaktion bei Beleuchtung des anderen Auges: Läsion des N. opticus
- Beidseits enge Pupillen mit kaum sichtbarer Reaktion auf Licht: Intoxikation mit Opioiden, E605
- Beidseits weite Pupillen: Intoxikation mit Kokain, Halluzinogenen

Bauchhautreflex

Durchführung
Zügig die Bauchhaut des auf dem Rücken liegenden Patienten von lateral nach medial bestreichen (➤ Abb. 10.18).

Normalbefund
Kurze Kontraktion der Bauchmuskulatur.

Pathologische Befunde
Fehlende Reflexantwort bei Adipositas, Schwangerschaft, MS, Querschnittlähmung, nach Operationen.

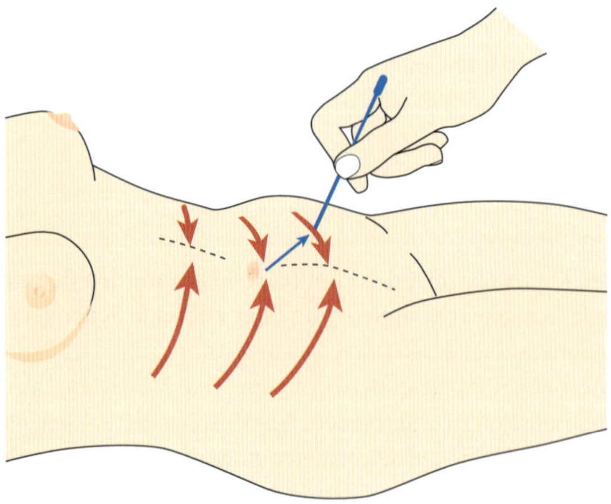

Abb. 10.18 Prüfung des Bauchhautreflexes [L143]

PRAXISTIPP
Bei der MS ist der Bauchhautreflex typischerweise erloschen. Ein fehlender Bauchhautreflex beweist die Erkrankung jedoch nicht.

Kremasterreflex

Durchführung
Die Oberschenkelinnenseite des liegenden Patienten bestreichen.

Normalbefund
Hochziehen des Skrotums auf der gleichen Seite.

Pathologische Befunde
Fehlender Skrotumhochzug, z. B. bei Wurzelkompression im Sakralbereich.

Analreflex

Durchführung
Perianale Hautregion des seitlich liegenden Patienten bestreichen.

Normalbefund
Kontraktion des äußeren Sphinkters.

Pathologische Befunde
Ausbleibende Kontraktion des Sphinkters bei Wurzelkompression im Sakralbereich.

WEITERFÜHRENDE DIAGNOSTIK
- Pathologische Fremdreflexe: Anamnese, Symptome, Augenuntersuchung, MRT
- V. a. multiple Sklerose oder Wurzelkompression: ➤ Kap. 10.4

10.7.3 Pathologische Reflexe

Pathologische Reflexe können ausgelöst werden, wenn eine **Schädigung der Pyramidenbahn** vorliegt oder wenn diese noch nicht vollständig ausgereift ist. Bei Kindern bis zum ca. 18. Lebensmonat sind deshalb die pathologischen Reflexe physiologisch.

Babinski-Reflex

Durchführung
Den lateralen Fußrand des liegenden oder sitzenden Patienten von der Ferse im Bogen Richtung Großzehe bestreichen (➤ Abb. 10.19).

Normalbefund
Beugung der Zehen.

Pathologische Befunde
Tonische Dorsalextension der Großzehe und gleichzeitige Spreizung der restlichen Zehen.

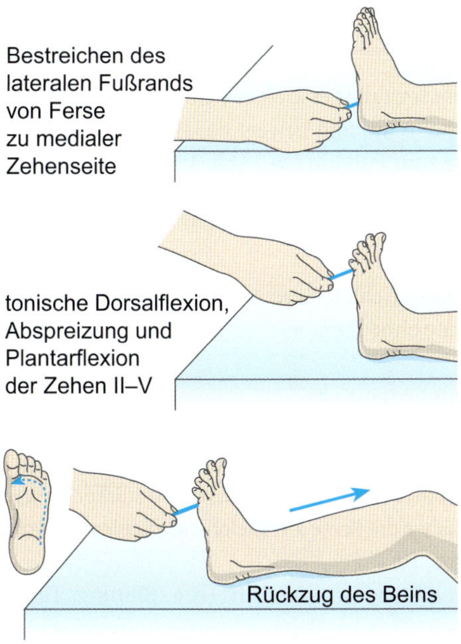

Abb. 10.19 Prüfung des Babinski-Reflexes [L106]

Oppenheim-Zeichen

Durchführung
Die Tibiavorderkante des liegenden oder sitzenden Patienten bestreichen (➤ Abb. 10.20).

Normalbefund
Beugung der Zehen.

Pathologische Befunde
Tonische Dorsalextension der Großzehe und gleichzeitige Spreizung der restlichen Zehen.

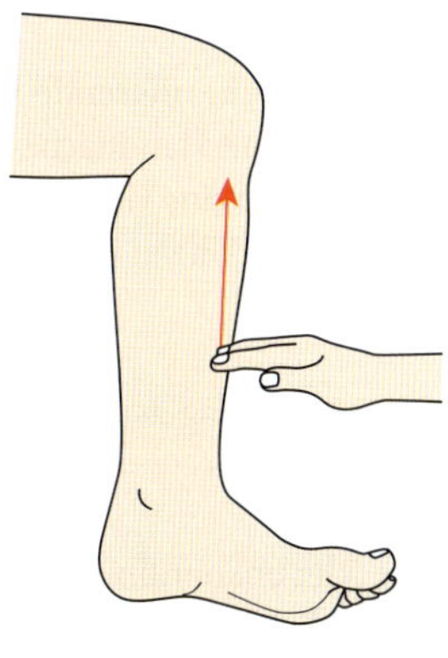

Abb. 10.20 Prüfung des Oppenheim-Zeichens [E989, L143]

Gordon-Scharfer-Reflex

Durchführung
Die Wade des liegenden oder sitzenden Patienten kneten (➤ Abb. 10.21).

Normalbefund
Beugung der Zehen.

Pathologische Befunde
Tonische Dorsalextension der Großzehe und gleichzeitige Spreizung der restlichen Zehen.

WEITERFÜHRENDE DIAGNOSTIK
Positive pathologische Reflexe: ➤ Kap. 10.4 (multiple Sklerose), ➤ Kap. 10.5.1 (Schlaganfall)

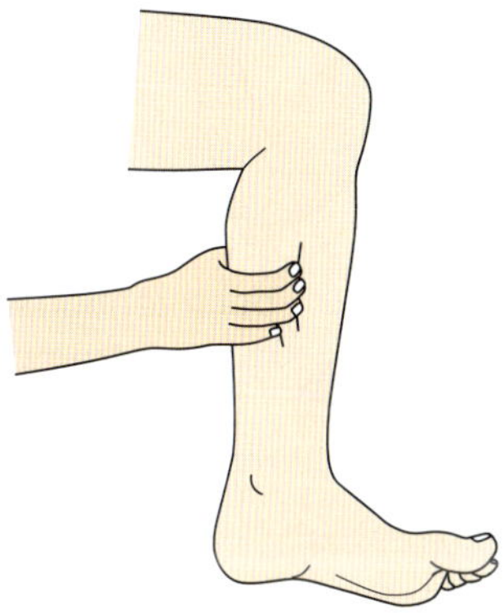

Abb. 10.21 Prüfung des Gordon-Scharfer-Reflexes [E989, L143]

10.8 Kleinhirnzeichen

Das Kleinhirn dient primär der Koordination von Bewegungsabläufen, der Feinmotorik, der Steuerung des Gleichgewichts und des Muskeltonus. Die nachfolgenden Untersuchungen eignen sich für die Beurteilung der Kleinhirnfunktion. Abweichungen vom Normalbefund sind bei allen beschriebenen Tests Hinweise auf eine gestörte Kleinhirnfunktion und / oder der leitenden Nervenbahnen.

10.8.1 Finger-Nase-Versuch

Durchführung
Den Patienten auffordern, seinen Zeigefinger bei geschlossenen Augen zur Nasenspitze zu führen (➤ Abb. 10.22). Die Untersuchung kann im Liegen oder Sitzen durchgeführt werden.

10

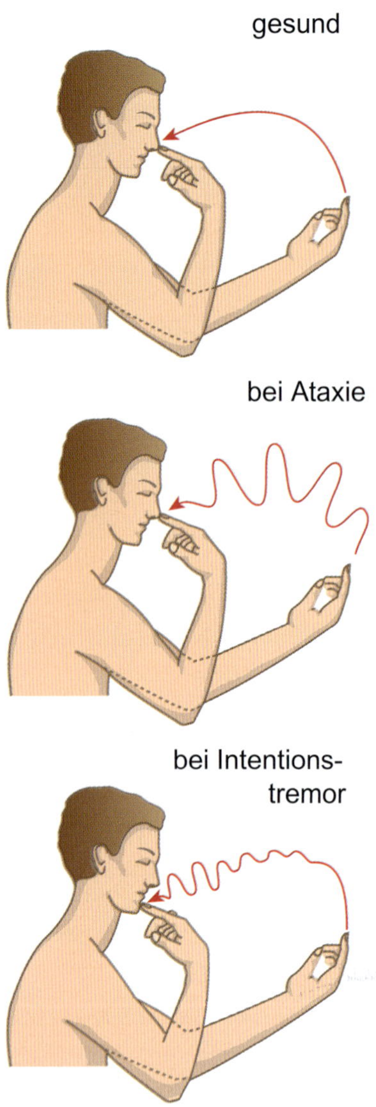

Abb. 10.22 Finger-Nase-Versuch [L138]

Normalbefund

Flüssige, zielgerichtete Bewegung des Zeigefingers zur Nasenspitze ohne Tremor.

Pathologische Befunde

- **Ruckartige, abgehackte, unkontrollierte Bewegung** (Ataxie) oder sogar Verfehlung der Nasenspitze
- **Intentionstremor:** Zittern, das umso stärker ausgeprägt ist, je näher der Finger am Zielobjekt ist; meist wird die Nasenspitze verfehlt

Ursachen können im Kleinhirn (u. a. Blutung, Tumor, MS) oder in den leitenden Bahnen liegen (Stoffwechselstörungen u. a. durch Vitamin-B-Mangel).

10

10.8.2 Knie-Hacke-Versuch

Durchführung

Der Patient setzt die Ferse eines Beins auf die Kniescheibe des anderen Beins auf und bewegt das Bein entlang der Schienbeinkante zum Fuß hin (➤ Abb. 10.23). Die Untersuchung kann im Liegen oder im Sitzen durchgeführt werden.

Normalbefund

Flüssige, zielgerichtete Bewegung der Ferse entlang der Tibiavorderkante ohne Tremor.

Pathologische Befunde

- **Ruckartige, abgehackte, unkontrollierte Bewegung** oder sogar Verfehlung der Tibiavorderkante
- **Intentionstremor:** Zittern, das umso stärker ausgeprägt ist, je näher die Ferse am Zielobjekt (Schienbeinvorderkante) ist

Ursachen können im Kleinhirn (u. a. Blutung, Tumor, MS) oder in den leitenden Bahnen liegen (Stoffwechselstörungen u. a. durch Vitamin-B-Mangel).

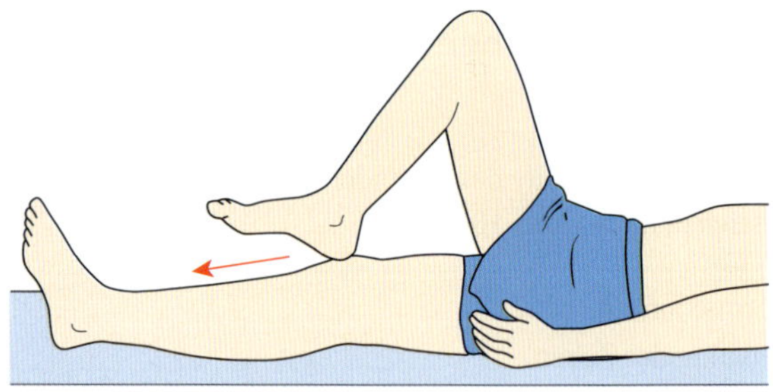

Abb. 10.23 Knie-Hacke-Versuch [L143]

10.8.3 Diadochokinese

Durchführung

Der Patient führt schnelle, alternierende Bewegungen aus, z. B. klopft er abwechselnd mit Handfläche und Handrücken auf eine Unterlage oder dreht eine Glühbirne ein. Die Untersuchung kann im Liegen oder Sitzen durchgeführt werden.

Normalbefund

Flüssige, zielgerichtete Bewegung der Hände.

Pathologische Befunde

Ruckartige, langsame oder unkoordinierte Bewegungen (Dysdiadochokinese). Ursächlich können entzündliche Kleinhirnveränderungen (z. B. MS), degenerative Veränderungen (u. a. alkoholtoxische Schädigungen), Tumoren, Metastasen oder Blutungen sein.

10.8.4 Rebound-Phänomen

Durchführung

Überprüfung der Agonisten und Antagonisten an einer Extremität. Den Patienten auffordern, den gebeugten Ellenbogen gegen Widerstand (eine Hand der Untersucherin bzw. des Untersuchers) zu beugen. Die andere Hand muss vor das Gesicht des Patienten platziert werden, falls der Patient die Bewegung nicht kontrollieren kann. Danach den Widerstand lösen (➤ Abb. 10.24). Die Untersuchung kann im Liegen oder Sitzen durchgeführt werden.

Normalbefund

Die Bewegung ist adäquat und kann kontrolliert werden, d. h., der Patient kann sie z. B. vor dem Auftreffen auf das eigene Gesicht stoppen.

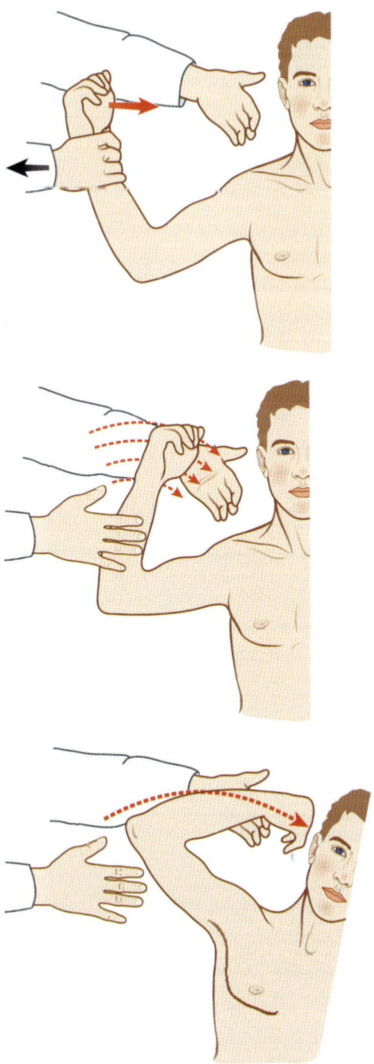

Abb. 10.24 Prüfung des Rebound-Phänomens [L126]

Pathologische Befunde

Wird der Arm losgelassen, kommt es zu einer überschießenden Bewegung des Arms auf den Körper zu. Der Patient kann die Bewegung nicht kontrollieren und rechtzeitig abbremsen. Die möglichen Ursachen entsprechen denen der Dysdiadochokinese (z. B. Kleinhirnläsion).

10.8.5 Romberg-Stehversuch

PRAXISTIPP

Bei der Durchführung der nachfolgend beschriebenen Versuche (Romberg-Stehversuch, Unterberger-Tretversuch, Blindgang, Strichgang und Hüpfen auf einem Bein) immer hinter dem Patienten stehen, um bei Fall- oder Sturzneigung Folgeverletzungen zu vermeiden.

Durchführung

Den Patienten auffordern, im Stehen mit geschlossenen Augen das Gleichgewicht zu halten und dabei die Arme nach vorn mit den Händen in Supinationsstellung auszustrecken.

Normalbefund

Der Patient kann im Stehen mit geschlossenen Augen die Position ohne Schwank- oder Fallneigung beibehalten.

Pathologische Befunde

Das Zeichen ist positiv, wenn der Patient eine Fallneigung hat. Ursächlich können Läsionen des Vestibularapparats, Hirnstamm- oder Kleinhirnläsionen sein.

10.8.6 Unterberger-Tretversuch

Durchführung

Den Patienten auffordern, im Stehen mit geschlossenen Augen im Verlauf einer Minute auf der Stelle zu treten. Die Arme sind dabei nach vorne ausgestreckt, die Hände befinden sich in Supinationsstellung.

Normalbefund

Keine Körperdrehung, Schwank- oder Fallneigung.

Pathologische Befunde

Eine Körperdrehung von mehr als 45° kann auf eine ipsilaterale vestibuläre oder Kleinhirnläsion hinweisen.

10.8.7 Strichgang, Blindgang, Hüpfen auf einem Bein

Durchführung

Mit zunächst offenen, dann geschlossenen Augen geht der Patient eine gedachte Linie entlang. Im Anschluss kann er auf einem Bein hüpfen.

Normalbefund

Strichgang und Blindgang sind zielgerichtet und ohne Schwankungen.

Pathologische Befunde

Strichgang, Blindgang und Hüpfen auf einem Bein sind entweder gar nicht möglich oder deutlich verzögert und unsicher. Diese Veränderungen kommen bei Erkrankungen des Vestibularapparats sowie bei Hirnstamm- oder Kleinhirnläsionen vor.

WEITERFÜHRENDE DIAGNOSTIK

Positive Kleinhirnzeichen: Anamnese, Symptome, Untersuchung der Ohren, CT oder MRT, Labor (u. a. Blutbild, CRP, Leber-, Nierenwerte, TSH, Vitamin B_{12}, Na^+, K^+, Ca^{2+}, Glukose, ggf. HbA_{1c})

10.9 Hirnnervenprüfung

10.9.1 Die Hirnnerven im Überblick

➤ Tab. 10.5, ➤ Abb. 10.25

10.9.2 Untersuchung der einzelnen Hirnnerven

N. olfactorius (I)

Durchführung

Dem Patienten werden verschiedene Aromen zum Riechen angeboten, z. B. Kaffee, Vanille, Tabak. Die Prüfung des Geruchssinns sollte seitengetrennt bei geschlossenen Augen erfolgen.

Tab. 10.5 Übersicht über die Hirnnerven und ihre Innervationsgebiete

Hirnnerv		Qualität	Funktion bzw. Innervation
I	N. olfactorius	sensorisch	Riechen
II	N. opticus	sensorisch	Sehen
III	N. oculomotorius	motorisch	• Lidheber • äußere Augenmuskeln
		parasympathisch	• M. ciliaris • M. sphincter pupillae
IV	N. trochlearis	motorisch	M. obliquus superior
V	N. trigeminus	sensibel	• Gesichtshaut • Augapfel • Kieferschleimhaut • Dura mater
		motorisch	Kaumuskulatur
VI	N. abducens	motorisch	M. rectus lateralis
VII	N. facialis	motorisch	mimische Muskulatur
		sensorisch	vordere ⅔ der Zunge
		parasympathisch	• Speicheldrüse • Tränendrüse
		sensibel	Teile des Trommelfells und des äußeren Gehörgangs
VIII	N. vestibulocochlearis	sensorisch	• Hören • Gleichgewicht
IX	N. glossopharyngeus	parasympathisch	Parotisdrüse
		sensorisch	hinteres Drittel der Zunge
		motorisch	Pharynxmuskulatur
		sensibel	Pharynxschleimhaut
X	N. vagus	parasympathisch	innere Organe bis zur linken Kolonflexur
		motorisch	Kehlkopfmuskeln
		sensibel	• Dura mater • Äußerer Gehörgang
XI	N. accessorius	motorisch	• M. sternocleidomastoideus • M. trapezius
XII	N. hypoglossus	motorisch	Zungenmuskulatur

10

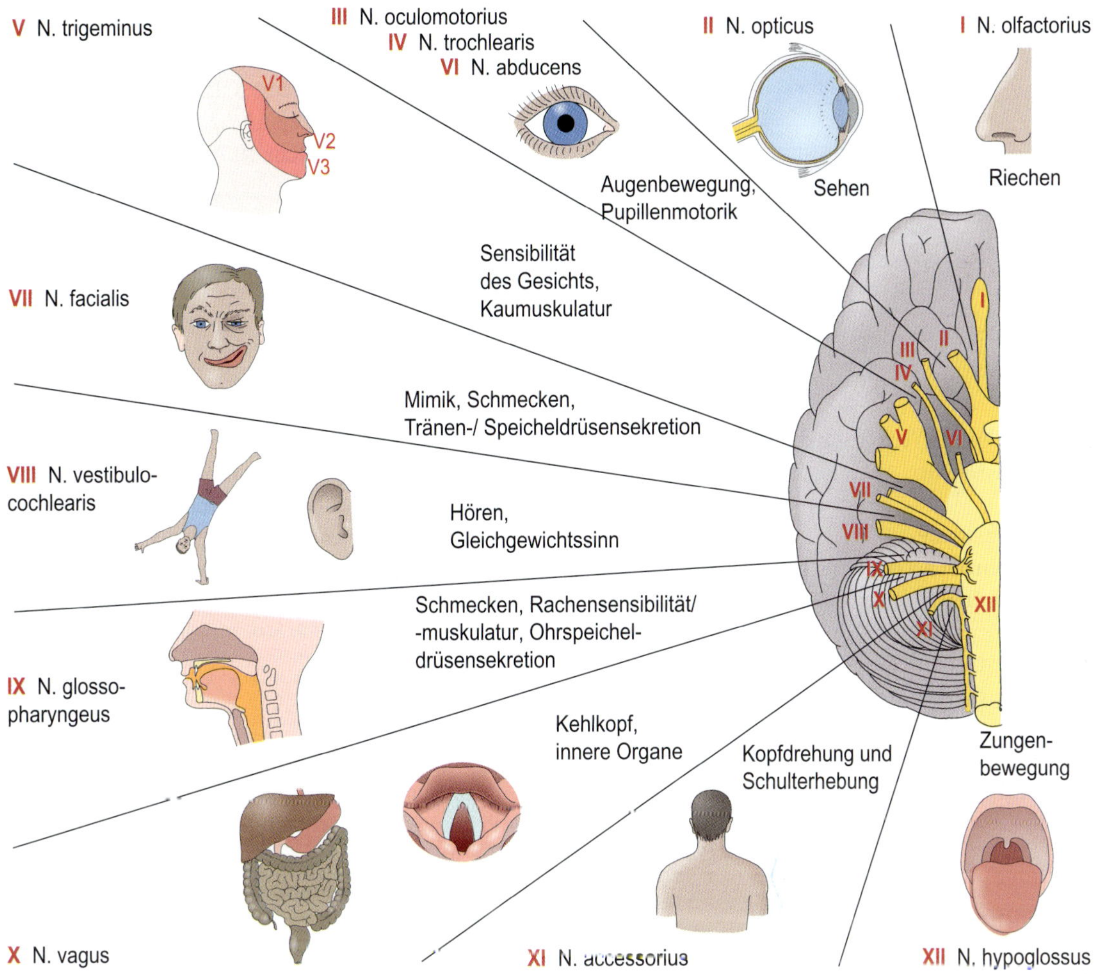

Abb. 10.25 Die Hirnnerven und ihre wichtigsten Funktionen [L190]

Sollte der Verdacht aufkommen, dass der Patient unwahre Aussagen macht, kann eine Überprüfung mit Stoffen erfolgen, die den N. trigeminus reizen, z. B. Ammoniak und Formaldehyd. Diese Stoffe rufen eine sichtbare Reizung der Schleimhäute hervor, die als Absonderung von wässrigem Sekret aus der Nase sichtbar ist. Wenn der Patient keine Reaktion angibt, kann eine psychogene Störung vorliegen.

Normalbefund

Korrekte Zuordnung der einzelnen Aromen.

Pathologische Befunde

Eine ein- oder beidseitige **Anosmie** kann bei Verletzungen des N. olfactorius oder bei einer Raumforderung auftreten. Des Weiteren kann eine Anosmie im Zuge einer COVID-19-Erkrankung auftreten. Die Probe mit einem Trigeminusreizstoff ist dabei positiv.

N. opticus (II)

Durchführung

Die Funktion des N. opticus kann zum einen über eine Visusprüfung und Gesichtsfeldbestimmung, zum anderen über die Spiegelung des Augenhintergrunds und Prüfung des Pupillenreflexes (➤ Kap. 10.7.2, ➤ Kap. 12.6) erfolgen.

N. oculomotorius (III), N. trochlearis (IV) und N. abducens (VI)

Durchführung

Die Untersuchung der okulomotorischen Hirnnerven erfolgt über die Prüfung der Augenbeweglichkeit in der Horizontalen und Diagonalen. Der Untersucher steht vor dem Patienten und bewegt ca. 40 cm vor dessen Augen ein Objekt in der Horizontalen und Diagonalen (➤ Abb. 10.26). Der Patient sollte den Kopf dabei nicht bewegen.

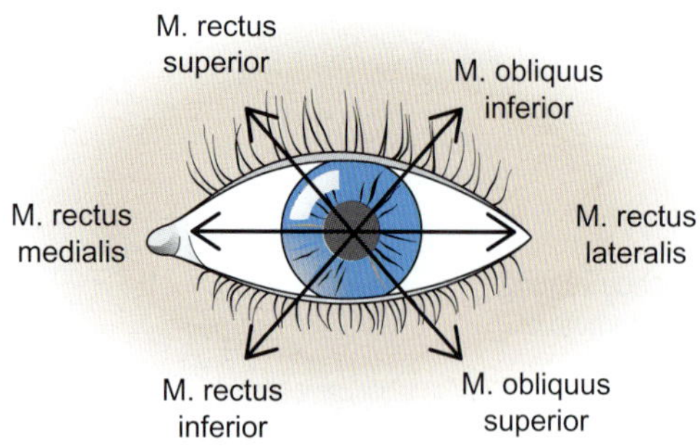

Abb. 10.26 Prüfung der Okulomotorik [L106]

Normalbefund

Seitengleiche, flüssige Verfolgung des Objekts. Kein Nystagmus, keine Doppelbilder.

Pathologische Befunde

- **Seitendifferenzen** bei der Verfolgung des bewegten Objekts können ein Hinweis auf eine Augenmuskelparese sein.
- **Nystagmus:** rhythmische und unwillkürliche Augenbewegungen, die meist ruckartig sind. Der Nystagmus kann horizontal, vertikal oder rotatorisch sein. Ursachen können angeboren oder erworben sein (durch Augenschäden, Erkrankungen des Stammhirns oder Läsionen des Vestibularapparats).

N. trigeminus (V)

Durchführung

- **Prüfung der Sensibilität:** Im Versorgungsbereich der drei Äste (Stirn, Backe und Kinnpartie) die Gesichtshaut mit einem Wattestäbchen sanft bestreichen.
- **Prüfung der Trigeminusaustrittspunkte:** An den Foramina supraorbitale, infraorbitale und mentale sanften Druck ausüben (➤ Abb. 10.27).

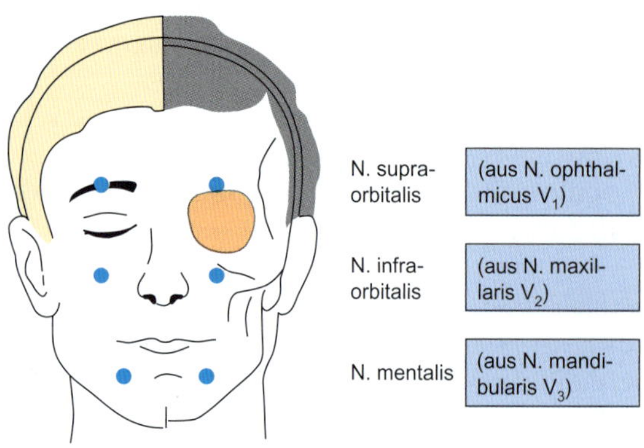

Abb. 10.27 Prüfung der Austrittspunkte des N. trigeminus [L143]

- **Prüfung der Kaumuskulatur:** Die Fingerkuppen zunächst auf die Backen (Prüfung des M. masseter) legen, dann auf die Schläfen (Prüfung des M. temporalis). Den Patienten auffordern, eine Kaubewegung auszuführen.
- **Kornealreflex:** ➤ Kap. 10.7.2.
- **Masseterreflex:** ➤ Kap. 10.7.2.

Normalbefund

- Seitengleiche Sensibilität.
- Keine Schmerzen im Bereich der Nervenaustrittspunkte.
- Seitengleiche Kaukraft.

Pathologische Befunde

- Seitendifferenz hinsichtlich der Sensibilität im Bereich der Trigeminusäste bei einseitiger Nervenläsion.
- Schmerzhafte Nervenaustrittspunkte u. a. bei Sinusitis frontalis und maxillaris, Trigeminusneuralgie.
- Weicher Kiefer bei einseitigem Ausfall der Kaumuskulatur. Der Kiefer weicht zur paretischen Seite ab.

N. facialis (VII)

Durchführung

- **Geschmacksprüfung:** Dem Patienten die Geschmacksqualitäten süß, sauer und salzig anbieten.
- **Prüfung der Gesichtsmotorik:** Den Patienten auffordern, die Stirn zu runzeln, die Augen zusammenzukneifen, die Backen aufzublasen und die Zähne zu zeigen.

Normalbefund

- Sichere und seitengleiche Unterscheidung zwischen den Geschmacksqualitäten süß, sauer und salzig.
- Seitengleiche Fähigkeit, die Stirn zu runzeln, die Augen zusammenzukneifen, die Backen aufzublasen und die Zähne zu zeigen.

Pathologische Befunde

- Unsichere Geschmackszuordnung von süß, sauer und salzig bei Läsionen des N. facialis oder des N. olfactorius durch z. B. Trauma oder Rhinitis.
- Seitendifferenz bei der Beweglichkeit der mimischen Muskulatur bei zentraler oder peripherer Fazialisparese (➤ Abb. 10.28, ➤ Tab. 10.6).

N. vestibulocochlearis (VIII)

Durchführung

- **Grobe Prüfung des Hörvermögens:** ➤ Kap. 13.6
- **Prüfung der Fallneigung:** Romberg-Stehversuch, Unterberger-Tretversuch, Strichgang, Blindgang und Hüpfen auf einem Bein (➤ Kap. 10.8)

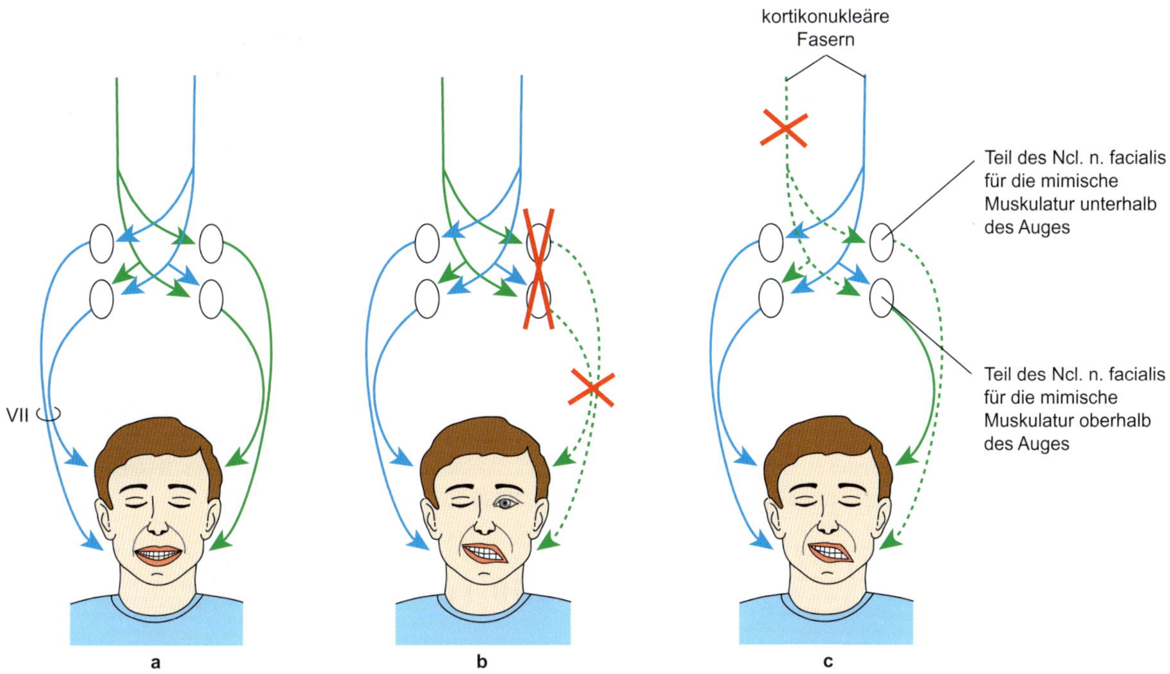

Abb. 10.28 **a** Motorischer Anteil des N. facialis; **b** Repräsentation der Gesichtsmuskeln im Kern des N. facialis. Die Kerne für die Muskeln der oberen Gesichtshälfte werden von beiden Hirnhälften versorgt, die Kerne für die Muskeln der unteren Gesichtshälfte nur von der kontralateralen Großhirnrinde. Bei einer zentralen Lähmung (*) kann der Patient daher die Stirn noch runzeln und die Augenlider schließen, während bei einer peripheren Lähmung (**) alle Muskeln einer Gesichtshälfte betroffen sind. [L143]

Tab. 10.6 Charakteristika der zentralen und peripheren Fazialisparese

	Periphere Fazialisparese	Zentrale Fazialisparese
Ursachen	Periphere Läsionen ipsilateral: idiopathisch, Herpes zoster, Borreliose, Otitis media, Schädelbasisfraktur	Zentrale Läsionen kontralateral: ZNS-Tumor, Schlaganfall, Meningitis, Enzephalitis
Stirnrunzeln	Nicht möglich	Möglich
Lidschluss	• Nicht möglich • Positives Bell-Phänomen (sichtbare Aufwärtsbewegung des Augapfels durch unvollständigen oder fehlenden Lidschluss)	Möglich, aber schwach

N. glossopharyngeus (IX)

Durchführung

- **Prüfung der Pharynxschleimhaut und -muskulatur:** Den Patienten auffordern, den Mund weit zu öffnen und „aaaaa" zu sagen.
- **Prüfung des Würge- und Schluckreflexes:** Die Rachenhinterwand mit einem Wattebausch bestreichen.
- **Prüfung der Geschmacksqualität bitter:** Dem Patienten die Geschmacksqualität bitter anbieten.

Normalbefund

- Während der Patient „aaaaa" sagt, seitengleiche Kontraktion der Gaumenbogenmuskulatur.
- Beim Bestreichen der Rachenhinterwand wird ein Schluck- und Würgereflex ausgelöst.
- Die Geschmacksqualität bitter kann seitengleich wahrgenommen werden.

Pathologische Befunde

- Bei Lähmung der Gaumenbogenmuskulatur entsteht beim Sagen von „aaaaa" das Kulissenphänomen: Das Gaumensegel weicht zur gesunden Seite ab (➤ Abb. 10.29).
- Ein fehlender Würge- und Schluckreflex kann ein Hinweis auf einen Schlaganfall oder auf Hirnstammläsionen sein. Im praktischen Alltag ist ein rezidivierendes Verschlucken die Folge.
- Bei Lähmung kann die Geschmacksqualität bitter nicht geschmeckt werden.

N. vagus (X)

Durchführung

Der N. glossopharyngeus und der N. vagus innervieren gemeinsam die Rachenhinterwand motorisch. Über beide Hirnnerven werden auch der Würge- und Schluckreflex vermittelt. Die Prüfung der Pharynxmuskulatur und der beiden Fremdreflexe ist daher dieselbe wie beim N. glossopharyngeus.

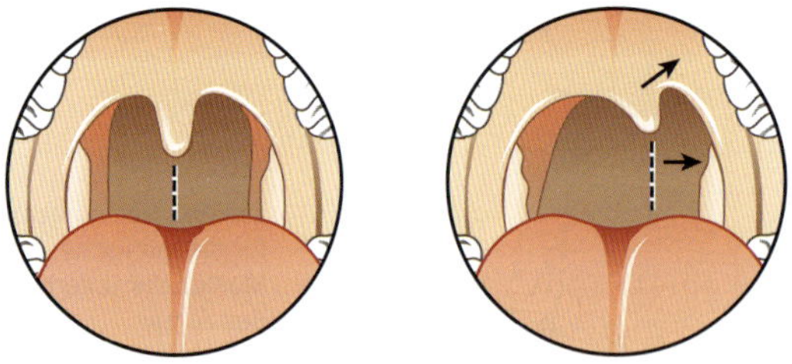

Abb. 10.29 Kulissenphänomen bei Lähmung des N. glossopharyngeus [L126]

Ferner ist der N. vagus an der Innervation der Stimmbänder über den N. laryngeus recurrens beteiligt und zuständig für den adäquaten Ablauf des Hustenreflexes. Eine Heiserkeit oder ein beeinträchtigter Hustenreflex können Hinweise auf eine Vaguslähmung geben.

N. accessorius (XI)

Durchführung
Den Patienten auffordern, die Schulter hochzuziehen und den Kopf hin und her zu wenden.

Normalbefund
Schulterhochzug und Kopfwenden sind ohne Probleme möglich.

Pathologische Befunde
Bei Lähmungen sind ein Schulterhochzug und das Kopfwenden nicht möglich.

N. hypoglossus (XII)

Durchführung
Den Patienten bitten, die Zunge herauszustrecken.

Normalbefund
Die Zunge kann problemlos ausgestreckt werden; es sind keine Seitenabweichungen und keine Muskelatrophie sichtbar.

Pathologische Befunde
Bei Lähmung weicht die Zunge zur kranken Seite ab, auf der betroffenen Seite ist eine Muskelatrophie sichtbar (➤ Abb. 10.30).

WEITERFÜHRENDE DIAGNOSTIK
V. a. Hirnnervenläsion: Anamnese, Symptome, internistische Untersuchung, Untersuchung von Augen und Ohren, CT oder MRT, Labor (u. a. Differenzialblutbild, CRP, Leber-, Nierenwerte, Na^+, K^+, Ca^{2+}, Glukose, HbA_{1c}, TSH, ggf. Antikörper gegen Borrelien), ggf. Elektromyografie, Liquorpunktion, weitere Untersuchungen je nach Befund

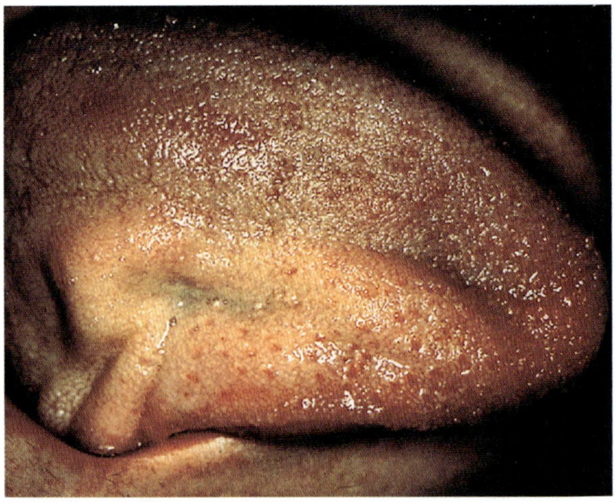

Abb. 10.30 Hypoglossusparese [E273]

10.10 Funktionsprüfung

Die apparative Diagnostik erfolgt i. d. R. im Anschluss an die neurologische Untersuchung. Die nachfolgend genannten Verfahren sind die am häufigsten durchgeführten.

PRAXISTIPP
Grundkenntnisse zur Indikation und Aussagekraft der Untersuchungen sind von Vorteil.

10.10.1 Liquoruntersuchung

Das Nervenwasser (Liquor) wird durch Lumbalpunktion aus dem Subarachnoidalraum des Rückenmarks gewonnen. Die Entnahme, die meist zwischen den Wirbeln L3 und L4 (alternativ bei L4 / L5) erfolgt, muss unter absolut aseptischen Bedingungen und nach **Ausschluss eines erhöhten Hirndrucks** durchgeführt werden. Im Anschluss wird der Liquor auf Aussehen (klar, trüb, flockig oder blutig), Zellzahl, Eiweiß- und Glukosegehalt, evtl. auf das Vorhandensein von Bakterien und andere spezifische Parameter beurteilt.

Indikationen zur Liquorpunktion sind vor allem entzündliche Erkrankungen des ZNS (Meningitis, Enzephalitis), MS, intrazerebrale Tumorerkrankungen und Subarachnoidalblutungen. Als **Komplikationen** können eine Infektion oder eine Einklemmung des Hirnstamms bei Hirndrucksteigerung auftreten. Häufig klagen Patienten nach einer Liquorpunktion über teils massive Kopfschmerzen, die Stunden bis Tage anhalten können. Andere mögliche Nebenwirkungen können sich als lokale Schmerzen an der Punktionsstelle, lokale Blutung, lumbale Wurzelreizung, Infektionen an der Punktionsstelle oder auch eine Kreislaufdysregulation bemerkbar machen.

PRAXISTIPP

Heilpraktikerinnen und Heilpraktikern ist die Liquorpunktion nicht verboten, außer bei V. a. auf eine Meningitis / Enzephalitis durch Keime gemäß § 6 Abs. 1, § 7 und § 34 Abs. 1 des IfSG. In Anbetracht der Voraussetzungen und der Komplikationen, die nach einer Liquorpunktion auftreten können, muss an dieser Stelle dringend von solchen Experimenten abgeraten werden.

10.10.2 Elektroenzephalografie (EEG)

Mit der Elektroenzephalografie werden die Hirnströme gemessen. Diese werden über zahlreiche Elektroden abgeleitet, die in einer Kopfhaube untergebracht bzw. eingearbeitet sind. Die schmerzlose EEG-Untersuchung ist das wichtigste Verfahren in der Diagnostik und Verlaufskontrolle von Epilepsien. Ferner kann ein EEG bei Bewusstseinsstörungen oder bei Kindern zur Identifizierung etwaiger Entwicklungsstörungen des Gehirns abgeleitet werden.

10.10.3 CT, MRT und andere bildgebende Verfahren

Die Computertomografie und die Magnetresonanztomografie eignen sich hervorragend zur Darstellung des Gehirns. Bei diesen beiden bildgebenden Verfahren werden meist Schichtaufnahmen erstellt, sodass Abschnitte des Gehirns detailliert dargestellt werden. Indikationen sind u. a.: Unterscheidung zwischen ischämischen und blutigen (hämorrhagischen) Schlaganfällen, Tumor- oder Metastasensuche oder Suche nach Entmarkungsherden (➤ Kap. 3.8).

10.11 Differenzialdiagnostik

➤ Tab. 10.7

Tab. 10.7 Ausgewählte Differenzialdiagnosen der neurologischen Erkrankungen und deren Befunde

Differenzialdiagnosen	Inspektion	Neurologische Untersuchung	Funktionsprüfung
Meningitis	• Schwer krank aussehender Patient • Evtl. petechiale Blutungen • Opisthotonus	• Meningendehnungszeichen schmerzhaft positiv • Motorische Fähigkeiten reduziert • Eigenreflexe evtl. gesteigert • Pathologische Reflexe bei Beteiligung des Gehirns positiv	Liquoruntersuchung: • Bakterielle Ursache: trüb, Zellzahl ↑, Eiweiß ↑, Glukose ↓ • Virale Ursache: klar, Zellzahl ↑, Eiweiß ↑, Glukose normal
Schlaganfall	• Hängender Mundwinkel, Gesichtsasymmetrien • Wernicke-Mann-Gang • Hemiparese	• Sensibilitätseinbußen auf der kontralateralen Seite • Grobe Muskelkraft vermindert • Muskelspastik • Eigenreflexe gesteigert • Fremdreflexe abgeschwächt oder erloschen • Pathologische Reflexe positiv • Koordination beeinträchtigt • Je nach Lokalisation des Schlaganfalls Hirnnervenausfälle	• CT: bei akutem Schlaganfall Unterscheidung zwischen hämorrhagisch und ischämisch • CT, MRT: bei altem Schlaganfall Narbenbildung sichtbar
Morbus Parkinson	• Verlangsamter, vornübergebeugter und bewegungsarmer Patient • Masken-, Salbengesicht • Ruhetremor	• Muskeltonusprüfung: Zahnradphänomen als Ausdruck des Rigors • Grobe Kraft meist reduziert • Koordination beeinträchtigt	• Diagnostik erfolgt klinisch • Pathohistologisch Reduktion oder Verlust der Substantia nigra post mortem
Multiple Sklerose	• Ataktischer Gang • Koordinationsprobleme	• Lhermitte-Zeichen schmerzhaft positiv • Sensibilitätsprüfung: Dys-, Hyp-, Hyperästhesien • Grobe Kraft vermindert • Muskelspastik • Eigenreflexe gesteigert • Fremdreflexe abgeschwächt oder erloschen • Pathologische Reflexe positiv • Koordination teils stark beeinträchtigt mit Schwindel, Fallneigung • Visusbeeinträchtigungen • Evtl. Nystagmus	• Liquoruntersuchung: oligoklonale Banden • MRT: Entmarkungsherde

Tab. 10.7 Ausgewählte Differenzialdiagnosen der neurologischen Erkrankungen und deren Befunde *(Forts.)*

Differenzialdiagnosen	Inspektion	Neurologische Untersuchung	Funktionsprüfung
Bandscheibenvorfall	• Starke Schmerzhaftigkeit im sakralen Bereich mit Ausstrahlung in die Peripherie • Hinkender Patient	• Nervendehnungszeichen, insbesondere Lasègue-, Kernig-, Bragard-Zeichen positiv • Verlust der Sensibilität im betroffenen Dermatom • Verlust der Kennmuskelfunktion • Eigenreflexe im betroffenen Gebiet erloschen • Bei Kaudasyndrom tiefe Querschnittlähmung, Sensibilitätsverlust (Reithosenanästhesie), Verlust motorischer Fähigkeiten, Eigenreflexe erloschen, Verlust der Sphinkterfunktion	• MRT: sichtbarer Prolaps einer (oder mehrerer) Bandscheiben mit Kompression der Nervenwurzeln • Kaudasyndrom: medialer Vorfall mit Kompression des Spinalkanals und der Nerven
Polyneuropathie	• Schwankender Gang • Dünne Extremitäten • Trophische Störungen der Haut	• Symmetrischer, sensibler Verlust häufig an der unteren Extremität (sockenförmig, strumpfförmig), seltener an der oberen Extremität (handschuhförmig) • Vibrationsempfinden an der unteren Extremität < 6/8, an der oberen Extremität < 7/8 • Grobe Kraft vermindert • Eigenreflexe abgeschwächt oder erloschen (vor allem Achillessehnenreflex) • Koordination je nach Stadium und Verlauf eingeschränkt	Nervenleitgeschwindigkeit: reduzierte Impulsübertragung

KAPITEL

11 Untersuchung der Haut und Hautanhangsgebilde

11.1 Untersuchung der Haut

Die Untersuchung der Haut erfolgt vor allem mittels **Inspektion**, wobei die Hautveränderungen möglichst korrekt beschrieben werden sollen. Das wichtigste Instrumentarium bzw. die wichtigste Voraussetzung dafür ist eine gute **Beleuchtung**. Zusätzlich können ein Holz- und ein Glasspatel benutzt werden:

- Mit dem **Holzspatel** lassen sich Schuppen ablösen oder an den Schleimhäuten Beläge hinsichtlich ihrer Abwischbarkeit prüfen.
- Mit dem **Glasspatel** kann zwischen Erythem und Petechien unterschieden werden; Erytheme sind wegdrückbar, Petechien lassen sich nicht wegdrücken.

Zusammen mit den anamnestischen Angaben ist eine (Verdachts-)Diagnose meist möglich.

11.1.1 Erster Eindruck

Der erste Eindruck von der Patientin bzw. vom Patienten kann bereits Hinweise auf bestehende Erkrankungen liefern, insbesondere in warmen Monaten bei leichter Bekleidung. Mögliche Befunde können sein:

- **Rhinophym:** knollenartige Verdickung der Nase mit entzündlichen Veränderungen, Teleangiektasien und grobporiger Haut. Symptom der Rosazea (Kupferfinne) im fortgeschrittenen Stadium.
- **Schmetterlingserythem:** entzündliche, plaqueartige Rötung über beiden Wangen und dem Nasenrücken. Typisches Symptom eines systemischen Lupus erythematodes. Das Schmetterlingserythem kann auch bei Ringelröteln auftreten und ist durch Rötung ohne Plaquebildung gekennzeichnet.

- **Akne:** Komedonen, entzündliche Papeln und Pusteln an Kinn, Wangen, Nase und Stirn.
- **Quincke-Ödem:** Schwellung der periorbitalen Region, Lippen und Zunge durch eine allergische Reaktion. Gelegentlich kann es auch generalisiert vorkommen.
- **Impetigo contagiosa:** honiggelbe Krusten auf entzündlichem Grund infolge einer bakteriellen Infektion der Haut.
- **Neurodermitis:** Kratzspuren und entzündliche Veränderungen in den Ellenbeugen, Kniekehlen oder an den Handgelenken.
- **Psoriasis vulgaris:** silbrig-weiße Schuppung auf gerötetem Grund.

11.1.2 Ausschluss eines Notfalls

Die wichtigsten und häufigsten dermatologischen Notfälle sind:

- **Erythrodermie:** generalisierte Hautentzündung, die mit starker Rötung einhergeht. Begleitend können brennende Schmerzen und Juckreiz auftreten. Durch den starken Wärmeverlust über dilatierte Gefäße frieren die Patienten häufig.
- **Quincke-Ödem:** Ausdruck einer allergischen Typ-I-Reaktion. Als Komplikation kann eine Verlegung der Atemwege auftreten.

11.1.3 Anamnestische Anhaltspunkte

Im Rahmen der Anamnese können folgende Angaben Hinweise auf eine dermatologische Erkrankung liefern:

- Allergien in der Vorgeschichte
- Mögliche Auslöser der jetzigen Veränderungen z. B. berufliche Noxenexposition, chronische Lichtexposition, Auslandsaufenthalt, Haustiere oder überhaupt Kontakt zu Tieren, Nahrungsmittel
- Verbessernde und verschlechternde Faktoren, z. B. Wärme, Kälte, Ruhe, Kratzen
- Mögliche Infektionen der Haut
- Einnahme von Medikamenten, die als Nebenwirkung Hauterscheinungen hervorrufen können, z. B.:
  - Hautblutungen durch Heparin, Cumarinderivate und andere Antikoagulanzien
  - Makulöse oder makulopapulöse Hauterscheinungen durch Amoxicillin (Antibiotikum), Carbamazepin (Antiepileptikum), einige Zytostatika
  - Urtikariaähnliche Hauterscheinungen durch NSAR, Kontrastmittel
  - Schwerwiegende, blasenbildende Erkrankungen mit Ablösung der Epidermis (Lyell-Syndrom) durch Allopurinol, NSAR, einige Antibiotika
- Internistische Vorerkrankungen, z. B. Hypothyreose, Cushing-Syndrom, Diabetes mellitus, Leukämie

11.1.4 Inspektion

Die Inspektion ist bei der dermatologischen Untersuchung die wichtigste und einfachste Art der Untersuchung. Die Haut ist das am besten zu untersuchende Organ. Zu achten ist auf die Lokalisation und die Art der **Hauterscheinungen** (*Effloreszenzen*) sowie **Begleitfaktoren** wie Juckreiz oder Brennen der Haut. Effloreszenzen werden nach **Größe, Form, Begrenzung, Anordnung und Ausdehnung** beschrieben (➤ Abb. 11.1).
Bezüglich ihrer **Verteilung** auf der Haut unterscheidet man:

- Gruppiert: in Gruppen beieinanderliegend
- Diffus: großflächig verteilt
- Zirkumskript: umschrieben, auf eine Stelle beschränkt
- Regionär: auf eine Körperregion beschränkt

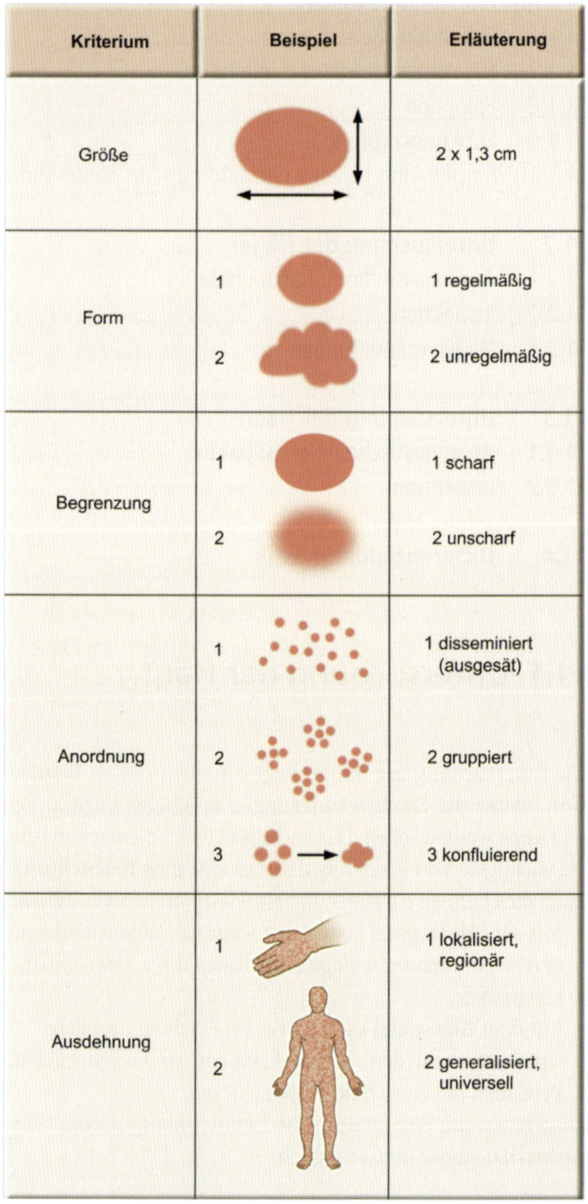

Abb. 11.1 Beschreibung der Effloreszenzen [L238]

- Disseminiert: unregelmäßig verteilt
- Generalisiert: die gesamte Haut befallend

Ihr **Aussehen** kann sein:

- Anulär: ringförmig
- Linear: linienförmig
- Nummulär: münzförmig
- Gyriert: gewunden
- Polyzyklisch: vielbogig
- Landkartenartig

Effloreszenzen werden je nach Entstehungsmodus eingeteilt in:

- **Primäreffloreszenzen:** entstehen auf gesunder Haut und stehen am Anfang eines pathologischen Hautprozesses (➤ Kap. 11.1.5)
- **Sekundäreffloreszenzen:** entstehen auf geschädigter, kranker Haut, entwickeln sich meist aus Primäreffloreszenzen und im Laufe eines Krankheitsprozesses (➤ Kap. 11.1.6)

Bei der Befundaufnahme und -beschreibung können ferner die Hautveränderungen folgendermaßen definiert werden:

- **Exanthem:** über den gesamten Körper oder in großer Ausdehnung vorhandene Effloreszenzen
- **Enanthem:** an den Schleimhäuten verteilte Effloreszenzen
- **Erythem:** Rötung
- **Purpura:** petechiales Exanthem, das mit dem Glasspatel nicht wegdrückbar ist
- **Ekzem:** unspezifische Hautveränderung auf unterschiedlichste Reize

11.1.5 Primäreffloreszenzen

Fleck *(Macula)*

Umschriebene Hautveränderung im Hautniveau (nicht erhaben) (➤ Abb. 11.2). Sie kann unterschiedliche Farben von rot über bläulich bis hin zu dunkel haben. Die Konsistenz der Haut ist unverändert.

Beispiele

- Sommersprossen
- Muttermal (Nävus)
- Depigmentierung der Haut (z. B. bei Vitiligo)
- Erythem bei Infektion mit dem Bakterium *Erysipelothrix rhusiopathiae* (Schweinerotlauf), das vor allem bei Menschen mit Kontakt zu Tieren auftritt

Quaddel *(Urtica)*

Flüchtige, stark juckende Erhabenheit der Haut. Quaddeln entstehen durch eine lokale Histaminausschüttung aus Mastzellen im Zuge der Typ-I-Allergie. Meist ist die Urtica fleischfarben mit gerötetem Randsaum (➤ Abb. 11.3).

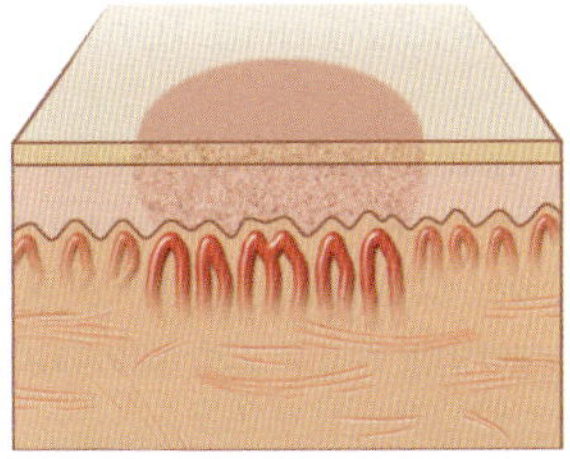

a

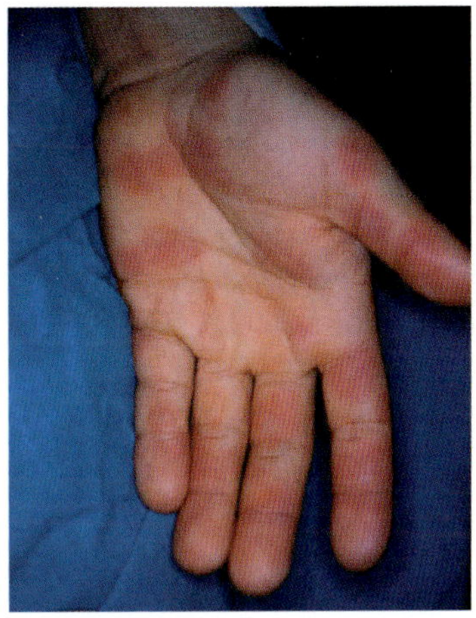

b

Abb. 11.2 Fleck: **a** herdförmige Veränderung der Hautfarbe im Hautniveau [L238]; **b** rötliche Flecken (Erytheme) am Handteller beim Erysipeloid (Schweinerotlauf) [F111-006]

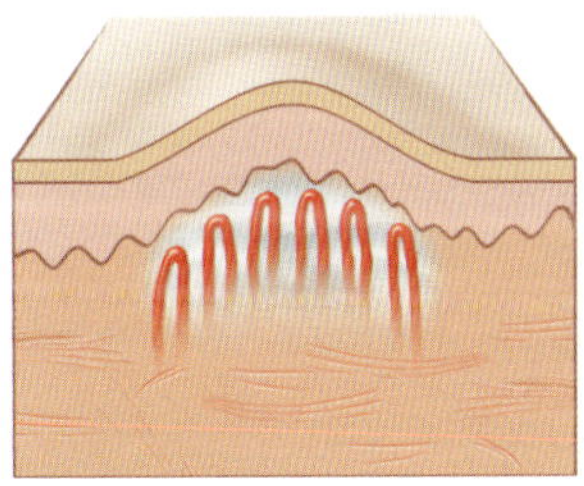

a

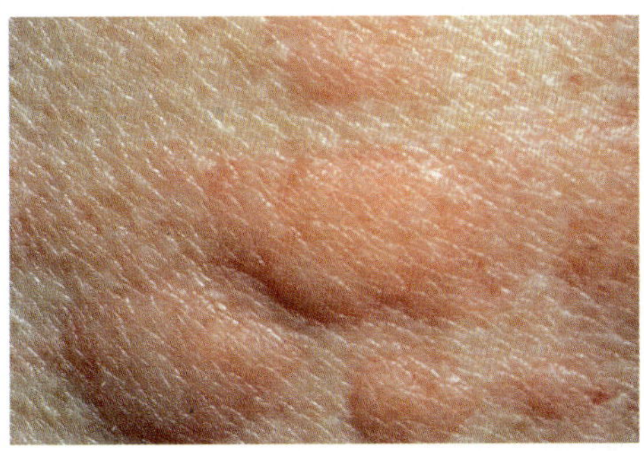

b

Abb. 11.3 Quaddel: **a** plateauartige Veränderung über das Hautniveau durch ein umschriebenes Ödem [L238]; **b** mehrere, teils einzeln stehende, teils konfluierende Quaddeln bei Urtikaria [E451]

Beispiele

- Hauterscheinung z. B. nach Kontakt mit einer Brennnessel
- Urtikaria durch Kontakt-, Nahrungsmittel- oder Inhalationsantigene, Schweiß, Wärme, Kälte, Medikamente

Papel *(Papula)*, Knoten *(Nodus)* und Tumor

Eine **Papel** ist eine erhabene Hautveränderung, die kleiner als erbsengroß (< 5 mm) ist (➤ Abb. 11.4). Sie kann entweder in der Epidermis oder der Lederhaut als Folge einer Zellvermehrung oder als Ablagerung von festen Substanzen entstehen.

Bei einer erhabenen Hautveränderung, die 5–10 mm groß ist, spricht man von einem **Nodus**, der sozusagen eine Weiterentwicklung der Papel ist.

Ab einer Größe von 1 cm wird eine erhabene Hautveränderung als **Tumor** bezeichnet. Dies beinhaltet noch keine Dignitätszuordnung; Tumoren können benigne, maligne oder semimaligne sein. In der beschreibenden Dermatologie sagt die Definition des Tumors nichts über die biologische Art aus, sondern beschreibt lediglich die Größe.

Beispiele

- Xanthelasmen
- Kondylome
- Warzen
- Milien
- Akne

a

b

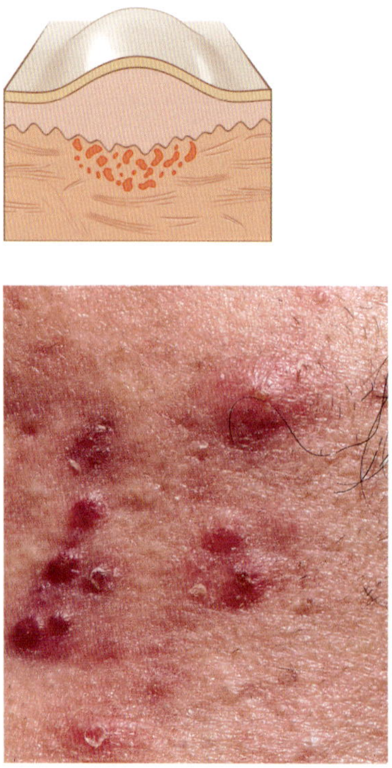

Abb. 11.4 Papel: **a** umschriebene, feste Verdickung der Haut [L238], **b** gerötete Knötchen unterschiedlicher Größe [M174]

Bläschen *(Vesicula)* und Blase *(Bulla)*

Ein flüssigkeitsgefüllter Hohlraum, der kleiner als erbsengroß ist, heißt **Bläschen** (➤ Abb. 11.5). Bläschen können in der Epidermis oder unter der Basalmembran in der Lederhaut entstehen. In der Epidermis haben sie keine feste Hautdecke und neigen zur Eruption; subepidermale Bläschen haben eine straffe Hautdecke, weshalb eine Eruption eher selten ist. Der Inhalt der Bläschen kann klar (seröse Bläschen) oder blutig (hämorrhagische Bläschen) sein.

Wenn das Bläschen größer als eine Erbse ist, wird es als **Blase** bezeichnet (➤ Abb. 11.5). Blasen können in der Epidermis ebenso entstehen wie in der Lederhaut. Festigkeit und Inhalt gleichen denen der Bläschen.

Beispiele

- Herpesbläschen
- Varizellen
- Verbrennungsblasen
- Bullöses Pemphigoid
- Bullöses Erysipel

Eiterbläschen *(Pustula, Pustel)*

Bei der Pustel handelt es sich um einen eitergefüllten Hohlraum, der entweder in der Lederhaut durch bakterielle Besiedelung der Schweiß- oder Talgdrüsen oder der Haarfollikel

a

b

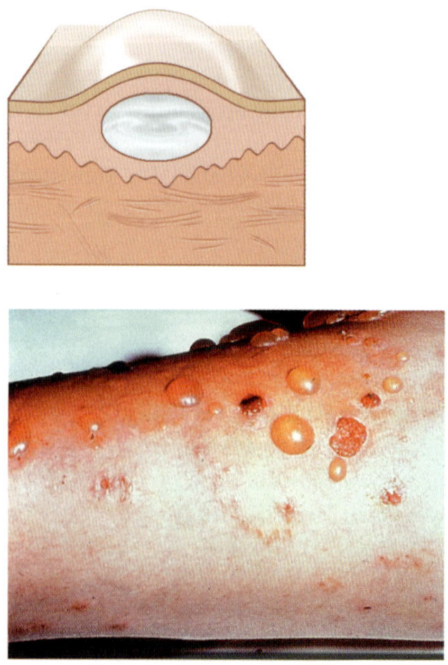

Abb. 11.5 Bläschen und Blase: **a** intradermales Bläschen [L238], **b** pralle Bläschen und Blasen auf gerötetem Grund bei bullösem Pemphigoid [M111]

oder als sekundäre Komplikation durch bakterielle Besiedelung der Bläschen entsteht (➤ Abb. 11.6).

Beispiele

- Follikulitis
- Akne
- Bakterielle Hautinfektionen, z. B. Impetigo contagiosa

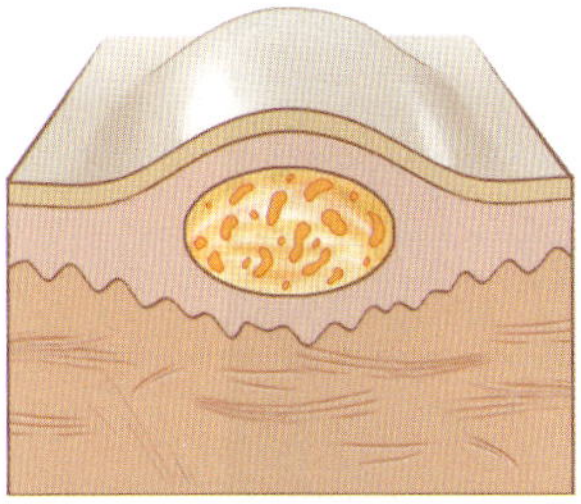

a

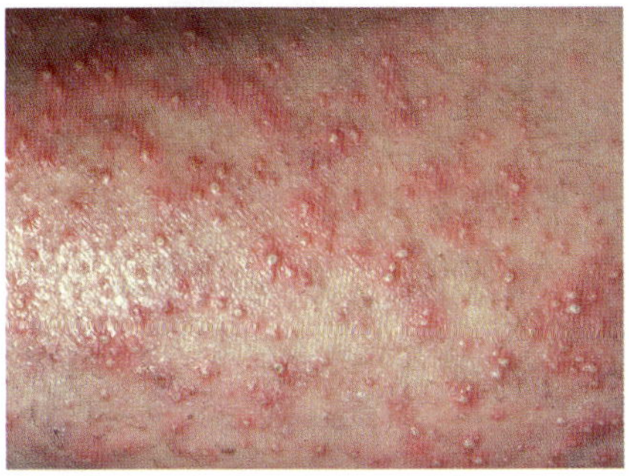

b

Abb. 11.6 Pustel: **a** mit Eiter gefüllter Hohlraum der Haut [L238], **b** zahlreiche dichtstehende, teils konfluierende Pusteln [M123]

Zyste und Pseudozyste

Eine Zyste ist ein Hohlraum, der mit Drüsensekreten gefüllt und mit Epithel ausgekleidet ist. Eine Pseudozyste dagegen ist zwar flüssigkeitsgefüllt, aber nicht mit Epithel ausgekleidet.

Beispiele für Zysten

- Hornzyste
- Talgzyste

11.1.6 Sekundäreffloreszenzen

Schuppe *(Squama)*

Als Schuppe bezeichnet man die Ansammlung von Hornlamellen, die Folge einer Verhornungsstörung sind (➤ Abb. 11.7). Schuppen können festhaftend sein oder locker aufsitzen.

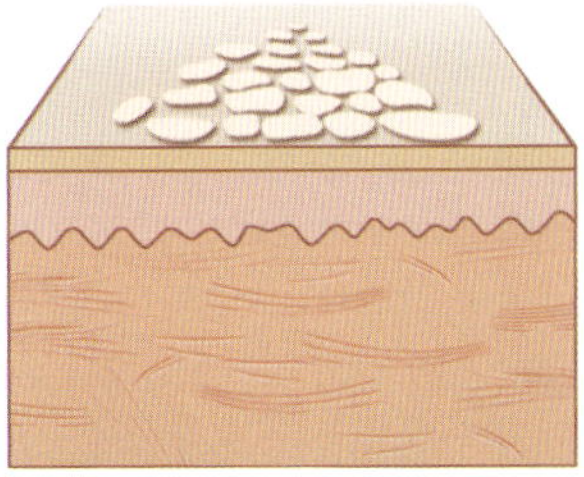

a

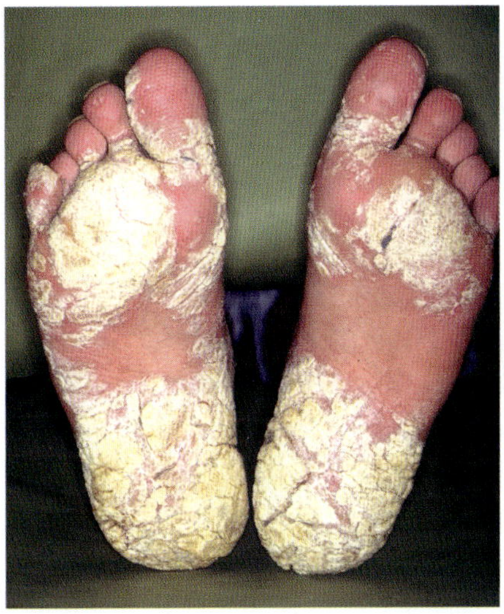

b

Abb. 11.7 Schuppen: **a** Auflagerungen aus ablösbaren bzw. sich selbst ablösenden Hornzellkomplexen [L238]; **b** scharf begrenzte Herde mit weißlicher, plättchenförmiger Schuppung [M123]

Beispiele

- Psoriasis vulgaris
- Seborrhoisches Ekzem

Schürfung *(Erosion, Erosio)* und Exkoriation

Einen oberflächlichen Substanzdefekt, der über die Basalmembran nicht hinausgeht, also auf die Epidermis beschränkt bleibt und ohne Narbe abheilt, bezeichnet man als Erosion (➤ Abb. 11.8).

Bei Verlust des Oberflächenepithels mit Eröffnung der darunterliegenden dermalen Gefäße spricht man von einer Exkoriation, die als Punktblutung sichtbar ist.

Beispiele

Abschürfung.

Geschwür *(Ulcus)*

Beim Ulkus handelt es sich um einen tiefen Substanzdefekt auf vorgeschädigter Haut, der über die Basalmembran hinausgeht

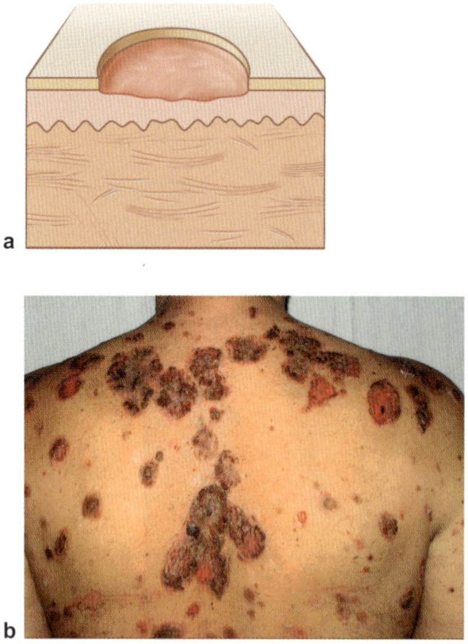

Abb. 11.8 Erosion: **a** Der epidermale Substanzdefekt kann einige oder alle Schichten der Epidermis umfassen [L238]. **b** Großflächige Erosionen, die zum Teil noch von der abgelösten und zusammengeschobenen Epidermis bedeckt sind [F853-002]

und mit Narbenbildung abheilt (➤ Abb. 11.9). Ein Ulkus kann sich auf die Lederhaut oder die Subkutis erstrecken oder noch tiefere Schichten (z. B. die Muskulatur) erreichen.

Beispiele

- Ulcus cruris venosum und arteriosum
- Malum perforans (neuropathisches Ulkus der Fußsohle im Rahmen des diabetischen Fußsyndroms)
- Dekubitus, vor allem an druckbelasteten Stellen

Rhagade und Fissur

Rhagaden sind längliche, spaltförmige Risse in der Epidermis bei vorgeschädigter oder besonders trockener Haut, z. B. durch zu starke Dehnung (➤ Abb. 11.10). Sie entstehen bevorzugt an mechanisch belasteten Stellen und können bluten. An nicht verhornenden Haut- oder Schleimhautregionen bezeichnet man einen solchen Riss als **Fissur.**

Beispiele

- Mundwinkelrhagade
- Fersenrhagade
- Analfissur

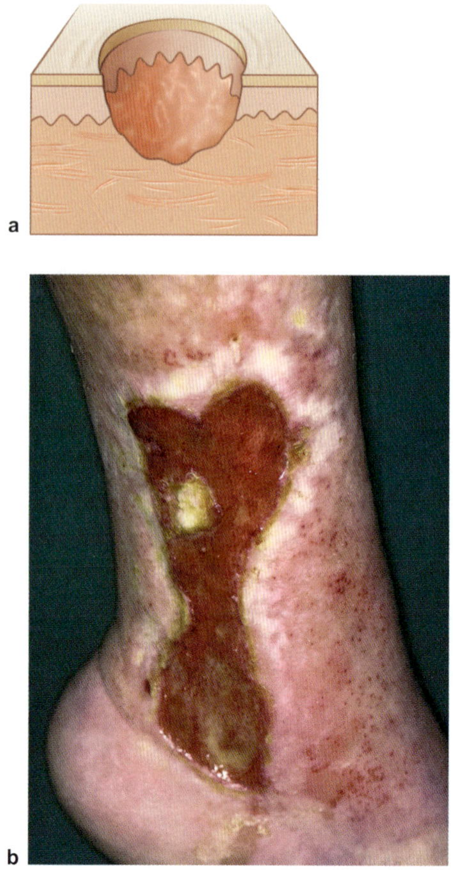

Abb. 11.9 Geschwür: **a** tiefreichender Substanzdefekt [L238]; **b** großflächiges Ulkus mit leicht gerötetem Rand und teils rötlichem, teils schmierig-gelblich belegtem Ulkusgrund [M123]

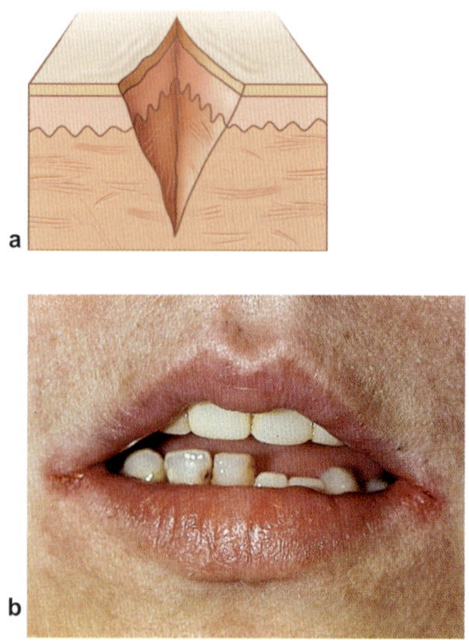

Abb. 11.10 Rhagade: **a** schmerzhafter Einriss, der bis in die Dermis reicht [L238]; **b** Mundwinkelrhagaden [R246]

Kruste *(Crusta)*

Eine Kruste bildet sich nach oberflächlichen Hautdefekten durch Auflagerung von eingetrocknetem Serum oder Blut mit oder ohne Zelltrümmer (➤ Abb. 11.11).

Beispiele

Verkrustung nach einer Verletzung als seröse oder hämorrhagische Kruste.

Narbe *(Cicatrix)*

Narben entstehen durch bindegewebigen Umbau des originären Gewebes. Sie bilden sich nach tiefen Substanzdefekten (Ulzera) aus und bestehen aus kollagenem Bindegewebe (➤ Abb. 11.12). Im Narbengewebe sind keine Talgdrüsen, Schweißdrüsen und Melanozyten enthalten.

Beispiele

Narbenbildung nach Verbrennungen oder Ulzera.

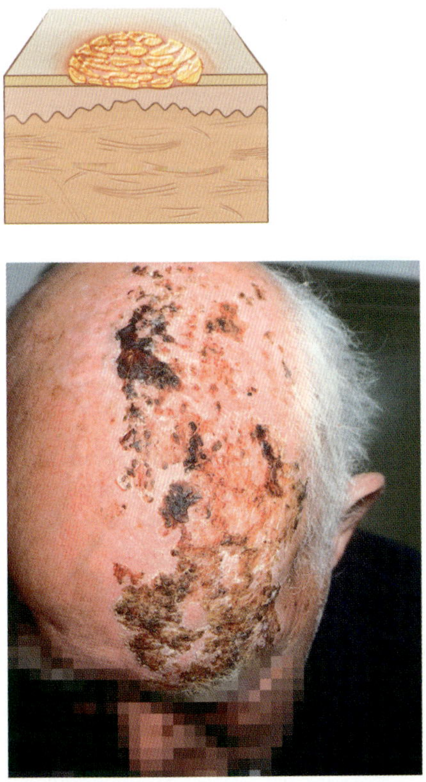

Abb. 11.11 Kruste: **a** Die Kruste ist eingetrocknetes Sekret und entsteht meist auf Erosionen [L238]. **b** Wenige seröse, zahlreiche hämorrhagische Krusten am Frontal- und Parietalbereich des Kopfes [E426]

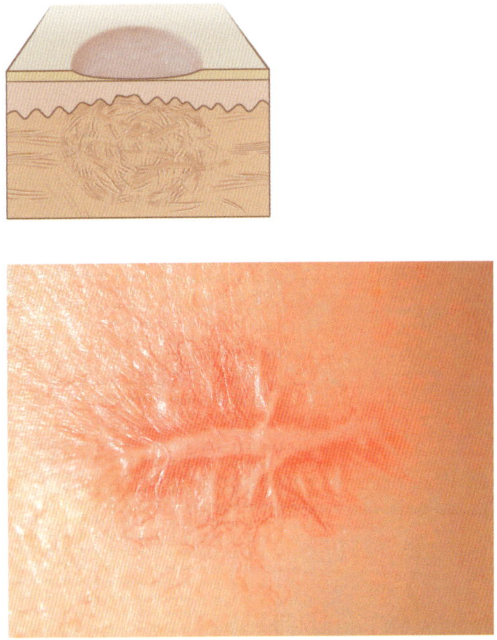

Abb. 11.12 Narbe: **a** Defektheilung des Gewebes [L238], **b** Narbe nach Verletzung [E990]

Wulstnarbe *(Keloid)*

Das Keloid entsteht durch eine überschießende Narbenbildung nach einer Verletzung. Die Keloidbildung zählt zu den Wundheilungsstörungen und kann nach jedem Trauma der Haut auftreten (➤ Abb. 11.13). Bevorzugt sind farbige Menschen und solche mit genetischer Disposition betroffen.

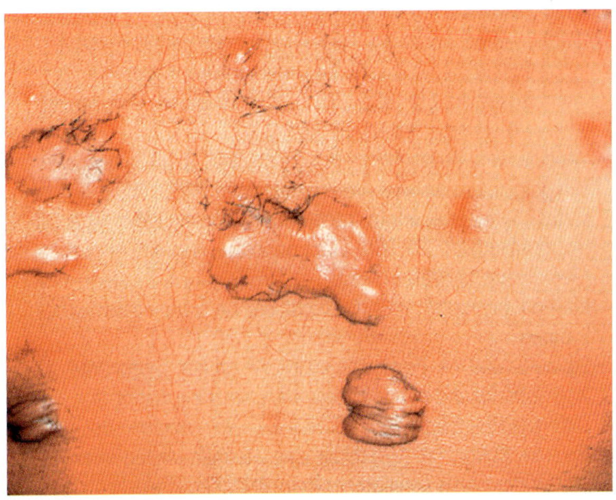

Abb. 11.13 Keloid: scharf, aber unregelmäßig-bizarr begrenzte Streifen bzw. plattenartige, verdickte, gerötete Hautherde [E991]

Atrophie

Als Atrophie bezeichnet man eine Ausdünnung der Hautschichten (➤ Abb. 11.14). Die Haut imponiert dünn und fragil.

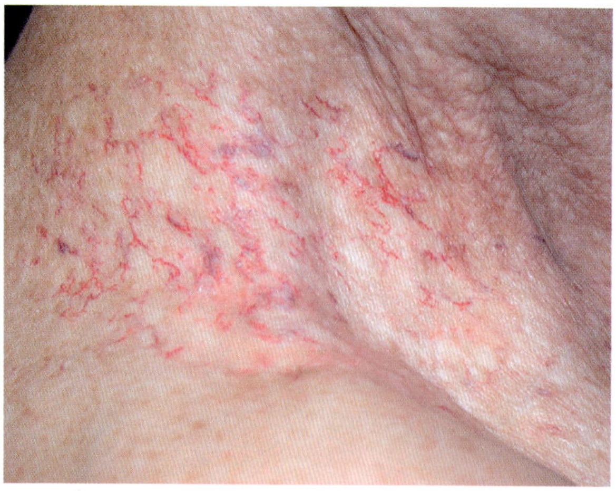

Abb. 11.14 Hautatrophie mit zigarettenpapierartiger Fältelung, Gefäßzeichnung sowie hypo- und hyperpigmentierten Arealen [F501]

Beispiele

- Hautatrophie bei Kortikoidtherapie
- Acrodermatitis chronica atrophicans im Stadium III der Borreliose

WEITERFÜHRENDE DIAGNOSTIK

- Nävi: Anamnese, Symptome, ABCDE-Regel (Asymmetrie, Begrenzung, Colorit, Durchmesser, Erhabenheit), internistische Untersuchung, Lymphknotenstatus, Sonografie (Lymphknoten, Abdomen), Labor (u.a. Blutbild, CRP, BSG, Leber-, Nierenwerte, Tumormarker), CT oder MRT zur Metastasensuche, Exzision im Gesunden mit histologischer Untersuchung
- Urticae: Anamnese (Medikamente, Vorerkrankungen, Allergenerfassung), Symptome, internistische Untersuchung, Labor (u.a. Differenzialblutbild, CRP, BSG, Gesamt IgE, spezifisches IgE), Kälte-, Wärmeprovokationstests
- Xanthelasmen: Anamnese (Vorerkrankungen, familiäre Häufung), Symptome, internistische Untersuchung, Labor (u.a. Differenzialblutbild, CRP, BSG, HDL, LDL, Cholesterin, Triglyzeride), weitere Diagnostik je nach Befund
- Vesiculae und Bullae (Varizellen, Pemphigus vulgaris, bullöses Pemphigoid): Anamnese (Vorerkrankungen, Medikamente, Impfstatus), Symptome, internistische Untersuchung, Labor (u.a. Differenzialblutbild, CRP, BSG, Elektrophorese, Na^+, K^+, Cl^-, Leber-, Nierenwerte, Varizellen-Serologie), Nikolsky-Test, Zytologie des Blasengrundausstrichs, Tumorsuche bei V.a. paraneoplastisches Syndrom
- Squamae und V.a. Psoriasis vulgaris: Anamnese, Symptome, internistische und orthopädische Untersuchung, Labor (u.a. Differenzialblutbild, CRP, BSG, HLA-B27, RF), Röntgen der Gelenke, Kultur zum Ausschluss einer Dermatophyten-Infektion, Provokationstests (isomorpher Reizeffekt, Kerzenwachsphänomen, Auspitz-Phänomen, Phänomen des letzten Häutchens)
- Ulzera: ➤ Kap. 5.4
- Mundwinkelrhagaden: Anamnese (Vorerkrankungen, Medikamentenanamnese), Symptome, internistische Untersuchung, Labor (u.a. Differenzialblutbild, CRP, BSG, Eisen i.S., Ferritin, Transferrin, Zink, Glukose, HbA_{1c}, TSH, Leber-, Nierenwerte, ANA, RF, ggf. HIV- und Lues-Serologie), zahnärztliches Konsil, ggf. Allergietests je nach Befund

11

11.1.7 Effloreszenzen der Schleimhaut

Aphthe

Eine Aphthe ist eine schmerzhafte oberflächliche Substanzverletzung (Geschwür oder Erosion). Der Grund ist meist fibrinös belegt und imponiert gelblich, der Randsaum zeigt eine Rötung (➤ Abb. 11.15). Aphthen finden sich vorzugsweise im Mundraum, aber auch im Genitalbereich. Sie heilen ohne Narbenbildung ab.

Beispiele

- Stomatitis aphthosa (Gingivostomatitis herpetica)
- Herpes simplex
- Habituelle Aphthen
- Morbus Behçet

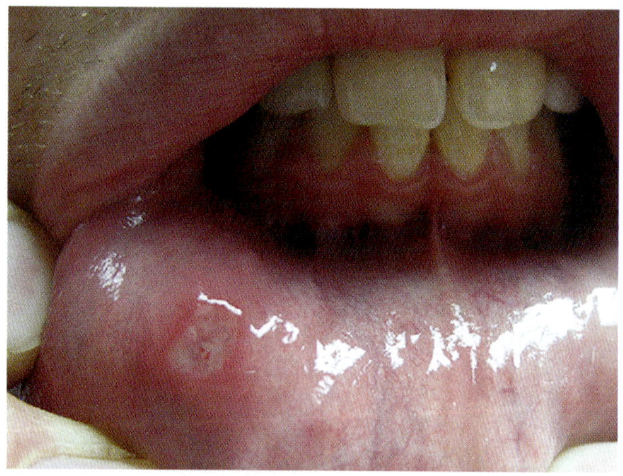

Abb. 11.15 Aphthen: gelbliche Herde mit gerötetem Hof [E992]

Geschwür *(Ulcus)*

Tiefer Substanzdefekt, der über die Basalmembran der Epidermis in die Tiefe reicht. Die Abheilung erfolgt ohne Narbenbildung.

Beispiele

- Ulzera im Rahmen maligner Geschehen in der Mundhöhle
- Ulcus ventriculi
- Ulcus duodeni

Leukoplakie

Weißliche, flächige Verfärbung der Schleimhaut, die nicht abwischbar ist (➤ Abb. 11.16). Die Leukoplakie entsteht durch

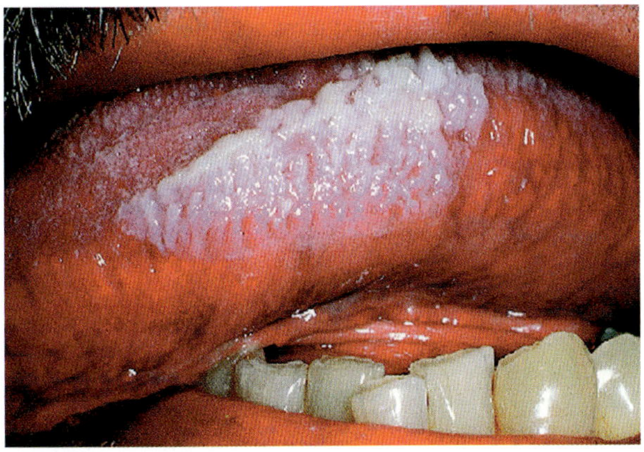

Abb. 11.16 Leukoplakie: scharf begrenzter, nicht abstreifbarer weißlicher Herd [E772]

eine Umwandlung des mehrschichtigen, unverhornten Plattenepithels der Schleimhaut in ein verhornendes Plattenepithel (Metaplasie). Sie stellt eine Präkanzerose dar. Ursachen können z. B. eine chronische Noxeneinwirkung durch Pfeifen- bzw. Zigarrenrauchen oder schlechtsitzende Prothesen sein.

WEITERFÜHRENDE DIAGNOSTIK

- Aphthen, Leukoplakie: ➤ Kap. 8.1.4
- Ulzera: Anamnese, Symptome, Labor (u. a. Blutbild, CRP, BSG, ggf. HLA-B51 bei V. a. Morbus Behçet, ggf. HIV- und Lues-Serologie), Biopsie und histologische Untersuchung, Lymphknotenstatus, Sonografie, CT, MRT

11.1.8 Palpation

Bei der Palpation der Haut können der Hauttonus, der Hautturgor und somit der Hydrierungszustand und die Hauttemperatur beurteilt werden.

Hauttonus

Mit dem Hauttonus wird die Spannung bzw. **Spannkraft** des Gewebes beurteilt. Sie ist durch die Zusammensetzung der Lederhaut und damit durch die Menge der elastischen und kollagenen Fasern definiert.

Hautturgor

Der Hautturgor ist maßgeblich vom **Wassergehalt** der Haut abhängig. Dehydrierungszustände (Exsikkose) führen zu einem erniedrigten Hautturgor und damit zu einer Abhebbarkeit der Haut (stehende Hautfalten). Am besten lässt sich das am Handrücken oder Unterarm testen. Im Gesicht ist der Hydrierungszustand an eingesunkenen Augen zu sehen (halonierte Augen). Bei Säuglingen und Kleinkindern wird der Hydrierungszustand an den Fontanellen und im Windelbereich geprüft. Bei einer Exsikkose kann im Windelbereich eine Faltenbildung gesehen werden, die Fontanellen sind eingesunken.

WEITERFÜHRENDE DIAGNOSTIK

Veränderungen des Hautturgors und V. a. Exsikkose: ➤ Kap. 8.1.4

11.1.9 Funktionsprüfung

Neben der Inspektion der Haut, Beschreibung der Effloreszenzen und Palpation der Haut können Provokationstests oder spezifische Zeichen geprüft werden. Ferner sind eine Auflichtmikroskopie, mikrobiologische Untersuchungen, Entnahmen von Hautbiopsien und deren histologische Untersuchung möglich.

Provokationstests und spezifische Zeichen

- **Darier-Zeichen:** Kräftiges Reiben der Haut führt zur Bildung von Quaddeln. Dieser Befund ist für die Mastozytose (Urticaria pigmentosa) typisch.
- **Nikolsky-Phänomen:** Ein tangentialer Druck auf gesunde Haut kann die Bildung von schlaffen Blasen nach sich ziehen. Dieses Zeichen ist für den Pemphigus vulgaris typisch.
- **Kerzenwachsphänomen:** Beim Abziehen von größeren Schuppen imponieren diese wie das Geschabsel von Kerzenwachs. Typisches Zeichen der Psoriasis.
- **Phänomen des letzten Häutchens:** Nach Abziehen der Schuppe kommt die Basalmembran zum Vorschein, die ein zart-glänzendes Aussehen hat. Typisches Zeichen der Psoriasis.
- **Auspitz-Phänomen:** Nach Abziehen des letzten Häutchens, also der Basalmembran, werden die kleinsten Gefäße im Stratum papillare der Lederhaut eröffnet, die eine punktförmige Blutung zeigen. Das wird auch als blutiger Tau bezeichnet und ist ein typisches Zeichen der Psoriasis.
- **Reizung der Haut** mit bestimmten Einflüssen, u. a. Druck, Kälte, Wärme, Kratzen: Es kann es zur Ausbildung von Quaddeln kommen. Diese Phänomene lassen sich bei der Kälte-, Wärme- und Druckurtikaria auslösen.

Weiterführende Untersuchungen

- Auflichtmikroskopie (Dermatoskopie): wichtiges Untersuchungsverfahren, das eine genauere Beurteilung von Effloreszenzen erlaubt und in der Früherkennung von Hauttumoren, besonders des malignen Melanoms eingesetzt wird. Dabei lassen sich Pigmentierung und Anordnung eines Nävus sehr gut beurteilen. Die Differenzierung zwi-

schen gutartigen Veränderungen und tumorverdächtigen Arealen ist dadurch besser möglich.
- Mikrobiologische Untersuchungen: Sie werden bei V. a. infektiöse Hauterkrankungen oder zum Ausschluss derselben eingesetzt.
- Entnahme von Hautbiopsien und histologische Untersuchung: Diese Untersuchungen dienen der Diagnosesicherung, u. a. bei malignen Hauttumoren.
- Allergietestungen: Sie können mit dem Pricktest und der Epikutantestung erfolgen und sind wichtige Verfahren in der Allergiediagnostik.

PRAXISTIPP

Die weiterführenden Untersuchungen sind Heilpraktikerinnen und Heilpraktikern nicht ausdrücklich verboten (ausgenommen die Durchführung mikrobiologischer Tests), sie gehören aber grundsätzlich in fachärztliche Hände. Der direkte (durch Anzüchtung) oder der indirekte (durch Bestimmung der Antikörper) Erregernachweis der in den §§ 6, 7 und 34 genannten Erkrankungen und Erreger ist Heilpraktikerinnen und Heilpraktikern nach §§ 24, 44 IfSG nicht gestattet.

11.1.10 Empfehlung für eine dermatologische Befundaufnahme

Für die systematische Erfassung und Dokumentation von dermatologischen Befunden kann folgendes Schema verwendet werden:
1. Beurteilung der allgemeinen Beschaffenheit der Haut (feucht, fettig, Turgor)
2. Lokalisation der Effloreszenzen
3. Benennung der Effloreszenz (Macula, Papel, Squama usw.)
4. Beurteilung von Farbe, Form und Oberflächenbeschaffenheit
5. Beurteilung der Konsistenz durch Palpation und Vergleich mit dem gesunden Gewebe
6. Dokumentation des Hautbefunds

11.2 Untersuchung der Nägel

11.2.1 Anamnestische Anhaltspunkte

Im Rahmen der Anamnese können folgende Angaben Hinweise auf Nagelerkrankungen geben:
- Mögliche Auslöser der jetzigen Veränderungen, z. B. berufliche Noxenexposition, Nageltraumata
- Mögliche Infektionen der Nägel, vor allem mit Dermatophyten
- Einnahme von Medikamenten oder (akzidentelle) Einnahme von Toxinen, die als Nebenwirkung Nagelveränderungen hervorrufen können
- Internistische Vorerkrankungen, z. B. subunguale Blutungen bei Endocarditis lenta, Uhrglasnägel
- Dermatologische Vorerkrankungen, z. B. Psoriasis vulgaris, Lichen ruber planus
- Familiär bedingte Nagelveränderungen

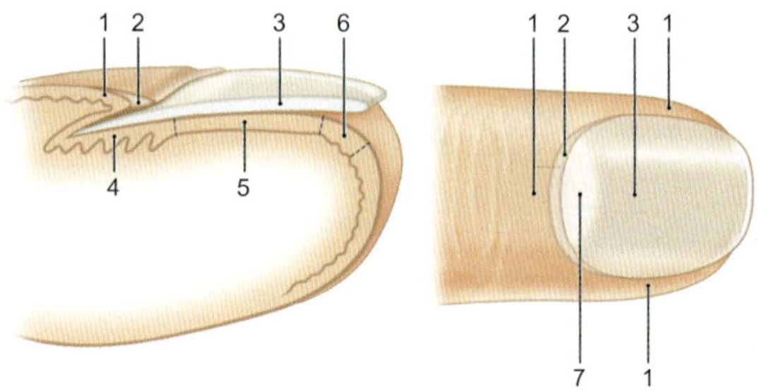

Abb. 11.17 Längsschnitt durch den Nagel: 1 = Nagelwall, 2 = Nagelhäutchen (Cuticula), 3 = Nagelplatte, 4 = Matrix, 5 = Nagelbett, 6 = Hyponychium, 7 = Lunula (sichtbarer Teil der Matrix) [L238]

11.2.2 Inspektion

Die Nägel zählen zu den Hautanhangsgebilden (> Abb. 11.17). Sie bestehen aus einer ca. 0,5 mm dicken Hornplatte der Epidermis (Nagelplatte), die im Nagelbett verankert und aus Hornschuppen zusammengesetzt ist. Die Nägel schützen die Finger und Zehenglieder und dienen gleichzeitig der Tastempfindung.

Die Nagelplatte hat vorne einen freien Rand, seitlich und hinten wird sie von einer Hautfalte, dem Nagelwall, begrenzt. Die Seitenränder des Nagels sind in einen Nagelfalz eingelassen. Aus der Nagelwurzel (Matrix) wächst der Nagel ständig nach. Das Nagelbett besteht aus der Lunula, dem sichtbaren Teil der Matrix, und dem distal liegenden, dunkelrosa durch die Nagelplatte schimmernden Hyponychium.

PRAXISTIPP

Nägel können unterschiedlichste Veränderungen aufweisen und innere Erkrankungen anzeigen.

11.2.3 Nagelveränderungen

Trommelschlegelfinger

Darunter versteht man die runde Auftreibung der Fingerendglieder mit Weichteilverdickung und Schwellung des Nagelbetts (> Abb. 4.2).

Ursachen

- Sauerstoffmangel durch z. B. Herz- oder Lungenerkrankungen
- Chronisch-entzündliche Darmerkrankungen

- Leberzirrhose
- Paraneoplastisch beim Bronchialkarzinom

Uhrglasnägel

So wird eine starke Wölbung in Längs- und Querrichtung durch Schwellung des Nagelbetts bezeichnet (➤ Abb. 4.2).

Ursachen

- Lungenerkrankungen
- Herzerkrankungen
- Colitis ulcerosa

Koilonychie

Sogenannte Löffelnägel mit konkaver Form und abgehobenen Rändern (➤ Abb. 11.18).

Ursachen

- Angeboren
- Eisenmangelanämie
- Akromegalie
- Hypothyreose
- Pilzinfektionen
- Trauma

Leukonychie

Partielle oder totale Weißfärbung der Nägel.

Ursachen

- Angeboren
- Verletzungen
- Intoxikationen (Thallium, Arsen)

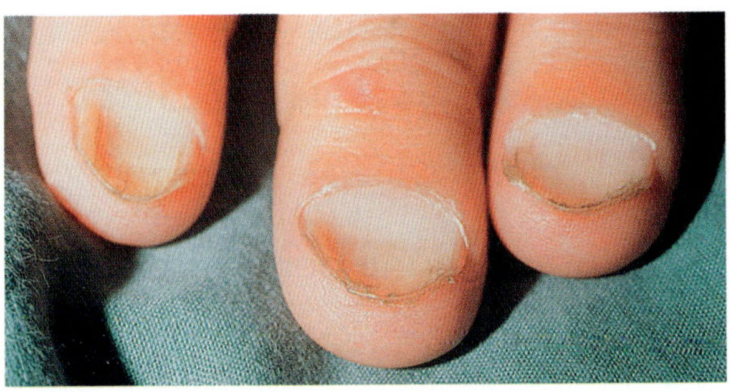

Abb. 11.18 Koilonychie: zentral an der Nagelplatte löffelartig eingesunkener Nagel, die Nagelränder sind abgehoben [E948]

Querfurchen (Beau-Reil-Furchen)

Quer angeordnete Rillen, die meist durch einen Wachstumsstopp entstehen.

Ursachen

- Abgelaufene schwere systemische Erkrankungen
- Chemotherapie
- Verletzungen

Onychoschisis

Lamellenartige, schichtweise Aufsplitterung der Nägel.

Ursachen

- Häufiges Benutzen von chemischen Externa (Waschpulver)
- Verstärkte Beanspruchung

Onychorrhexis

Längseinrisse in der Nagelplatte.

Ursachen

- Lebererkrankungen
- Anämie
- Lichen ruber

Onychogrypose

Wuchernde, verdickte Nägel, meist mit Querrillen (➤ Abb. 11.19).

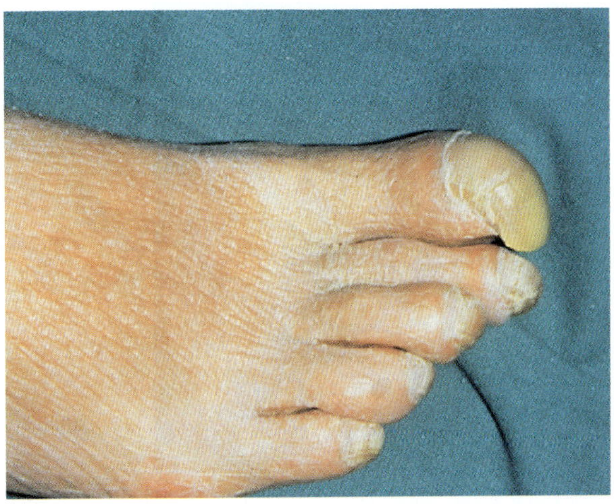

Abb. 11.19 Onychogrypose (Krallennagel): verdickte und verkrümmte Nägel [E273]

Ursachen

- Mangelnde Hygiene
- Verletzungen
- Chronischer Druck, z. B. durch zu enges Schuhwerk
- Psoriasis

Onycholyse

Partielle oder komplette Ablösung der Nagelplatte vom Nagelbett.

Ursachen

- Verletzungen
- Nagelinfektionen
- Hyperthyreose
- Diabetes mellitus

Tüpfelnägel

Punktuelle Einsenkungen in der Nagelplatte (➤ Abb. 11.20a).

Ursachen

Psoriasis.

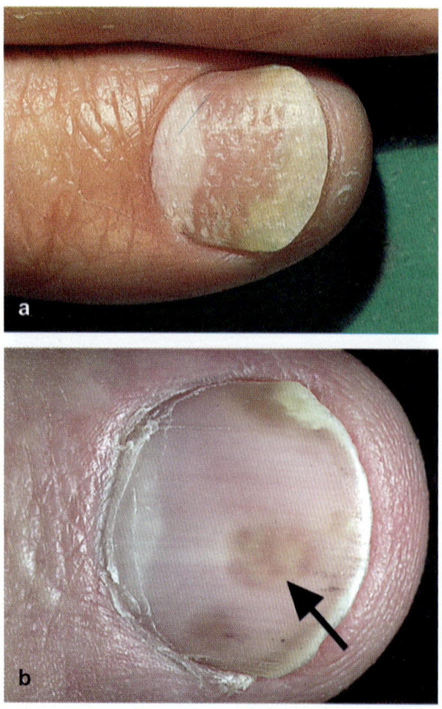

Abb. 11.20 **a** Tüpfelnägel: punktuelle Substanzdefekte in der Nagelplatte. Im distalen Bereich hebt sich der Nagel vom Nagelbett ab (Onycholyse). [E536] **b** Ölflecke: gelbliche Verfärbung der Nagelplatte (Pfeil) [E585-001]

Ölfleck

Gelbliche Verfärbung der Nagelplatte (➤ Abb. 11.20b).

Ursachen

Psoriasis.

Krümelnägel

Krümelig zerfallender Nagel durch Bildung parakeratotischer Massen (➤ Abb. 11.21).

Ursachen

Psoriasis.

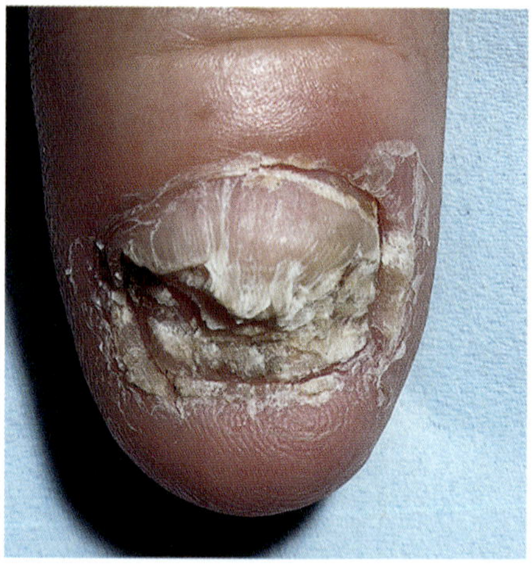

Abb. 11.21 Krümelnägel: Die Nagelplatte erscheint dick, im distalen Bereich ist eine krümelartige Masse sichtbar. [E426]

WEITERFÜHRENDE DIAGNOSTIK

- Trommelschlegelfinger und Uhrglasnägel: ➤ Kap. 4.4
- Koilonychie, Onychorrhexis: Anamnese (Vorerkrankungen, Alkoholkonsum, genetische Erkrankungen, lokale Noxeneinwirkung, vor allem Detergenzien), Symptome, internistische Untersuchung, Labor (u. a. Differenzialblutbild, Eisen i. S., Ferritin, Transferrin, B-Vitamine, TSH, Leber-, Nierenwerte), weitere Untersuchungen je nach Befund
- Ölflecken, Tüpfelnägel und Krümelnägel: ➤ Kap. 11.1.6

11.3 Untersuchung der Haare

Haare sind elastische Hornfäden, die aus verhornten Epithelzellen entstehen. Sie finden sich am gesamten Körper; ausgenommen sind Handflächen, Fußsohlen und die Innenflächen der Finger und Zehen.

Das Haar besteht aus:
- **Haarschaft:** liegt über der Epidermis
- **Haarwurzel:** liegt unter der Epidermis

Am tiefsten Punkt der Haarwurzel liegen Epithelzellen und Melanozyten und bilden die Matrix. Diese Zellen teilen sich und werden nach oben geschoben, wobei sie langsam absterben und nur noch eine „Hornstange" – das Haar – übrigbleibt.

Beim Menschen finden sich zwei Sorten von Haaren:
- **Lanugohaare** *(Flaum, Wollhaar):* treten vor allem beim Feten auf. Sie sind dünn, hell und entspringen der Lederhaut. Der erwachsene Mensch besitzt eine sehr spärliche Lanugobehaarung am Stamm. Im Rahmen einer Anorexia nervosa kann eine vermehrte Lanugobehaarung auftreten, insbesondere an den Armen und im Gesicht.
- **Terminalhaare:** stehen schräg zur Oberfläche. Sie entstehen vermehrt in der Pubertät unter Einwirkung der Geschlechtshormone. Sie sind länger, dicker und pigmentiert.

11.3.1 Anamnestische Anhaltspunkte

Im Rahmen der Anamnese können folgende Angaben Hinweise auf eine Erkrankung der Haare geben:
- Mögliche Auslöser der jetzigen Veränderungen: hormonelle Schwankungen (z. B. Hyperthyreose, postpartal), berufliche Noxenexposition (z. B. Arsen, Thallium, Quecksilber)
- Mögliche lokale Infektionen der Kopfhaut (z. B. Trichophyten)
- Hauttumoren (z. B. Spinaliome)
- Systemische Infektionen wie Lues, HIV
- Einnahme von Medikamenten (z. B. Zytostatika) oder Hormonen
- Internistische Vorerkrankungen, z. B. Leberzirrhose
- Dermatologische Vorerkrankungen, z. B. systemischer Lupus erythematodes

11.3.2 Inspektion

Behaarungsmuster

Die Behaarung ist von vielen verschiedenen Faktoren abhängig, u. a. von rassischen und hormonellen Faktoren, Alter und Geschlecht.

Es werden zwei Behaarungsmuster unterschieden (➤ Abb. 11.22):
- Der **weibliche Behaarungstyp** ist durch eine dreieckige Behaarung im Genitalbereich gekennzeichnet. Am übrigen Körper findet sich meist eine spärliche Behaarung.
- Der **männliche Behaarungstyp** ist durch eine rautenförmige Behaarung im Genitalbereich charakterisiert, die meist bis zum Nabel zieht. Die Brust- und Rückenbehaarung ist kräftiger. Im Gesicht findet sich eine gut ausgeprägte Bartbehaarung.

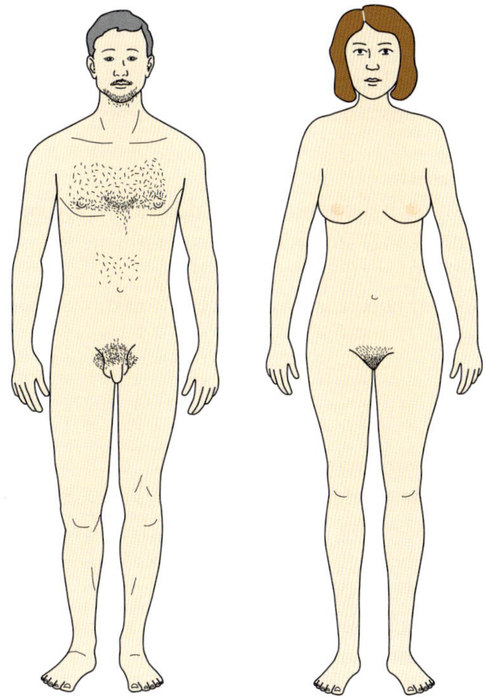

Abb. 11.22 Weiblicher und männlicher Behaarungstyp [L143]

Hypotrichose

Verminderte Körperbehaarung. Bei Männern dominiert dann der weibliche Behaarungstyp, z. B. bei Leberzirrhose.

Hypertrichose

Verstärkte Körperbehaarung an geschlechtstypischen Stellen. Die Hypertrichose hängt u. a. von ethnischen und familiären Einflüssen ab. Die pathologische Hypertrichose findet sich am häufigsten im Rahmen endokriner Störungen wie der Hypothyreose oder dem Hyperkortisolismus oder als Medikamentennebenwirkung.

Hirsutismus

Unter Hirsutismus versteht man eine pathologische Vermehrung der Menge und Dicke der Haare bei Frauen und Kindern. Der Hirsutismus geht aber im Gegensatz zur Virilisierung nicht mit einer Vermännlichung (tiefe Stimme, männliche Körperformen, Klitorishypertrophie, Amenorrhö) einher. Die Ursachen sind idiopathischer und endokriner (Anabolika, Androgene, Glukokortikoide) Natur.

Effluvium

Haarausfall. Er kann zur Alopezie (Haarlosigkeit) führen, die diffus oder umschrieben sein kann. Ursachen der Alopezie sind:

- Traumatisch
- Endokrine Dysfunktion der Schilddrüse oder Hypophyse
- Nebenwirkung von Medikamenten: Hormone, Zytostatika
- Toxisch: Arsen, Thallium, Quecksilber
- Infektionskrankheiten: Syphilis, HIV-Infektion, Pilzinfektionen

Einteilung

- **Nicht vernarbende Alopezie:**
  - **Alopecia areata:** rasch einsetzender kreisrunder Haarausfall (> Abb. 11.23a), der wahrscheinlich autoimmun bedingt ist; gehäuft familiäres Vorkommen; Spontanheilungen kommen vor
  - **Alopecia totalis:** Haarausfall, der die gesamte Kopfhaut betrifft und häufig irreversibel ist (> Abb. 11.23b)
- **Vernarbende Alopezie:** führt zum irreversiblen Haarverlust; nach/bei
  - Verbrennungen, Verätzungen
  - Tumoren (Basalzellkarzinom, Spinaliom)
  - Lokalem Lupus erythematodes

WEITERFÜHRENDE DIAGNOSTIK

- Hypotrichose, Effluvium, Alopezie: Anamnese (Vorerkrankungen, Noxenexposition, Medikamente), Symptome, internistische Untersuchung, Labor (Differenzialblutbild, Na^+, K^+, Ca^{2+}, Leber-, Nierenwerte, TSH, FSH, LH, Testosteron, Estradiol, Kortisol, ggf. ANA, RF, Lues-Serologie), weitere Untersuchungen je nach Befund
- Hypertrichose, Hirsutismus: Anamnese (genetische Disposition, Vorerkrankungen, Medikamente), Symptome (Behaarungsmuster), internistische und gynäkologische Untersuchung, Labor (u.a. Differenzialblutbild, Na^+, K^+, Ca^{2+}, Leber-, Nierenwerte, TSH, FSH, LH, Testosteron, Estradiol, Kortisol, Dehydroepiandrosteron), ggf. CT oder MRT, weitere Untersuchungen je nach Befund

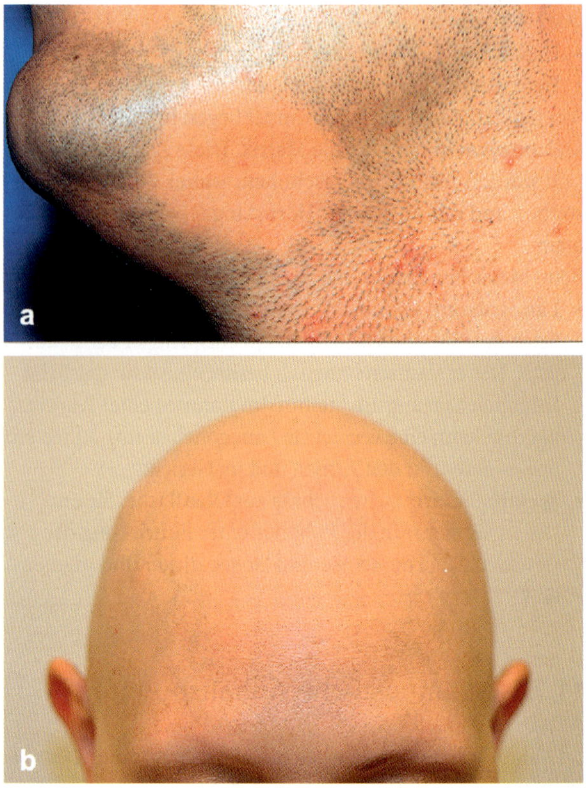

Abb. 11.23 **a** Alopecia areata (kreisrunder Haarausfall) [E948]; **b** Alopecia totalis (Verlust aller Kopfhaare) [F111-003]

11.4 Differenzialdiagnostik

> Tab. 11.1, > Tab. 11.2

Tab. 11.1 Hautveränderungen bei ausgewählten internistischen Erkrankungen

Erkrankung	Hautveränderungen
Diabetes mellitus	• Diabetisches Ulkus an den druckbelasteten Fußstellen (Malum perforans) • Follikulitis • Erysipel • Candidosen • Necrobiosis lipoidica • Diabetische Blasenbildung
Cushing-Syndrom	• Teleangiektasien • Purpura • Hirsutismus • Striae • Hautatrophie • Steroidakne • Fettumverteilung (Stammfettsucht)
Hyperthyreose	• Haarausfall • Prätibiales Ödem • Generalisierter Pruritus • Hyperhidrosis
Hypothyreose	• Trockene Haut • Generalisiertes Myxödem • Trocken-stumpfe Haare • Haarausfall
Leberzirrhose	• Spidernävi • Palmarerythem, Plantarerythem • Hautatrophie • Weißnägel • Lackzunge • Ikterus • Weibliches Behaarungsmuster
Morbus Addison	• Diffuser Haarausfall • Diffuse Hyperpigmentierung mit Verstärkung in den Handlinien
Polycythaemia vera	• Mit einer Rötung einhergehender Juckreiz, vor allem nach warmen Bädern
Leukämien und Lymphome	• Juckreiz (Ursache unbekannt) • Leukämische Hautinfiltrate bei der CLL
Andere	• Arzneimittelreaktionen • Psychogene Ursachen

Tab. 11.2 Hautveränderungen bei ausgewählten dermatologischen Erkrankungen

Erkrankung	Hautveränderungen
Psoriasis vulgaris	• Über den Streckseiten der Gelenke, an der Kopfhaut und am Sakrum silbrigweiße Schuppung auf gerötetem Grund • Juckreiz kann vorhanden sein • Nagelveränderungen: Ölflecke, Tüpfelnägel, Krümelnägel • Bei Psoriasis arthropathica Gelenkbefall im Strahl
Neurodermitis	• Stark juckende, entzündliche Rötungen in den Beugeseiten der Gelenke mit Kratzexkoriationen, Nässen und anschließender Verkrustung • Bei chronischem Verlauf Lichenifizierung (Vergröberung) der Haut • Weißer Dermografismus • Dennie-Morgan-Infraorbitalfalte (doppelte Unterlidfalte) • Hertoghe-Zeichen (Ausdünnung der lateralen Augenbrauen) • Ichthyosis (vertiefte und verstärkte Hand- und Fußlinien) an Handflächen und Fußsohlen
Pemphigus vulgaris	• Schlaffe, schmerzhafte Blasen auf entzündlichem Grund an Haut und Schleimhäuten • Nikolsky-Phänomen positiv
Akne	• Komedonen, entzündliche Papeln, Pusteln und Knoten an talgreichen Arealen (Stirn, Wangen, Kinn) • Abszesse und Fistelbildung möglich
Rosazea	• Schmetterlingsförmige Rötung im Gesicht, mit Teleangiektasien, Papeln, Pusteln und grobporiger Haut • Rhinophym
Basalzellkarzinom (Basaliom)	• Knotiges Basalzellkarzinom: glänzende Papel, Knötchen mit perlschurartigem Rand und zentraler Einsenkung, Teleangiektasien • Sklerodermiformes Basalzellkarzinom: umschriebene vernarbte Plaque mit knotigen Anteilen am Rand und Teleangiektasien • Ulzerierendes Basalzellkarzinom: umschriebenes, ulzerierendes und nässendes Hautareal
Malignes Melanom	• Asymmetrische, unscharf begrenzte, vielfarbige, erhabene oder nicht erhabene Papeln, Knoten oder Maculae (ABCDE-Regel) • Durchmesser > 5 mm verdächtig auf ein Melanom • Subjektiv Juckreiz, Aktivitätsgefühl, Brennen

KAPITEL

12 Untersuchung der Augen

PRAXISTIPP

Die Augenuntersuchung sollte im Hinblick auf ihre Durchführung und die Interpretation der Befunde sicher beherrscht werden. Außerdem sind Grundkenntnisse über die weiterführende (apparative) Diagnostik hilfreich, die überwiegend in der augenärztlichen Praxis durchgeführt wird.

12.1 Erster Eindruck

Beim ersten Eindruck lassen sich mittelbar Zeichen und Symptome erkennen, die auf eine Augenerkrankung oder Augenbeteiligung im Rahmen anderer Krankheiten hinweisen. Mögliche auffallende Befunde können sein:

- **Pupillenweite:** wird über den M. sphincter pupillae (parasympathisch innerviert) und den M. dilatator pupillae (sympathisch innerviert) reguliert. Störungen der Innervation können sich ausprägen als:
  - **Mydriasis** (*weite Pupillen*): Folge sympathikotoner Reaktion, u. a. bei Stress, Einnahme von Drogen wie Halluzinogenen oder Stimulanzien (Kokain). Physiologisch tritt eine Mydriasis in der Dunkelheit auf.
  - **Miosis** (*enge Pupillen*): tritt bei parasympathikotoner Reaktion, u. a. bei Einnahme von Schlafmitteln und Opioiden, auf. Intoxikationen mit Opioiden gehen mit stecknadelkopfgroßen Pupillen einher.
  - **Anisokorie** (*ungleich große Pupillen*): kann bei einer Hirndrucksteigerung vorkommen, die mit einer einseitigen Kompression des N. oculomotorius einhergeht. Auf der betroffenen Seite ist die Pupille weiter (➤ Abb. 10.1).
  - **Entrundete Pupille:** kann als Folge einer narbig abgeheilten Iritis (durch partielle Verklebungen der Iris mit

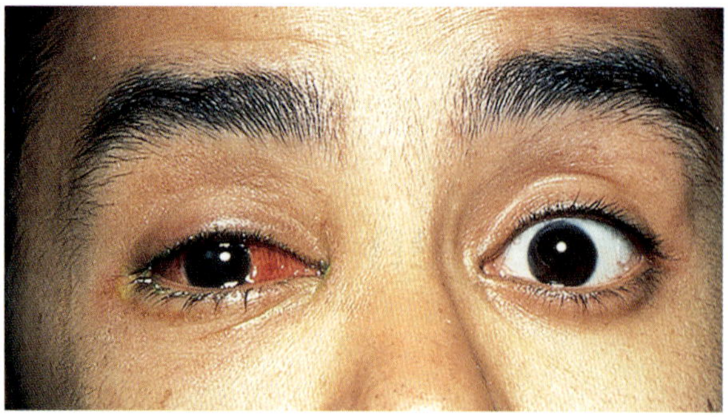

Abb. 12.1 Rotes Auge und Bindehautschwellung (Chemosis) bei Konjunktivitis [E273]

der Linse) oder Verletzung auftreten. Inzwischen sehr selten, kann aber bei Neurosyphilis beobachtet werden.
- **Lokale Entzündungszeichen:** können bei Infektionen im Auge oder an den Schutzstrukturen (Augenlider, Wimpern, Bindehaut) auftreten. Ein stark gerötetes Auge kann durch z. B. eine Konjunktivitis (➤ Abb. 12.1), Keratitis oder Iritis bedingt sein, eine entzündliche Reaktion an den Lidern kann auf ein Hordeolum, ein Erysipel oder eine Orbitaphlegmone hinweisen.
- **Blutungen:** können am Auge z. B. im Rahmen einer Konjunktivitis, arteriellen Hypertonie oder periorbital als Brillenhämatom auftreten, was ein Hinweis auf einen Schädelbasisbruch ist.
- **Trübungen:** Sie können an der Kornea direkt sichtbar sein, z. B. im Rahmen einer Keratitis (Hornhautentzündung).
- **Horner-Syndrom:** Es setzt sich aus den Symptomen **Miosis** (enge Pupille), **Ptosis** (herabhängendes Lid) und **Enophthalmus** (eingesunkener Augenbulbus) zusammen. Meist ist es einseitig zu beobachten und auf eine Läsion der das Auge versorgenden sympathischen Fasern zurückzuführen. Häufig liegt eine Läsion des Ganglion stellatum vor, das in Höhe des 1. Rippenköpfchens lokalisiert ist. Die Ursache kann ein infiltrierender Tumor (Pancoast-Tumor, Schilddrüsenkarzinom) oder iatrogener Natur sein, z. B. bei der Anlage eines zentralen Venenkatheters.
- **Exophthalmus:** Kennzeichen sind hervorgetretene Bulbi. Ein beidseitiger Exophthalmus kann begleitend beim Morbus Basedow auftreten, ein einseitiger bei retroorbitalem Tumorwachstum und muss dahingehend abgeklärt werden.

12.2 Ausschluss eines Notfalls

Die wichtigsten und häufigsten ophthalmologischen Notfälle sind:
- Akuter schmerzhafter oder nicht schmerzhafter **Visusverlust oder Visuseinschränkung** (➤ Tab. 12.1).

Tab. 12.1 Differenzialdiagnostik bei akutem Visusverlust

Ursache	Charakteristika
Trauma	Hinweise aus Anamnese
Zentralarterienverschluss	• Schmerzlos • Einseitig
Zentralvenenverschluss (bei Polycythaemia vera, Lymphom)	• Schmerzlos • Einseitig
Netzhautablösung	• Schmerzlos • Mauer von unten, Vorhang von oben
Glaskörperblutung	• Schmerzlos • Häufig bei Diabetes mellitus
Akutes Glaukom	• Starke Augen- und Kopfschmerzen • Mydriasis • Hochrotes Auge • Bulbus palpatorisch steinhart
Riesenzellarteriitis (Arteriitis temporalis)	• Schmerzlose Erblindung • Schmerzen beim Kauen • Druckschmerzhafte Arterie • Sturzsenkung • Assoziation mit Polymyalgia rheumatica

- **Nystagmus** (Augenzittern): kann bei Innenohrerkrankungen oder zentralen Läsionen in Erscheinung treten.
- **Augenverletzungen:** entstehen häufig durch ein stumpfes oder ein perforierendes Trauma.
- **Augenverätzungen:** können durch Einwirkung von Säure oder Lauge entstehen. In beiden Fällen muss das Auge möglichst noch vor Eintreffen der Notärztin oder des Notarztes von innen nach außen mit reichlich Wasser gespült werden.
- **Monokel- bzw. Brillenhämatom:** entsteht meist als Folge eines Traumas. Ein Monokelhämatom kann bei einer Orbitabodenfraktur (Blow-out-Fraktur) entstehen, durch z. B. Faustschlag, Squash- oder Tennisballverletzungen. Brillenhämatome können auf einen Schädelbasisbruch hinweisen.

12.3 Anamnestische Anhaltspunkte

Im Rahmen der Anamnese können folgende Angaben Hinweise auf Augenerkrankungen geben:
- **Diabetes mellitus:** wichtiger Risikofaktor für die Entstehung von u. a. Katarakt und diabetischer Retinopathie.
- **Hypertonie:** wichtiger Risikofaktor für die Entstehung einer hypertensiven Retinopathie.
- **Kortisoneinnahme:** Glukokortikoide fördern die Entstehung einer Katarakt und erhöhen den Augeninnendruck, was eine Glaukomerkrankung nach sich ziehen kann.

- **Rheumatische Erkrankungen:** können eine Beteiligung der Augenstrukturen hervorrufen, u. a. kann eine Konjunktivitis beim Morbus Reiter oder eine Iritis im Rahmen eines Morbus Bechterew auftreten.
- **Familienanamnese:** Bei einigen Augenerkrankungen wie Glaukom, Makuladegeneration oder Netzhautablösung kann sich eine familiäre Häufung zeigen.

12.4 Inspektion

Neben den Befunden, die man schon aus dem ersten Eindruck der Patientin bzw. des Patienten gewonnen hat, können bei der Inspektion weitere wichtige Befunde erhoben werden.

12.4.1 Augenbrauen

Ein Augenbrauenverlust kann nach einer Chemotherapie auftreten. Die Rarefizierung der lateralen Augenbrauen wird Hertoghe-Zeichen genannt und findet sich häufig bei atopischer Diathese.

WEITERFÜHRENDE DIAGNOSTIK

V. a. atopische Diathese: Anamnese (Allergien, Vorerkrankungen), Symptome, Hautuntersuchung, Labor (u. a. Differenzialblutbild, Gesamt-IgE, spezifisches IgE, Pricktest, Epikutantest)

12.4.2 Lider

Die Augenlider können unterschiedlichste Veränderungen zeigen:

- **Entzündung:** Ursächlich können u. a. sein: Hordeolum (Gerstenkorn), Erysipel, Orbitaphlegmone, allergische und toxische Reaktionen auf z. B. Kosmetika.
- **Hämatom:** Blutergüsse sind meist Folge eines Traumas (➤ Kap. 12.2: Monokelhämatom, Brillenhämatom).
- **Ödeme:** Lidödeme können ein Hinweis bei Nieren-, Herzerkrankungen sein oder in Form eines Quincke-Ödems auftreten.
- **Ptosis:** Ein herabhängendes Lid kann angeboren oder erworben sein, z. B. beim Horner-Syndrom, bei Myasthenia gravis oder infolge einer Läsion des N. oculomotorius.
- **Entropium:** Eine Einwärtsstülpung meist des Unterlids ist die Folge einer narbigen Abheilung. Gelegentlich kann es sich ohne fassbare Ursache im Alter entwickeln.
- **Ektropium:** Eine Auswärtsstülpung der Lider entwickelt sich als Folge einer narbigen Abheilung oder bei einer Fazialisparese.
- **Dennie-Morgan-Infraorbitalfalte:** Hierbei handelt es sich um eine doppelte Lidfalte, die häufig bei atopischer Diathese zu beobachten ist.
- **Xanthelasmen:** Diese gelblichen Plaques am Ober- und Unterlid können bei Fettstoffwechselstörungen auftreten.
- **Basaliom (Basalzellkarzinom):** Dieser semimaligne Tumor ist häufig am inneren Lidwinkel zu finden. Er imponiert als hautfarbenes Knötchen mit perlschnurartigem Rand und zeigt eine gute Vaskularisation als Teleangiektasien.
- **Melanom:** maligner Tumor, der meist schnell wachsende, pigmentierte Areale mit Tendenz zur Ulzeration und Metastasierung zeigt.

WEITERFÜHRENDE DIAGNOSTIK

- Entzündung:
  - V. a. Erysipel, Phlegmone: Anamnese, Symptome, Labor (vor allem CRP, BSG, Leukozyten, AntiDNAse B), Suche nach Eintrittspforte
  - Allergische und toxische Reaktionen: Anamnese (Vorerkrankungen, verwendete Externa), Symptome, ggf. Allergiediagnostik (➤ Kap. 12.4.1)
- Hämatom: Anamnese, Symptome, Neurostatus, CT, MRT
- Ödeme:
  - V. a. Herz- oder Nierenerkrankung: Anamnese, Symptome, internistische Untersuchung, vor allem von Herz, Niere und Lunge, Labor (vor allem Na^+, K^+, BNP, TSH, Kreatinin, Harnstoff, Harnsäure, HDL, LDL, Cholesterin, Triglyzeride, Glukose), Urinuntersuchung, Röntgen-Thorax, EKG, Echokardiografie, Sonografie der Nieren, ggf. Herzkatheter
  - V. a. Quincke-Ödem: Anamnese (Allergien, Medikamente), Symptome, Hautuntersuchung, ggf. Allergiediagnostik (➤ Kap. 12.4.1)
- Ptosis:
  - V. a. Myasthenia gravis: Anamnese, Symptome, Muskelbelastungstest (Bein- und Armhalteversuch), Labor (u. a. Blutbild, CRP, Na^+, K^+, TSH, RF, ANA, Antikörper gegen Acetylcholinrezeptoren)
  - Nervenläsion: Anamnese, Symptome, Neurostatus, CT, MRT
- Entropium, Ektropium: Anamnese, Symptome, bei Fazialisparese Neurostatus
- Dennie-Morgan-Infraorbitalfalte: ➤ Kap. 12.2.1
- Xanthelasmen: Anamnese (Vor- und Begleiterkrankungen, familiäre Häufung), Symptome, Labor (u. a. Cholesterin, HDL, LDL, Triglyzeride), ggf. Untersuchung von Herz und Gefäßen, Fahndung nach arteriosklerotischen Veränderungen
- V. a. Basalzellkarzinom (Basaliom) und Melanom: Anamnese, Symptome, Dermatoskopie, histologische Untersuchung (nach Biopsie oder Exzision), Lymphknotenstatus, CT, MRT

12.4.3 Bindehaut

Die Bindehaut kann von folgenden Veränderungen betroffen sein:

- **Konjunktivitis:** Die Entzündung durch Bakterien, Viren und physikalische Noxen geht mit einer starken Gefäßzeichnung, gelegentlich auch mit konjunktivalen Blutungen, eitriger oder seröser Sekretion einher.
- **Pterygium (Flügelfell):** Verdickung der Bindehaut, meist im nasalen Bereich, gut durchblutet und u. a. auf rezidi-

vierende oder chronische Entzündungen, Traumata oder Bestrahlung zurückzuführen.

WEITERFÜHRENDE DIAGNOSTIK
- V. a. Konjunktivitis: Anamnese, Symptome, Konjunktivalabstrich mit Keimbestimmung
- V. a. Pterygium: Anamnese, Symptome, Visusprüfung

12.4.4 Hornhaut

Die Hornhaut kann unterschiedliche Veränderungen zeigen:
- **Trübungen:** können durch Entzündungen, u. a. mit Herpesviren, durch Austrocknung (z. B. bei Fazialisparese) oder Verätzungen des Auges entstehen.
- **Erosionen, Ulzera:** Sie können traumatisch oder durch einen entzündlichen Prozess im Rahmen einer Keratitis entstehen, oder sie sind genetisch determiniert.
- **Hornhautkegel** *(Keratokonus):* starke Wölbung der Hornhaut nach außen. Ursächlich können genetische Formen (familiäre Häufung, Trisomie 21), ein Pterygium oder allergische Reaktionen sein.
- **Arcus senilis** *(Gerontoxon):* weißlicher Ring in der Hornhautperipherie, der auf eine Fetteinlagerung zurückzuführen ist.
- **Kayser-Fleischer-Ring:** Kupferablagerung an der Hornhaut, der bei der Kupferspeicherkrankheit Morbus Wilson auftritt.

WEITERFÜHRENDE DIAGNOSTIK
- Trübung, Erosion und Ulzera: Anamnese, Symptome, Visusprüfung, Spaltlampenuntersuchung, Abstrich und Keimbestimmung, ggf. Neurostatus
- Keratokonus: Anamnese, Symptome, Visusprüfung, Spaltlampenuntersuchung
- Arcus senilis: Anamnese (Vor- und Begleiterkrankungen, familiäre Häufung), Symptome, Labor (u. a. Cholesterin, HDL, LDL, Triglyzeride), ggf. Untersuchung von Herz und Gefäßen, Fahndung nach arteriosklerotischen Veränderungen
- Kayser-Fleischer-Ring: Anamnese, Symptome, Spaltlampenuntersuchung, internistische und neuropsychiatrische Untersuchung, Labor (vor allem Kupfer i. S., Coeruloplasmin, Kupfer i. U., Blutbild, GOT, GPT, γ-GT, Bilirubin, AP, Albumin, Quick/INR, PTT, PCHE)

12.4.5 Iris

Befunde an der Iris können sein:
- **Starke Gefäßeinsprossung:** tritt vor allem bei entzündlichen Veränderungen auf.
- **Heterochromie:** unterschiedliche Farben der rechten und der linken Iris. Eine Heterochromie kann angeboren sein oder sich (selten) nach entzündlichen Geschehen entwickeln, z. B. nach einer Iritis.

WEITERFÜHRENDE DIAGNOSTIK
- Auffällige Befunde: Anamnese (Vorerkrankungen), Symptome, Spaltlampenuntersuchung
- V. a. rheumatische Erkrankungen: internistisch-orthopädische Untersuchung, Labor (u. a. CRP, BSG, Blutbild, RF, ANA, HLA-B27), Röntgen

12.5 Palpation

Die Palpation beider Augenbulbi dient der groben Abschätzung des Augeninnendrucks.

Durchführung

Die Palpation erfolgt im Sitzen. Die Therapeutin bzw. der Therapeut steht hinter dem Patienten (➤ Abb. 12.2), fordert ihn auf, nach unten zu blicken und palpiert mit beiden Fingerkuppen den Bulbus des Patienten.

Normalbefund

Bulbus leicht eindrückbar, Normwert 10–21 mmHg.

Pathologische Befunde

Steinharter, extrem schmerzhafter Bulbus beim akuten Glaukomanfall (mit Drücken von > 50 mmHg).

WEITERFÜHRENDE DIAGNOSTIK

V. a. Glaukom: Anamnese (Vorerkrankungen, Medikamenteneinnahme, Fehlsichtigkeit), Symptome, ophthalmologische Untersuchung mit Bestimmung der Refraktionsanomalie, Spaltlampenuntersuchung (Beurteilung der vorderen Augenabschnitte), Funduskopie (Untersuchung des Augenhintergrunds), Gesichtsfelduntersuchung, Tonometrie (Augeninnendruckmessung) mit exakter Erfassung des Augeninnendrucks

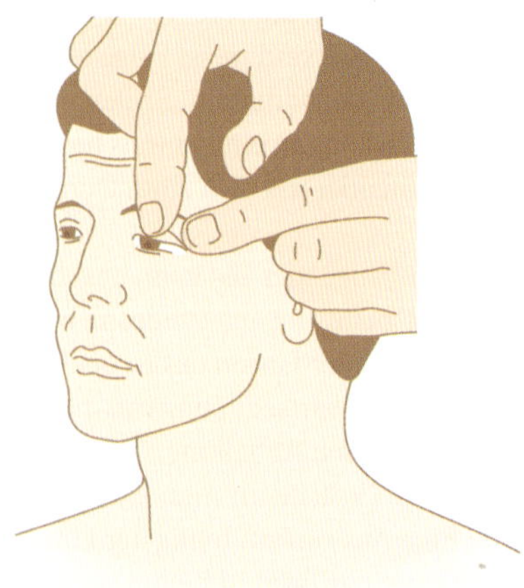

Abb. 12.2 Palpation der Bulbi [L143]

12.6 Funktionsprüfung

12.6.1 Orientierende Visusprüfung

Die orientierende Visusprüfung dient der Bestimmung der **Sehschärfe.**

Durchführung

Der Patient wird gebeten, sich in einer Entfernung von 5 Metern vor eine Sehtafel (➤ Abb. 12.3) zu setzen und zunächst mit dem einen und dann mit dem anderen Auge die Buchstaben oder Zahlen zu lesen.

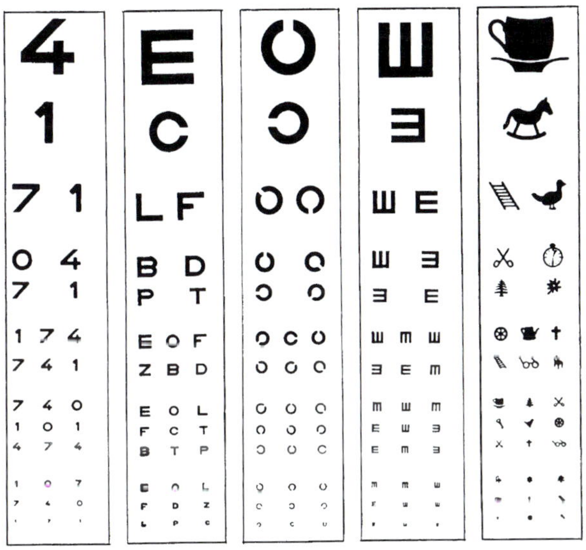

Abb. 12.3 Sehprobentafel mit Zahlen, Buchstaben, Landolt-Ringen, Snellen-Haken und Bildern für die Prüfung des Sehvermögens bei Erwachsenen und Kindern [L106]

Normalbefund

Alle Zeilen der Tafel können gelesen werden, die Visusstärke beträgt 1,0.

Pathologische Befunde

Können nicht alle Zeilen gelesen werden, liegt eine Visusschwäche vor. In diesem Fall sollte der Patient in eine augenärztliche Praxis verwiesen werden.

WEITERFÜHRENDE DIAGNOSTIK

V. a. Sehschwäche: ophthalmologische Untersuchung mit Visusprüfung, Farbsehtest, Perimetrie, Spaltlampenuntersuchung, Tonometrie, Prüfung der Okulomotorik

12.6.2 Pupillenreaktion

Mit der Pupillenreaktion werden der afferente Schenkel (N. opticus) der Sehbahn und der efferente Schenkel (N. oculomotorius) der Pupillenbahn überprüft.

Durchführung

Der Patient fixiert einen Punkt in der Ferne, um die Miosis durch Akkommodation zu unterbinden. Zunächst mit einer kleinen Lampe in ein Auge leuchten und die Reaktion am beleuchteten Auge überprüfen (direkte Lichtreaktion). Danach noch einmal in dasselbe Auge leuchten und die Reaktion am anderen Auge prüfen (konsensuelle Lichtreaktion). Im Anschluss das andere Auge analog untersuchen.

Normalbefund

Die physiologische Reaktion sowohl bei der direkten als auch bei der konsensuellen Lichtreaktion ist eine **Miosis**. Grundlage der konsensuellen Lichtreaktion ist die anatomische Verknüpfung des afferenten Schenkels (N. opticus) mit beiden Okulomotoriuskernen, die dann über den N. oculomotorius den M. sphincter pupillae innervieren (➤ Abb. 12.4).

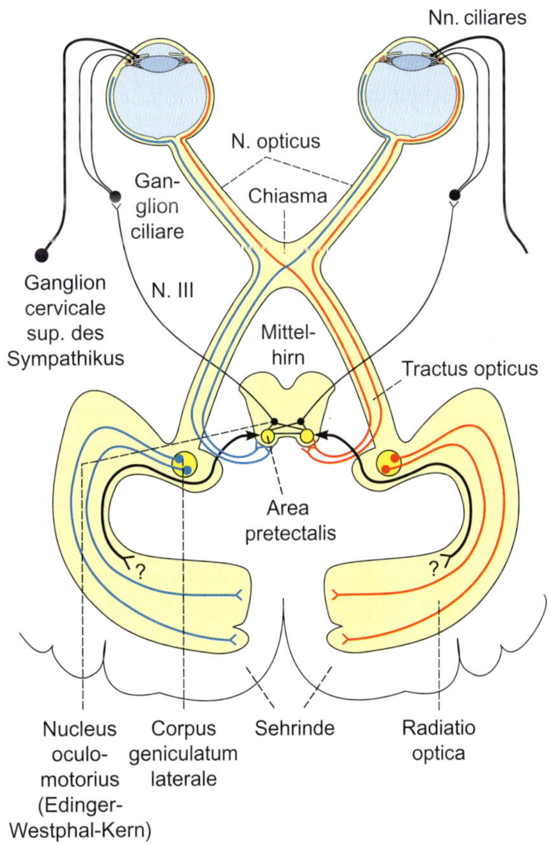

Abb. 12.4 Verschaltung der Pupillenlichtreaktion: Die Sehbahn mit N. opticus, Chiasma und Tractus opticus stellt den afferenten Anteil dar. Sie läuft zur Area pretectalis. Von dort wird der Reiz auf den Kern des N. oculomotorius (Nucleus Edinger-Westphal) übertragen und efferent zu den Augenmuskeln weitergeleitet. [L106]

Pathologische Befunde

- Mydriatische Pupille, keine Miosis bei der direkten und keine bei der konsensuellen Lichtreaktion: Läsion des N. oculomotorius (III)
- Keine Miosis bei der direkten, aber bei der konsensuellen Lichtreaktion: Läsion des N. opticus
- Beidseits enge Pupillen mit kaum sichtbarer Reaktion auf Licht: Intoxikation mit Opioiden, E605
- Beidseits mydriatische Pupillen: Intoxikation mit Kokain, Halluzinogenen

WEITERFÜHRENDE DIAGNOSTIK

Pathologische Befunde: Anamnese (Vorerkrankungen, Traumata, Medikamenten- und Noxenanamnese), Symptome, neurologische Untersuchung, CT, MRT

12.6.3 Prüfung der Akkommodation bzw. Konvergenzreaktion

Durchführung

Den Patienten bitten, einen Gegenstand zu fixieren, der in der Mittellinie beider Augen in der Ferne gehalten wird. Diesen Gegenstand aus der Ferne auf etwa 15 cm Abstand von der Nasenwurzel hinführen.

Normalbefund

Konvergenzstellung der Bulbi und Miosis.

Pathologische Befunde

Fehlende Konvergenzreaktion und Ausbleiben der Miosis bei Lähmung der Augenmuskulatur oder fehlender Innervation.

WEITERFÜHRENDE DIAGNOSTIK

➤ Kap. 12.6.2

12.6.4 Gesichtsfeldbestimmung

Das Gesichtsfeld eines Auges ist der Bezirk der Außenwelt, den man mit einem ruhig gestellten Auge wahrnimmt. Ausfälle im Gesichtsfeld nennt man Skotome.

Für die Prüfung des Gesichtsfelds verwendet man verschiedene technische Geräte (Perimeter), welche die besten und genauesten Ergebnisse liefern. Orientierend kann auch eine Gesichtsfeldprüfung mit der Fingerperimetrie durchgeführt werden (➤ Abb. 12.5).

Durchführung

Patientin und Untersucher sitzen sich bei der Fingerperimetrie mit einem Abstand von ca. 100 cm gegenüber. Jeder verdeckt ein Auge, sodass die verdeckten und nicht verdeckten Augen einander gegenüberliegen. Der Kopf sollte nicht bewegt werden.

Anschließend einen Gegenstand von außen in allen Quadranten genau in der Mitte zwischen beiden Personen in das Gesichtsfeld führen. Die Patientin gibt an, wann sie den Gegenstand sieht. Die Angaben der Patientin mit der eigenen Wahrnehmung überprüfen.

Normalbefund

- Nach oben bis 60°
- Nach unten bis 70°
- Nach nasal bis 60°
- Nach temporal bis 90°

Pathologische Befunde

- **Einseitiger Gesichtsfelddefekt:** ipsilaterale Läsionen vor dem Chiasma opticum
- **Bitemporale Hemianopsie:** Läsionen im Bereich der Sehnervenkreuzung im Chiasma opticum, z. B. durch Hypophysentumor
- **Homonyme Hemianopsie:** kontralaterale Schädigung nach dem Chiasma opticum, z. B. durch Blutungen, Tumor oder Metastasen

WEITERFÜHRENDE DIAGNOSTIK

➤ Kap. 12.6.2

12.6.5 Spiegelung des Augenhintergrunds

Bei der Spiegelung des Augenhintergrunds wird die **Netzhaut** untersucht. Beurteilt werden Sehnervenpapille, Arterien, Venen, Retina, Makula und Fovea centralis. Dabei wird insbesondere auf eine Stauungspapille bei Hirndrucksteigerung, Kaliberschwankungen der Gefäße, Blutungen bei diabetischer Retinopathie und lange bestehender Hypertonie geachtet.

WEITERFÜHRENDE DIAGNOSTIK

Veränderungen des Augenhintergrunds: Anamnese (Vorerkrankungen), Symptome, vollständige internistische und neuropsychiatrische Untersuchung, Labor (u. a. Blutbild, Na^+, K^+, Kreatinin, Harnstoff, Harnsäure, HDL, LDL, Cholesterin, Triglyzeride, Glukose, HbA_{1c}), Urinuntersuchung (Mikroalbuminurie), CT, MRT

12.7 Differenzialdiagnostik

➤ Tab. 12.2

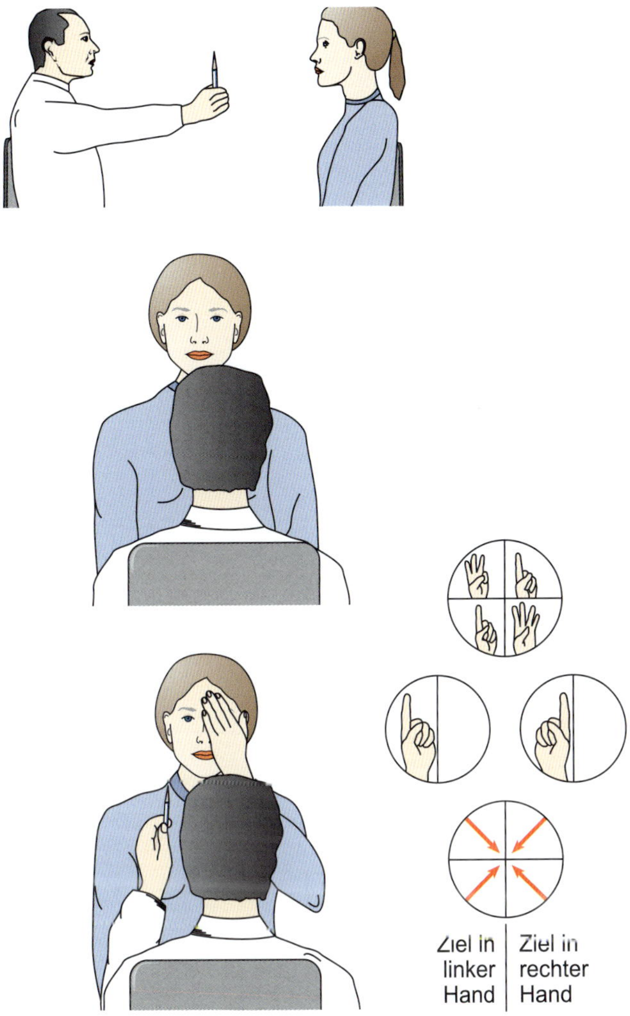

Prinzip
Arzt und Patient sitzen auf gleicher Höhe, Gesichter etwa 1 m voneinander entfernt. Patient und Arzt verdecken ein Auge mit der Hand und fixieren das Auge des Gegenübers. Man vergleicht das Gesichtsfeld des Patienten mit dem eigenen: R des Patienten mit eigenem L und umgekehrt. Das Ziel (Bleistift o. Ä.) soll langsam von außen kommend zur Mitte des Gesichtsfelds bewegt werden.

Schritte

1. Beide Augen offen
„Schauen Sie auf meine Nase. Fehlt ein Teil meines Gesichts?"
Erkennen eines zentralen Skotoms, einer Hemianopie

2. Jedes Auge abwechselnd
a) Fingerzählen nach Quadranten
„Wie viele Finger sehen Sie?"
Erkennen von Hemianopien oder Quadrantanopien
b) Vergleiche R und L Halbfelder simultan mit einem Finger
„Welcher Finger ist schärfer zu sehen?"
Erkennen von weniger ausgeprägten Hemianopien

3. Jedes Auge abwechselnd
Das Ziel von der Peripherie nach innen führen. „Ab wann sehen Sie das Ziel?"
Erkennen von Quadrantanopien, oberen und unteren Gesichtsfeldausfällen, parazentralen Skotomen

Abb. 12.5 Perimetrie [L141]

Tab. 12.2 Ausgewählte Differenzialdiagnosen der Augenerkrankungen und deren Befunde

Differenzialdiagnosen	Inspektion	Palpation	Funktionsprüfung
Konjunktivitis	• Stark gerötetes Auge • Schmerzen • Lichtempfindlichkeit • Seröser oder eitriger Tränenfluss • Schwellung der Bindehaut (Chemosis) und Lider • Evtl. Verschwommensehen	Kein Befund	Nachweis von Erregern (**cave:** nach § 24 IfSG kein Nachweis und keine Behandlung von in §§ 6 Abs. 1, 7, 34 Abs. 1 genannten Erregern und Erkrankungen durch Heilpraktikerinnen und Heilpraktiker)
Keratitis	• Stark gerötetes Auge • Schmerzen • Lichtempfindlichkeit • Visuseinschränkung • Trübung der Hornhaut	Kein Befund	• Spaltlampenuntersuchung: Defekte der Hornhaut, Ödeme, Trübungen • Evtl. Nachweis von Erregern (**cave:** nach § 24 IfSG kein Nachweis und keine Behandlung von in §§ 6 Abs. 1, 7, 34 Abs. 1 genannten Erregern und Erkrankungen durch Heilpraktikerinnen und Heilpraktiker)
Akuter Glaukomanfall	• Starke Augen- und Kopfschmerzen • Konjunktivale Injektion • Visuseinschränkung	Bulbus steinhart	Augeninnendruckmessung (Tonometrie): Druckanstieg über 50 mmHg

KAPITEL

13 Untersuchung der Ohren

PRAXISTIPP

Die Ohrenuntersuchung sollte im Hinblick auf Durchführung und Interpretation der Befunde sicher beherrscht werden. Darüber hinaus sind Grundkenntnisse über die weiterführende (apparative) Diagnostik hilfreich, die überwiegend in der kinder- oder HNO-ärztlichen Praxis durchgeführt wird.

13.1 Erster Eindruck

Beim ersten Eindruck lassen sich nur wenige Zeichen und Symptome erkennen, die auf eine Ohrenerkrankung hinweisen, sofern sie nicht durch Haare verdeckt sind.

- **Sichtbare Veränderungen an der Ohrmuschel:** Sie können auf entzündliche Veränderungen (z. B. durch Perichondritis, Herpes zoster) zurückgehen oder angeborene Anomalien sein, die durch eine Deformierung oder eine mangelnde Ausbildung variablen Ausmaßes gekennzeichnet sind.
- **Offensichtliche Schwerhörigkeit:** Sie kann zügig erkannt werden, weil u. a. die Patientin oder der Patient auf akustische Reize nicht reagiert.

13.2 Ausschluss eines Notfalls

Die wichtigsten und häufigsten otologischen Notfälle sind:

- Akuter **Hörverlust** (➤ Tab. 13.1).
- **Schwindel** mit Übelkeit und Erbrechen: Ursächlich können Innenohrprozesse, z. B. Morbus Menière oder Kleinhirnläsionen sein.

Tab. 13.1 Differenzialdiagnostik bei akutem Hörverlust

Altersgruppe	Differenzialdiagnosen
Kinder, Jugendliche	• Erbkrankheit • Embryopathie • Geburtstrauma • Chronische Mittelohrentzündung • Trauma
Erwachsene	• Hörsturz • Otitis media • Meningitis, Enzephalitis • Osteomyelitis • Alkoholtoxisch • Otosklerose • Morbus Menière • Schädel-Hirn-Trauma
Senioren	Altersschwerhörigkeit (Presbyakusis)

- **Blutaustritt** aus dem äußeren Gehörgang: Ursachen können z. B. ein Schädelbasisbruch oder starke entzündliche Reaktionen im äußeren Gehörgang sein.

13.3 Anamnestische Anhaltspunkte

Im Rahmen der Anamnese können folgende Angaben Hinweise auf eine Ohrenerkrankung geben:

- Akuter Hörverlust mit Tinnitus und Schwindel: bei Hörsturz.
- Familiäre Häufung von Schwerhörigkeit, u. a. bei Otosklerose.
- Einnahme von bestimmten Medikamenten: So können z. B. Furosemid oder Aminoglykoside eine Schwerhörigkeit nach sich ziehen.
- Arbeitsplatz mit starker Lärmbelastung: Ursache einer berufsbedingten Schwerhörigkeit.

13.4 Inspektion

Neben den Befunden, die man schon aus dem ersten Eindruck des Patienten gewonnen hat, können bei der Inspektion weitere wichtige Befunde erhoben werden: Bei der Inspektion der Ohrmuschel und des äußeren Gehörgangs ist auf entzündliche Prozesse, z. B. bei Otitis externa, Zoster oticus (➤ Abb. 13.1) oder Perichondritis, zu achten. Ferner sollte nach einem tumorösen Geschehen, das an der Helix oder retroaurikulär lokalisiert sein kann (➤ Abb. 13.2), gesucht werden.

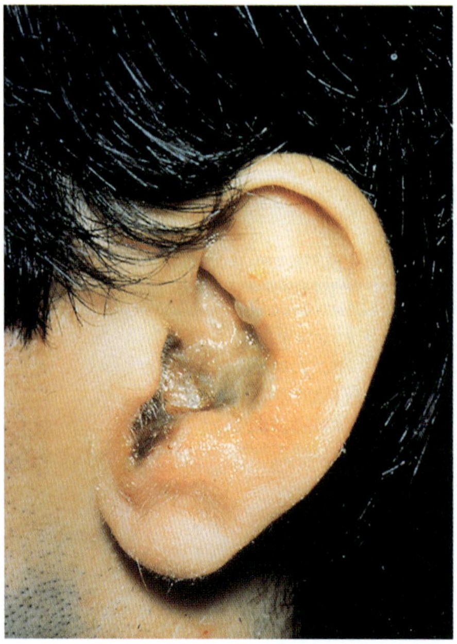

Abb. 13.1 Zoster oticus: im Bereich der Ohrmuschelhöhlung, der Gegenleiste und im Eingang zum äußeren Gehörgang entzündliche Areale und vereinzelt Bläschenbildung [E273]

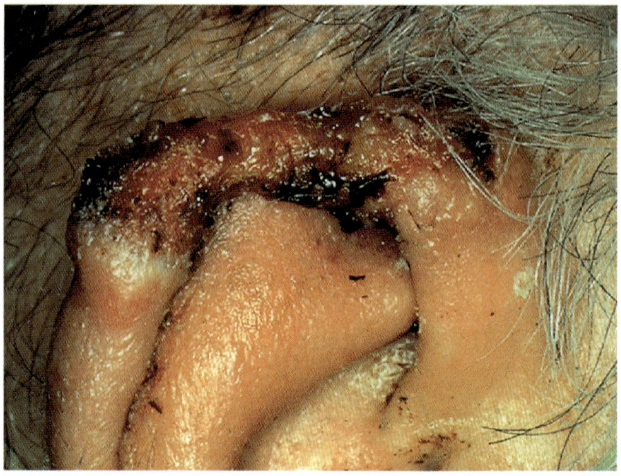

Abb. 13.2 Plattenepithelkarzinom an der Helix: Substanzdefekt der oberen Helix (Ohrkrempe) und hämorrhagische Krusten [E273]

WEITERFÜHRENDE DIAGNOSTIK

- V. a. entzündliches Geschehen: Anamnese, Symptome, ggf. Neurostatus, Liquoruntersuchung
- V. a. Neubildungen (vor allem Basalzellkarzinom und Melanom): Anamnese, Symptome, Dermatoskopie, histologische Untersuchung (nach Biopsie oder Exzision), Lymphknotenstatus, CT, MRT

13.5 Palpation

Bei der Palpation kann ein **Tragusdruckschmerz** bei Otitis externa und Otitis media ausgelöst werden. Dazu mit der Kuppe des Zeigefingers am Tragus sanft drücken.

WEITERFÜHRENDE DIAGNOSTIK

V. a. Otitis externa und Otitis media: Anamnese, Symptome, Otoskopie, Tympanometrie, Stimmgabelversuch, Hörtest (Audiometrie), Labor (vor allem Blutbild, CRP, BSG), ggf. CT oder MRT

13.6 Funktionsprüfung

13.6.1 Otoskopie

Bei der Otoskopie werden der äußere Gehörgang und das Trommelfell untersucht.

Durchführung

Bevor der Trichter des Otoskops in den Gehörgang eingeführt wird, die Ohrmuschel bei Erwachsenen nach oben hinten, bei Kindern dagegen nach unten hinten ziehen. Dadurch wird der Gehörgang „gestreckt", um ihn auf diese Weise besser einsehen zu können. Ist der Trichter in den Gehörgang eingeführt, kann man problemlos das Trommelfell einsehen, sofern es nicht von Zerumen vollständig verdeckt ist.

Normalbefund

- Äußerer Gehörgang frei und reizlos, mit dünner Zeruminschicht bedeckt.
- Trommelfell mit einem Lichtreflex im vorderen unteren Quadranten, der kegelartig ist. Die Spitze zeigt in Richtung des Hammergriffs, der im Trommelfell eingelassen ist. Das Trommelfell zeigt im gesunden Zustand eine perlmuttartige Farbe und schimmert etwas durch (➤ Abb. 13.3).

Pathologische Befunde

- Bei der Otitis externa Entzündungszeichen im äußeren Gehörgang. Die Otoskopie ist schmerzhaft. Bei starker Schwellung des äußeren Gehörgangs ist die Durchführung nicht möglich.
- Bei der Otitis media durch Eitermassen vorgewölbtes Trommelfell, fehlender Lichtreflex und starke Gefäßzeichnung (➤ Abb. 13.4).
- Substanzdefekte im Trommelfell nach Perforation.
- Atrophes Trommelfell nach rezidivierenden Entzündungen des Mittelohrs.

WEITERFÜHRENDE DIAGNOSTIK
Auffällige Befunde: ➤ Kap. 13.5

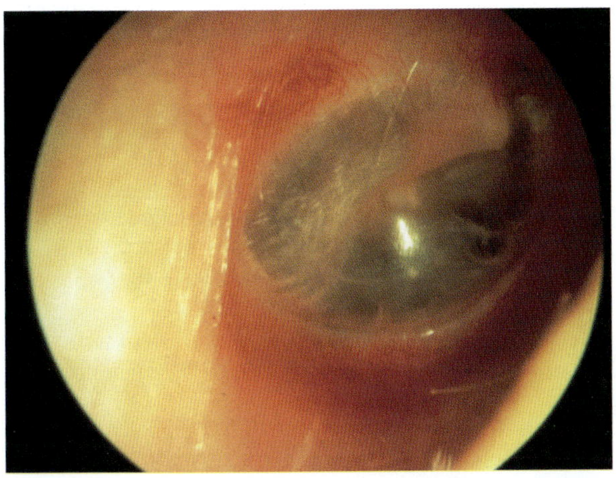

Abb. 13.3 Gesundes Trommelfell (rechtes Ohr): Deutlich sichtbar sind das glatte, perlmuttfarbene Trommelfell, der Hammergriff und der Spiegelreflex. [E273]

13.6.2 Weber-Rinne-Versuch

Mit dem Weber- und Rinne-Versuch kann zwischen beiden Formen der Schwerhörigkeit, der Schallleitungs- und Schallempfindungsstörung, unterschieden werden.

Weber-Versuch

Durchführung

Der Weber-Versuch vergleicht die Funktion beider Ohren über die **Knochenleitung**. Eine schwingende Stimmgabel auf der Mitte des Schädels aufsetzen (➤ Abb. 13.5a). Der Ton erreicht das Innenohr vor allem über die Knochenleitung von Schädeldach und Felsenbeinpyramide.

Normalbefund

Der Ton wird auf beiden Ohren gleich laut oder im gesamten Kopf gehört.

Pathologische Befunde

- Störung des Mittelohrs bzw. der Schallleitung: Tonempfindung auf erkrankter Seite lauter
- Schädigung des Innenohrs bzw. der Schallempfindung: Tonempfindung auf gesunder Seite verstärkt

Rinne-Versuch

Der Rinne-Versuch vergleicht die **Knochenleitung und Luftleitung** am gleichen Ohr. Eine schwingende Stimmgabel zunächst auf das Mastoid aufsetzen. Der Patient hört den Ton über die Knochenleitung. Nimmt der Patient den Ton nicht mehr wahr, die Stimmgabel vor das Ohr halten (➤ Abb. 13.5b). Damit wird die Luftleitung geprüft.

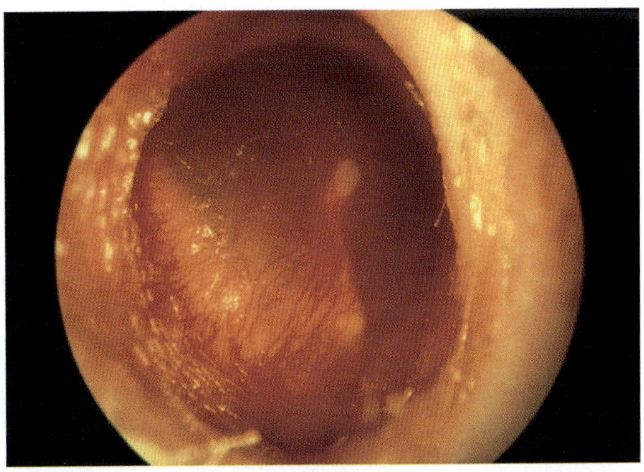

Abb. 13.4 Trommelfell bei Otitis media: Das Trommelfell ist trüb, durch Eitermassen in der Paukenhöhle vorgewölbt, die Gefäßzeichnung ist deutlich erkennbar, der Spiegelreflex fehlt. [F273]

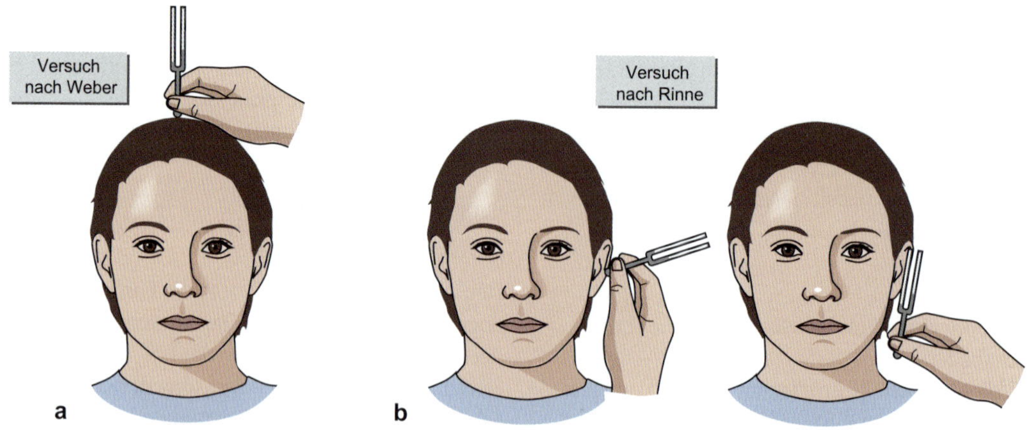

Abb. 13.5 **a** Weber-Versuch, **b** Rinne-Versuch [L157]

Normalbefund

Der Ton wird über die Luftleitung wieder gehört.

Pathologische Befunde

- Schallleitungsstörung: Der Patient hört den Ton über die Luftleitung nicht (Rinne negativ).
- Schädigung des Innenohrs: Der Ton wird über Luftleitung wieder gehört (Rinne positiv).

WEITERFÜHRENDE DIAGNOSTIK

Pathologische Befunde: ➤ Kap. 13.5

13.6.3 Gleichgewichtsprüfung

Die Gleichgewichtsprüfung erfolgt u. a. mit dem Romberg-Stehversuch (➤ Kap. 10.8.5) und dem Unterberger-Tretversuch (➤ Kap. 10.8.6).

WEITERFÜHRENDE DIAGNOSTIK

➤ Kap. 10.8

13.7 Differenzialdiagnostik

➤ Tab. 13.2

Tab. 13.2 Ausgewählte Differenzialdiagnosen der Ohrenerkrankungen und deren Befunde

Differenzialdiagnosen	Inspektion	Palpation	Funktionsprüfung
Otitis media	Evtl. Eiteraustritt aus dem äußeren Gehörgang	Tragusdruckschmerz	• Vorgewölbtes, entdifferenziertes (milchig-trüb, ohne Erkennung des Hammergriffs und Spiegelreflexes) Trommelfell, evtl. Trommelfellperforation • Weber-Versuch: Lateralisation zur kranken Seite, Rinne-Versuch negativ am betroffenen Ohr • Fieber, CRP ↑, BSG ↑, Leukozyten ↑ • Deutliches Krankheitsgefühl
Morbus Menière	• Inspektion ohne pathologischen Befund • Nystagmus und Fallneigung im Anfall • Anamnestisch: Drehschwindel, Übelkeit, Erbrechen	Kein Befund	Audiometrie: Hörverlust im Bereich der tiefen und mittleren Frequenzen

KAPITEL

14 Untersuchung des lymphatischen Systems

PRAXISTIPP

Die Erhebung des Lymphknotenstatus und die Untersuchung der Milz sollten im Hinblick auf ihre Durchführung und die Interpretation der Befunde sicher beherrscht werden. Darüber hinaus sind Grundkenntnisse über die weiterführende (apparative) Diagnostik hilfreich, die überwiegend in der fachärztlichen Praxis durchgeführt wird.

14.1 Untersuchung der Lymphknoten (Lymphknotenstatus)

14.1.1 Erster Eindruck

Beim ersten Eindruck – die Patientin bzw. der Patient sind zu diesem Zeitpunkt noch bekleidet – lassen sich mittelbar und unmittelbar Zeichen und Symptome erkennen, die auf eine Lymphknotenerkrankung bzw. eine Erkrankung des lymphatischen Systems hinweisen. Folgende Befunde können sichtbar sein:

- **Halslymphknotenschwellung** (➤ Abb. 14.1): Lymphknoten können reaktiv verändert sein und bei infektiösen oder entzündlichen Erkrankungen anschwellen, u. a. bei infektiöser Mononukleose, Tuberkulose oder HIV-Infektion.

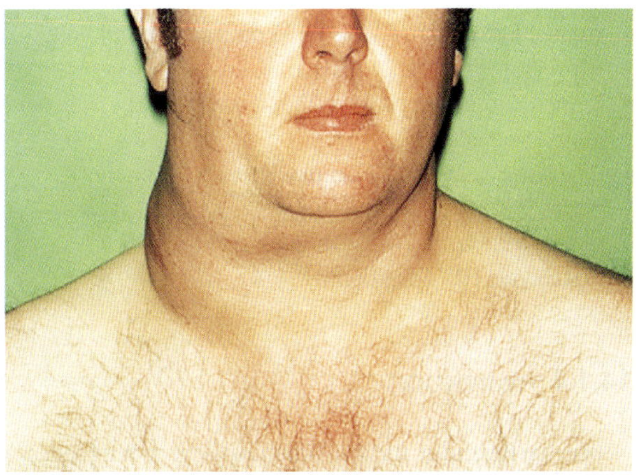

Abb. 14.1 Zervikale Lymphknotenschwellung [E273]

  Sie können aber auch Ausdruck einer lymphogenen Metastasierung sein oder als primäres malignes Lymphom auftreten.
- **Lymphödem:** Es kann entweder angeboren oder erworben sein. Beim angeborenen Lymphödem sind Lymphgefäße nicht ausreichend angelegt worden, das erworbene Lymphödem kann durch Einengung oder Zerstörung der Lymphbahnen entstanden sein. Die häufigste Lokalisation

sind die unteren Extremitäten. Das Ödem imponiert fest und ist häufig einseitig ausgeprägt. Die Zehen sind mitbetroffen, die Haut über den Zehen lässt sich nicht abheben (positives Stemmer-Zeichen).

14.1.2 Ausschluss eines Notfalls

Vitale Notfallzustände sind im Rahmen von Lymphknotenerkrankungen selten. Sie können sich als **septisches Krankheitsbild** bemerkbar machen, dessen Entwicklung u. a. vom Immunsystem, aber auch von der Art, Menge und Virulenz der pathogenen Keime abhängt. Die wichtigsten Symptome sind beschleunigte Atemfrequenz (> 20/min), Tachykardie, Hypotonie, eingeschränkte Bewusstseinslage. Zusätzliche Symptome sind Hypoxämie, Oligurie und eine disseminierte intravasale Gerinnung (DIC). Häufig sind Fieber und ein schweres Krankheitsgefühl vorhanden.

14.1.3 Anamnestische Anhaltspunkte

Im Rahmen der Anamnese können folgende Angaben Hinweise auf eine Lymphknotenerkrankung bzw. eine Erkrankung des lymphatischen Systems liefern:

- **Schmerzhaftigkeit der Lymphknoten bzw. -schwellung:** Schmerzhafte Lymphknoten finden sich häufig bei reaktiv veränderten Lymphknoten; eine indolente Lymphknotenschwellung ist eher bei malignen Prozessen zu beobachten. Schmerzhaftigkeit nach Alkoholgenuss in ca. 15 % der Fälle beim Morbus Hodgkin.
- **Persistierendes, unklares Fieber:** kann bei hämatologischen Erkrankungen, die im Verlauf zu Lymphknotenschwellungen führen, auftreten.
- Frühere immunsuppressive Therapie, Chemotherapie oder Strahlenbelastung.
- Exposition gegenüber Chemikalien (u. a. Holzschutzmittel, Pestizide).
- EBV-Infektion.
- Bestehende HIV-Infektion.

14.1.4 Inspektion

Neben den Befunden, die man schon aus dem ersten Eindruck des Patienten gewonnen hat, können bei der Inspektion des Patienten weitere wichtige Befunde erhoben werden.

Lymphknoten

Durchführung

Die Untersuchung erfolgt am entkleideten Patienten und am besten im Liegen, die Untersuchung des Okzipitums und der nuchalen Region im Sitzen. Dabei wird in der Kopfregion, am Hals, in der Axilla und in der Inguinalregion nach Schwellungen, entzündlichen Veränderungen, möglichen Verfärbungen und Ulzerationen gesucht.

Normalbefund

Keine Schwellungen sichtbar, reizlose Haut.

Pathologische Befunde

➤ Tab. 14.1

- **Generalisierte Lymphknotenschwellungen:** Sie können bei Infektionskrankheiten, z. B. infektiöser Mononukleose, HIV-Infektion oder Lues, und bei malignen hämatologischen Erkrankungen wie chronischen Leukämien oder Lymphomen auftreten.
- **Lokale Lymphknotenschwellungen:** Sie können ebenfalls bei Infektionskrankheiten auftreten, z. B. als Schwellung der zervikalen Lymphknoten bei Scharlach, Diphtherie oder Röteln, aber auch bei einer lymphogenen Metastasierung oder in frühen Stadien von Leukämien und Lymphomen.

WEITERFÜHRENDE DIAGNOSTIK

- V. a. infektiöse Genese: Anamnese (Reise-, Sexualanamnese), Symptome, vollständige internistische Untersuchung, Labor (u. a. Differenzialblutbild, CRP, BSG, spezifische Serologie), Röntgen-Thorax, weiterführende Untersuchungen je nach Befund
- V. a. neoplastische Genese: Anamnese, Symptome, vollständige internistische Untersuchung, Labor (u. a. Differenzialblutbild, CRP, BSG, LDH), Röntgen-Thorax, CT, histologische Lymphknotenuntersuchung, Knochenmarkbiopsie
- V. a. systemische Erkrankung: internistische, orthopädische, ophthalmologische, neuropsychiatrische Untersuchung, (u. a. CRP, BSG, Differenzialblutbild, Ferritin, RF, ANA, HLA-B27), Röntgen, CT, MRT, weitere Untersuchungen je nach Befund

Tab. 14.1 Differenzialdiagnostik bei generalisierter Lymphknotenschwellung

Ursache	Differenzialdiagnosen
Infektiös	• Toxoplasmose • Infektiöse Mononukleose • Zytomegalie • HIV-Infektion • Tuberkulose • Lues
Neoplastisch	• Metastasen • Leukämie • Lymphom
Systemisch	• Medikamente • Rheumatoide Arthritis • Kollagenosen

Lymphödem

Durchführung

Bei der Inspektion werden Beine und Füße im Hinblick auf Hautbeschaffenheit, Farbe, Pigmentstörungen, Ödeme und infizierte Areale begutachtet.

Normalbefund

Keine Ödeme oder Pigmentverschiebungen zu sehen. Die Haut ist elastisch und ohne Infektionszeichen.

Pathologische Befunde

- **Hautverdickung:** typischer Befund beim Lymphödem oder beim generalisierten Myxödem.
- **Hyperpigmentierung:** Hinweis auf venöse und lymphatische Abflussstörungen oder auf postentzündliche Veränderungen.
- **Quadratische Zehen:** typischer Befund bei Lymphödembildung am Fuß.
- **Elephantiasis:** überdimensionierte Schwellung beim fortgeschrittenen Lymphödem (➤ Abb. 14.2).

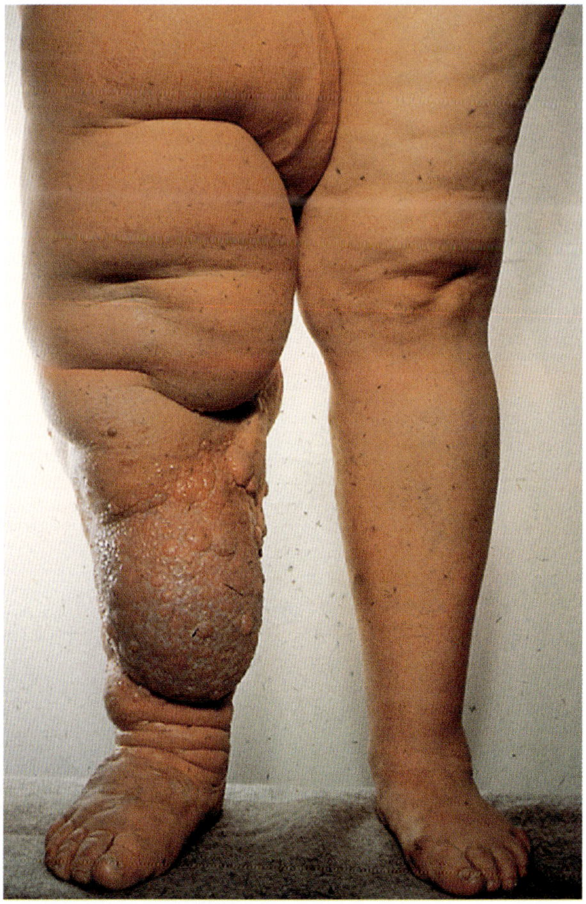

Abb. 14.2 Elephantiasis [E273]

WEITERFÜHRENDE DIAGNOSTIK

Anamnese, Symptome, Lymphszintigrafie

14.1.5 Palpation

Lymphknoten

Bei der Palpation aller zugänglichen Lymphknotengruppen werden die Lymphknoten im Hinblick auf Vergrößerung, Verschieblichkeit, Konsistenz und Druckschmerzhaftigkeit beurteilt.

Durchführung

Mit den Fingerbeeren des Zeige- und Mittelfingers die nachfolgenden Lymphknotenregionen bzw. -gruppen betasten (➤ Abb. 14.3) und dabei die über den Lymphknoten liegende Haut in alle Richtungen verschieben (➤ Abb. 14.4):

- Nuchal
- Okzipital
- Retroaurikulär
- Präaurikulär
- Submandibulär und submental
- Hintere Begrenzung des M. sternocleidomastoideus
- Vordere Begrenzung des M. sternocleidomastoideus
- Supraklavikulär
- Axillär
- Inguinal

Normalbefund

Die Lymphknoten sind entweder nicht oder als weiche, linsengroße Lymphknoten ohne Druckschmerzhaftigkeit und mit erhaltener Verschieblichkeit tastbar.

Pathologische Befunde

- **Schmerzhaft geschwollene** und **verschiebliche** Lymphknoten mit lokalen Entzündungszeichen: typischer Befund bei entzündlichen Prozessen.
- **Schmerzlose, indolente Schwellung** mit verbackenen (nicht verschieblichen) Lymphknoten *(Kartoffelsack):* Sie können auf tumoröse Prozesse hinweisen und müssen dahingehend abgeklärt werden.

WEITERFÜHRENDE DIAGNOSTIK

➤ Kap. 14.1.4

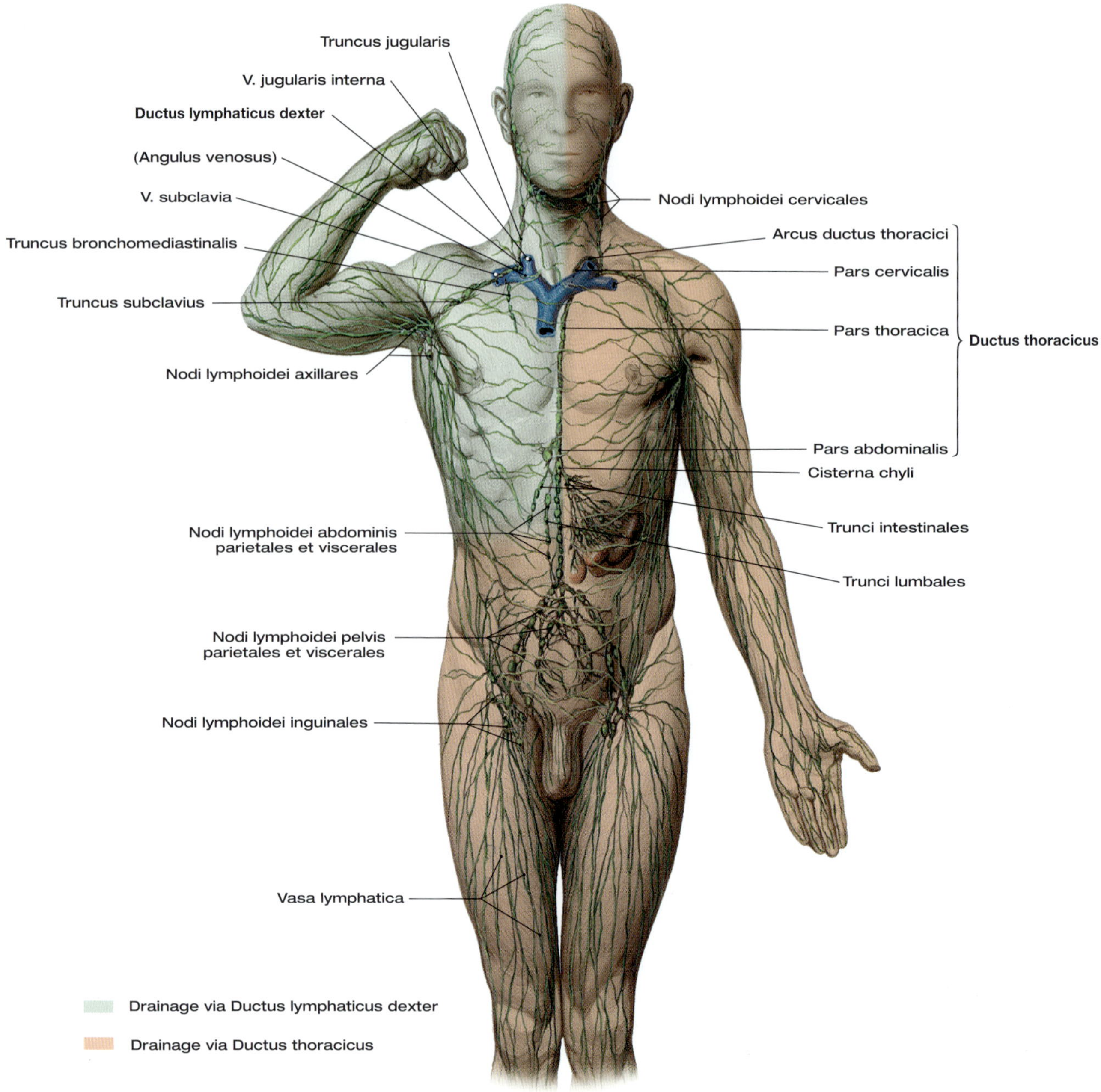

Abb. 14.3 Lymphknotenregionen [S700-L127]

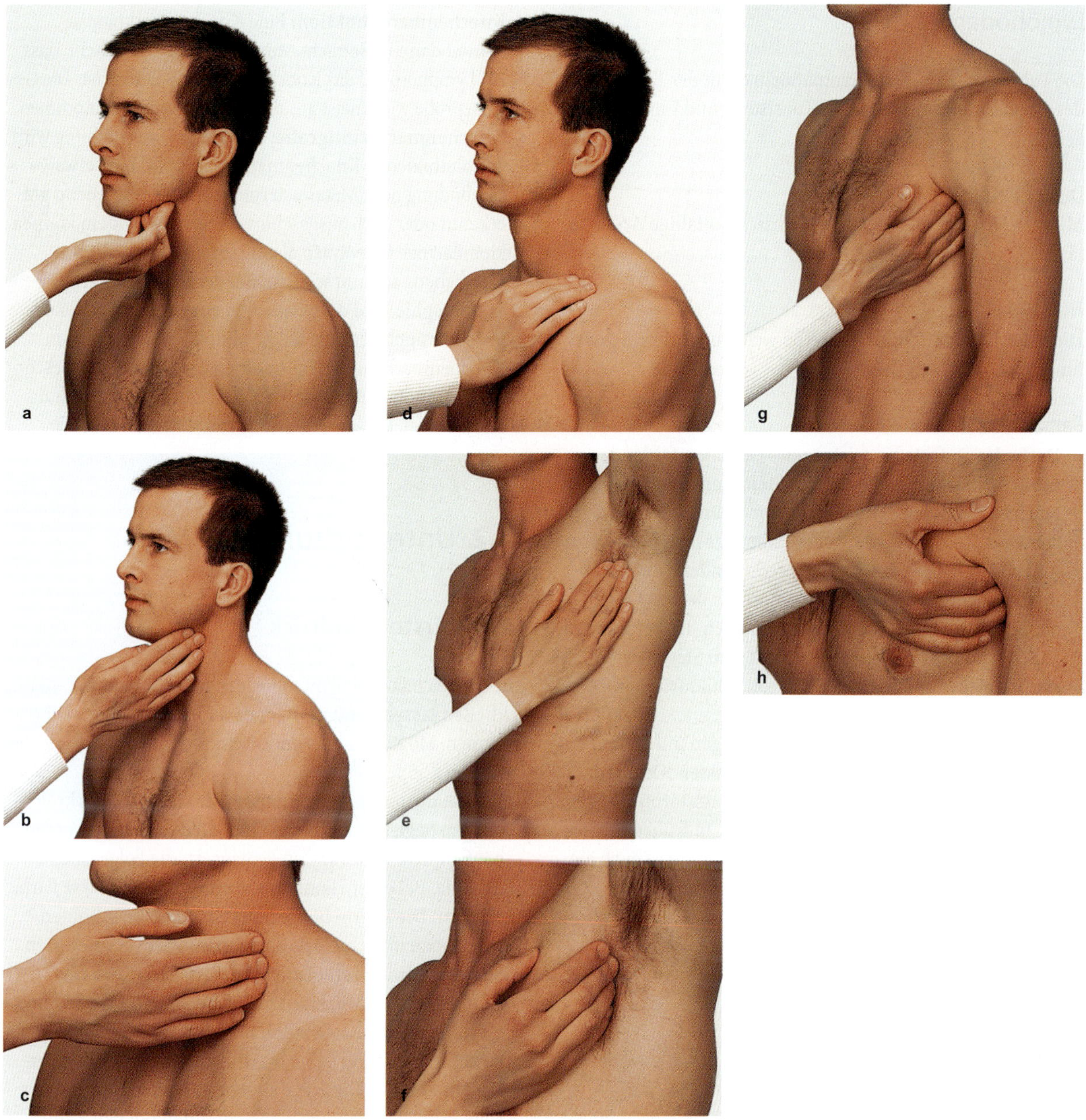

Abb. 14.4 Palpation der Lymphknoten (LK): **a** entlang des Unterkiefers (submandibuläre LK), **b** vor dem M. sternocleidomastoideus (zervikale LK), **c** hinter dem M. sternocleidomastoideus (zervikale LK), **d** oberhalb des Schlüsselbeins (supraklavikuläre LK), **e** und **f** in der Axilla bei erhobenem Arm (axilläre LK), **g** und **h** in der Axilla bei herabhängendem Arm (axilläre LK) [K116]

Lymphödem

Die Palpation bei V. a. ein Lymphödem dient der Beurteilung der Lokalisation, Ausdehnung, Konsistenz und Eindrückbarkeit.

Durchführung
Mit den Fingerbeeren das inspektorisch auffällige Areal betasten.

Normalbefund
Die Haut ist elastisch, das Gewebe weich und ohne Schwellungen.

Pathologische Befunde
- **Derbe Haut, feste Konsistenz** des Gewebes, **fehlende Eindrückbarkeit** und **positives Stemmer-Zeichen:** typische Befunde beim Lymphödem. Beim positiven Stemmer-Zeichen lässt sich die Haut über dem Fußrücken und den Zehen nicht vom darunterliegenden Gewebe abheben. Differenzialdiagnostisch muss bei derben Ödemen ein Myxödem in Betracht gezogen werden. In den meisten Fällen wird das Myxödem aber nicht vom Stemmer-Zeichen begleitet und ist nach Gabe von Schilddrüsenhormonen reversibel.
- **Weiche Haut, eindrückbare Schwellungen** mit **Dellenbildung:** ist eher ein Hinweis auf ein (Wasser-)Ödem, das bei Rechtsherzinsuffizienz, venösen Abflussstörungen oder dem nephrotischen Syndrom vorkommt. In frühen Stadien des Lymphödems (Stadium I) ist das Ödem meist auch eindrückbar, in den Stadien II und III aber nicht mehr.

WEITERFÜHRENDE DIAGNOSTIK
➤ Kap. 14.1.4, ➤ Kap. 5.4, ➤ Kap. 5.5

14.1.6 Funktionsprüfung

Die Funktionsprüfung bei Lymphknotenerkrankungen umfasst u. a.:
- **Blutuntersuchung:** u. a. Differenzialblutbild, Elektrophorese, LDH, BSG, CRP, Albumin, β_2-Mikroglobulin, Kreatinin, immunhistochemische Verfahren
- CT, MRT: ➤ Kap. 3.8.4 bzw. ➤ Kap. 3.8.5
- **Lymphknotenentnahme bzw. -biopsie:** wichtige Untersuchung bei V. a. Lymphome. Bevorzugt wird ein ganzer (veränderter) Lymphknoten entnommen (Lymphknotenexstirpation/Lymphadenektomie) und weiter untersucht, sodass eine Lymphomtypisierung erfolgen kann. Ist die Entnahme eines ganzen Lymphknotens nicht möglich, weil z. B. der veränderte Lymphknoten schwer zugänglich lokalisiert ist, wird entweder ein möglichst großer Teil entfernt oder über eine Lymphknotenbiopsie Untersuchungsmaterial gewonnen.
- **Knochenmarkpunktion:** Eine Knochenmarkbiopsie kommt dann in Betracht, wenn der Verdacht besteht, dass ein Lymphom auf das Knochenmark expandiert ist. Die Gewebeprobe wird meist aus dem Beckenkamm entnommen.
- **Knochenmarkszintigrafie:** Mit dieser Untersuchung wird das blutbildende Knochenmark dargestellt. Eine etwaige Neubildung oder Metastasierung kann weitestgehend gut erkannt oder auch ausgeschlossen werden. Zudem können kleinflächige Osteolysen als Ausdruck eines malignen Geschehens erkannt werden. Bei der Knochenmarkszintigraphie wird dem Patienten eine schwach radioaktive Substanz appliziert, die an die blutbildenden Zellen im Knochenmark bindet. Im Rahmen eines malignen Geschehens (Tumor, Metastasen) werden in der Bilddarstellung Substanzdefekte (anreicherungsfreie Defekte) sichtbar.

14.2 Untersuchung der Milz

14.2.1 Erster Eindruck

Äußere Zeichen und Symptome, die auf eine Milzerkrankung schließen lassen, sind beim ersten Eindruck eher selten zu erkennen. Mögliche auffallende Befunde am noch bekleideten Patienten können sein:
- **Blässe:** unspezifisches Symptom, das sehr viele Erkrankungen begleiten kann. Bei einer Splenomegalie werden häufig mehr Erythrozyten gemausert; die Folge ist eine Anämie. Bei einer Hämolyse ist eine gelblich-blasse Farbe sichtbar. Die ikterische Färbung ist auf einen erhöhten Hämabbau und eine Bilirubinzunahme zurückzuführen.
- **Sichtbare Hauteinblutungen:** Störungen in der Blutstillung können Milzkrankheiten begleiten. Eine Splenomegalie poolt dabei deutlich mehr Thrombozyten, die in der Blutzirkulation keine blutstillenden Funktionen verrichten können. Die Folge sind petechiale Blutungen der Haut oder eine Neigung zu Nasenbluten oder zu Zahnfleischblutungen.
- **Zunahme des Bauchumfangs:** kann neben z. B. der Aszitesbildung durch eine Splenomegalie bedingt sein (➤ Abb. 14.5).

14.2.2 Ausschluss eines Notfalls

Der wichtigste Notfall ist die **Milzruptur**. Diese ist meist auf Abdominaltraumata zurückzuführen und kann sich einzeitig oder zweizeitig ereignen:
- Bei der **einzeitigen** Milzruptur reißen sowohl das Parenchym als auch die Kapsel zur gleichen Zeit, meist zum Unfallzeitpunkt; die Folge ist eine akute Blutung in den Bauchraum.

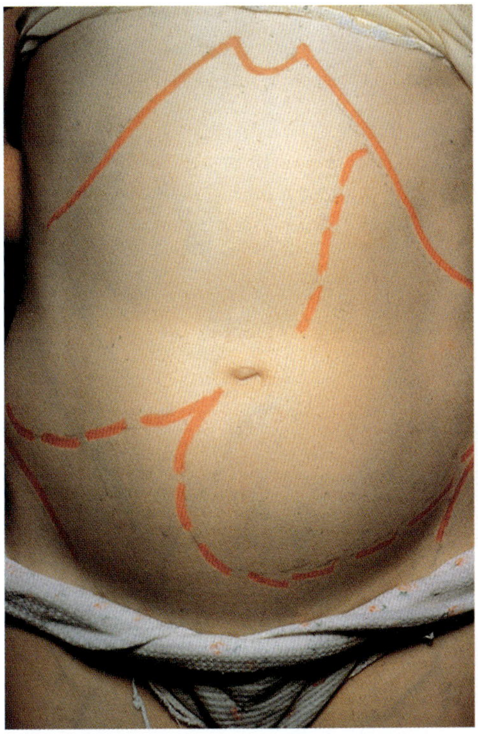

Abb. 14.5 Zunahme des Bauchumfangs bei Splenomegalie [E273]

- Bei der **zweizeitigen** Milzverletzung reißt zunächst das Parenchym, und innerhalb der Kapsel bildet sich ein Hämatom aus. Auf ein symptomfreies Intervall von häufig mehreren Tagen folgt dann die Ruptur der Kapsel.

14.2.3 Anamnestische Anhaltspunkte

Im Rahmen der Anamnese können folgende Angaben Hinweise auf eine Milzerkrankung geben:

- Hämatologische Erkrankungen: Anämie, Leukämie, Lymphome
- Chronische Entzündungen: Sarkoidose, rheumatoide Arthritis
- Chronische Infektionen: infektiöse Mononukleose, HIV, Toxoplasmose, Tuberkulose
- Leber- und Herzerkrankungen, die mit einem erhöhten Pfortaderhochdruck einhergehen
- Schmerzen und Druckgefühl im linken Oberbauch
- Blutungsneigung vom petechialen Typ

14.2.4 Inspektion

Bei der Inspektion wird die Form des Abdomens beurteilt, ferner wird nach sichtbaren Vorwölbungen und Tumormassen, insbesondere im linken Oberbauch, gefahndet (➤ Abb. 14.5, ➤ Abb. 14.6). Ein weiterer Hinweis auf eine Milzerkrankung

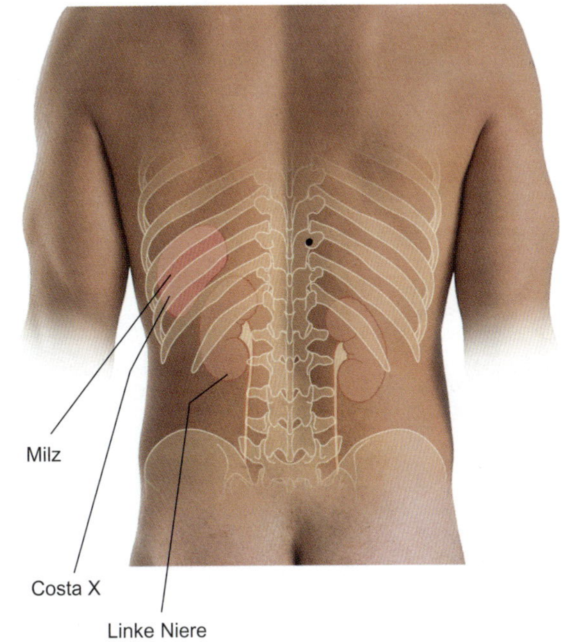

Abb. 14.6 Oberflächenprojektion der Milz [E402]

können petechiale Blutungen sein, die infolge einer Thrombopenie auftreten.

WEITERFÜHRENDE DIAGNOSTIK
Vorwölbung des Abdomens und V. a. Splenomegalie: Sonografie des Abdomens, CT, MRT

14.2.5 Perkussion

Die Perkussion der Milz ist sehr ungenau. Gelegentlich ist eine Dämpfung des Klopfschalls zwischen der 9. und 11. Rippe von etwa der Medioklavikularlinie bis zur mittleren Axillarlinie hörbar (➤ Abb. 14.7).

WEITERFÜHRENDE DIAGNOSTIK
Genaue Bestimmung der Lage der Milz: Sonografie des Abdomens, ggf. CT

14.2.6 Palpation

Durchführung

Die Palpation der Milz erfolgt in Rückenlage. Geprüft werden Größe, Druckschmerzhaftigkeit und Konsistenz des Organs. Um eine stark vergrößerte Milz nicht zu übersehen, sollte die Palpation vom Unterbauch her erfolgen. Ist bis zum Rippenbogen keine (Milz-)Resistenz tastbar, wird in der Milzloge untersucht. Dabei die rechte Hand um die Flanke des Patienten legen und leicht im Bereich der anatomischen Milzlokalisation von

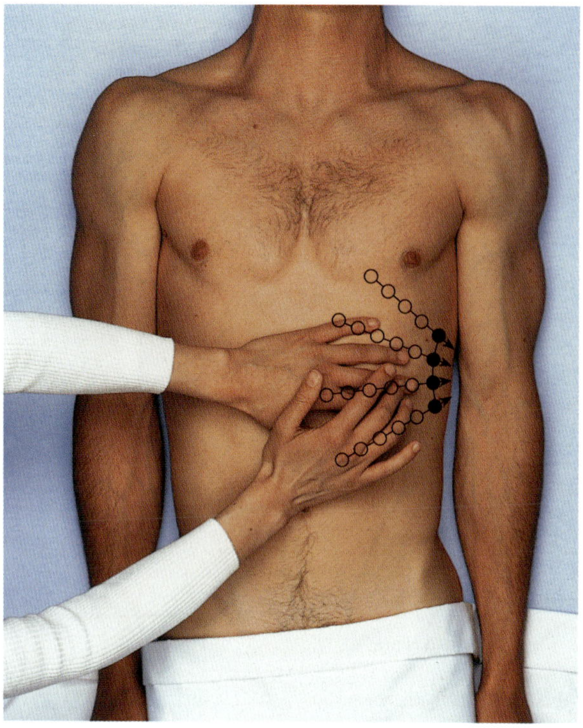

Abb. 14.7 Perkussion der Milzloge [K116]

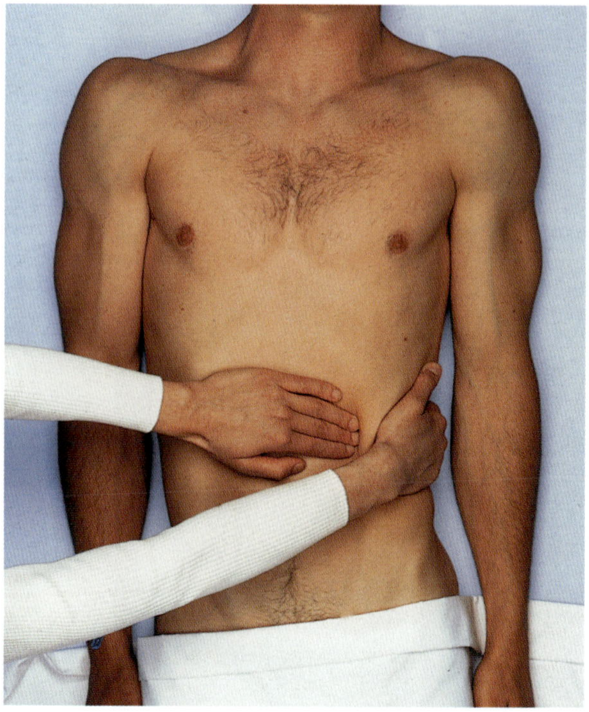

Abb. 14.8 Palpation der Milz [K116]

dorsal nach ventral drücken. Mit der linken Hand die Region unterhalb des linken Rippenbogens palpieren (➤ Abb. 14.8). Den Patienten dabei, ähnlich wie bei der Leberpalpation, auffordern, tief einzuatmen. Die Untersuchung kann in Rechtsseitenlage wiederholt werden, wobei der untere Milzpol meist besser tastbar ist. Der Patient sollte die Arme parallel zum Körper halten und die Beine anwinkeln. Die Technik der Palpation ist die gleiche wie in Rückenlage.

Normalbefund

Milz wegen der kompletten Überdeckung durch den knöchernen Thorax nicht tastbar.

Pathologische Befunde

Zahlreiche Erkrankungen können mit einer mäßigen bis starken **Splenomegalie** einhergehen (➤ Tab. 14.2):

- Eine **starke Vergrößerung** der Milz ist bereits bei der oberflächlichen Palpation gelegentlich bis ins kleine Becken tastbar: vor allem bei CLL und CML
- Eine **mäßige Vergrößerung** der Milz ist unter dem Rippenbogen oder kaudal des Rippenbogens tastbar: bei Pfortaderhochdruck, akuten und chronischen Infektionskrankheiten, Leukämien und Lymphomen

WEITERFÜHRENDE DIAGNOSTIK

- Splenomegalie: Anamnese, Symptome, Sonografie, CT, MRT
- Labor zur Differenzierung der Ursachen:
  - V.a. hepatische Genese: Blutbild, CRP, BSG, GOT, GPT, γ-GT, GLDH, Bilirubin, AP, Quick, PTT, Albumine, PCHE, Glukose
  - V.a. rheumatische Genese: u.a. CRP, BSG, Differenzialblutbild, Ferritin, RF, ANA, HLA-B27 (➤ Kap. 3.4.2)
  - V.a. neoplastische Genese: Differenzialblutbild, CRP, BSG, LDH (➤ Kap. 4.1.4)
  - V.a. infektiöse Genese: Differenzialblutbild, CRP, BSG, spezifische Serologie (➤ Kap. 14.1.4)
  - V.a. hämolytische Anämie: Blutbild, Retikulozyten, indirektes und direktes Bilirubin, Blutausstrich

Tab. 14.2 Differenzialdiagnostik bei Splenomegalie

Ursache	Differenzialdiagnosen
Vaskulär	• Pfortaderhochdruck durch Leberzirrhose • Pfortaderthrombose
Infektiös	• Infektiöse Mononukleose • HIV • Tuberkulose • Malaria • Typhus abdominalis • Sepsis
Neoplastisch	• Leukämie • Lymphom • Polycythaemia vera
Hämolytische Anämie	• Sichelzellanämie • Kugelzellanämie

PRAXISTIPP

Bei einer infektiösen Mononukleose schwillt die Milz rasch an, und die Dehnung der Milzkapsel hält der Schwellung meist nicht stand. Tiefe und beherzte Palpationen können daher eine Milzruptur zur Folge haben. Die Milzgröße sollte daher sonografisch bestimmt werden.

14.2.7 Funktionsprüfung

Die Funktionsprüfung bei Milzerkrankungen umfasst folgende Untersuchungen:

- Blut(bild)ausstrich: mit mikroskopischer Analyse von Blutzellen, z. B. im Hinblick auf Form und Aussehen der Erythrozyten und Leukozyten, ggf. Parasiten
- Sonografie des Organs: Beurteilung der Größe des Organs, der Homogenität des Gewebes und Identifizierung etwaiger Hämatome

14.3 Differenzialdiagnostik

➤ Tab. 14.3

Tab. 14.3 Ausgewählte Differenzialdiagnosen der Lymphknoten- und Milzerkrankungen sowie deren Befunde

Differenzialdiagnosen	Inspektion	Palpation, Perkussion	Funktionsprüfung
Infektiöse Mononukleose	• Symmetrische, generalisierte Lymphknotenschwellungen • Graue, abwischbare Beläge an den Tonsillen und petechiales Enanthem	• Weiche, meist schmerzhafte, verschiebliche Lymphknoten • Vergrößerte Milz tastbar (**cave:** Ruptur bei zu intensiver Palpation) • Ausbreitung der Klopfschalldämpfung über der Milzloge	• Differenzialblutbild: Vermehrung der mononukleären Zellen • Bei Begleithepatitis GOT ↑, GPT ↑, γ-GT ↑, Bilirubin ↑ • EBV-Ak positiv • Sonografie: Splenomegalie
Hodgkin-Lymphom	Asymmetrische, zunächst lokale (meist zervikale), im Verlauf generalisierte Lymphknotenschwellung	• Derbe, meist indolente, nicht verschiebliche Lymphknoten • Evtl. schmerzhafte Lymphknoten nach Alkoholgenuss • Vergrößerte Milz tastbar • Ausbreitung der Klopfschalldämpfung über der Milzloge	• Differenzialblutbild: Lymphopenie • Lymphknotenbiopsie: Hodgkin-Zellen und Sternberg-Reed-Zellen
Chronische myeloische Leukämie (CML)	• In der Regel keine Lymphknotenbeteiligung • Petechiale Blutungen	• Stark vergrößerte Milz (bis ins Becken) • Ausbreitung der Klopfschalldämpfung über der Milzloge, die bis ins Becken reicht	• Labor: ausgeprägte Leukozytose, Basophilie, Thrombopenie, Anämie • Knochenmarkpunktion: Hyperplasie der Myelopoese • Chromosomenanalyse: Nachweis des Philadelphia-Chromosoms
Chronische lymphatische Leukämie (CLL)	• Im Verlauf systemische Lymphknotenschwellungen • Leukämische Infiltrate in der Haut	• Derbe, schmerzlose, vergrößerte Lymphknoten • Vergrößerte Milz • Ausbreitung der Klopfschalldämpfung über der Milzloge, die evtl. in den linken Unterbauch reicht	• Labor: Leukozytose, Lymphozytose mit Nachweis von Gumprecht-Kernschatten, Anämie, Thrombopenie • Knochenmarkpunktion: Vermehrung reifer Lymphozyten (Tumorzellen)

KAPITEL

15 Untersuchung der Brust

PRAXISTIPP

Die Untersuchung der Brust sollte im Hinblick auf ihre Durchführung und die Interpretation der Befunde sicher beherrscht werden. Darüber hinaus sind Grundkenntnisse über die Sonografie und Mammografie hilfreich. Beide Untersuchungen werden in der Facharztpraxis durchgeführt.

15.1 Erster Eindruck

Beim ersten Eindruck können i. d. R. nur wenige Anzeichen eines Mammaleidens gesehen werden. Mögliche Hinweise auf potenziell vorhandene oder abgelaufene Erkrankungen können sein:

- **Makromastie:** Sie kann eine Normvariante oder familiär bedingt sein und gilt als Risikofaktor für das Mammakarzinom.
- **Seitendifferenz:** Sie kann eine Normvariante oder familiär bedingt sein. Eine neu aufgetretene Seitendifferenz ist ein möglicher Hinweis auf ein malignes Geschehen.
- **Geringes Körpergewicht** und **reduzierter Allgemeinzustand:** kann ein Hinweis auf ein konsumierendes Geschehen sein.

15.2 Ausschluss eines Notfalls

Eine vitale Notfallsymptomatik ist bei Erkrankungen der Mamma eher selten. Mögliche Notfallgeschehen sind:

- **Mastitis:** akute Entzündung der Brust, verbunden mit einem septischen Krankheitsbild
- **Blutaustritt** aus der Mamille

15.3 Anamnestische Anhaltspunkte

Im Rahmen der Anamnese können folgende Angaben Hinweise auf eine Brusterkrankung liefern:

- Subjektive Veränderung der Brust: Größen- und Hautveränderungen, Sekretfluss, schmerzhafte Brust
- Mammaerkrankungen in der Vorgeschichte
- Familiäre Häufung von Mammakarzinomen
- Menopausenstatus

15.4 Inspektion

Die Inspektion der Mamma erfolgt im Stehen oder Sitzen und bei entkleidetem Oberkörper.

Durchführung
Zunächst empfiehlt sich die Inspektion bei herabhängenden Armen, dann mit angehobenen Armen und danach mit in den Hüften abgestützten Armen. Zuletzt wird die Patientin gebeten, die Hände im Nacken zu verschränken. Bei jeder Armposition wird auf Größenunterschiede der Brust, Hautveränderungen, Einziehungen und Vorwölbungen, Schwellungen, entzündliche Veränderungen sowie einen Sekretfluss aus den Mamillen geachtet.

Normalbefund
Beide Mammae annähernd gleich groß, Haut und Mamillen reizlos.

Pathologische Befunde
- **Akute Mastitis:** Hinweise sind eine akute Rötung, Schwellungen und eine Brustvergrößerung (ein- oder beidseitig), verbunden mit einem reduzierten Allgemeinzustand und Fieber.
- **Malignes Geschehen:** Hinweise sind Schwellungen mit Seitenunterschied, lokale Rötungen, Ulzerationen, Sekretaustritt aus der Mamille mit Nässen, Mamilleneinziehung, Hauteinziehungen (➤ Abb. 15.1), grobporige Haut (Orangenhaut) oder Venenerweiterung.

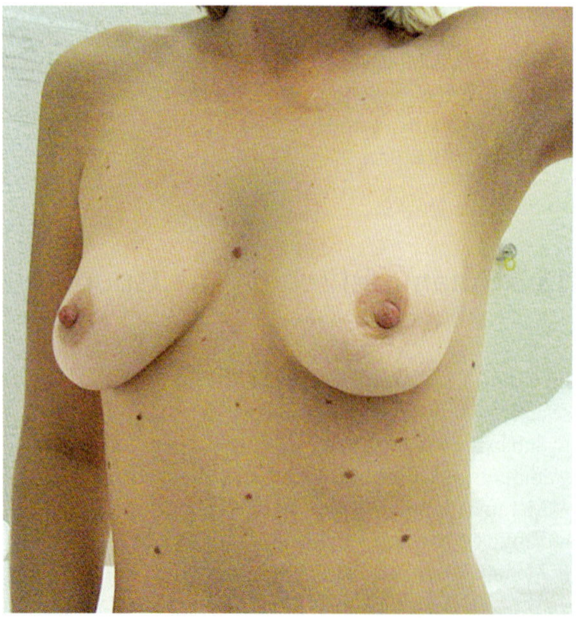

Abb. 15.1 Hauteinziehung nach Elevation des Arms [R284]

WEITERFÜHRENDE DIAGNOSTIK
- V.a. Mastitis: Anamnese, Symptome, Lymphknotenstatus, Labor (u.a. Blutbild, BSG, CRP), Mammasonografie
- V.a. Mammakarzinom: Anamnese, Symptome, Lymphknotenstatus, Labor (u.a. Blutbild, BSG, CRP), Mammasonografie, Mammografie, CT oder MRT, Biopsie und histologische Untersuchung

15.5 Palpation

15.5.1 Palpation der Brust

Durchführung
Die Palpation der Brust erfolgt im Liegen oder besser im Sitzen. Zunächst werden grobe Gewichtsunterschiede erfasst. Danach werden alle vier Quadranten der Brust palpiert, zunächst die oberen, dann die unteren Quadranten, zum Schluss die Mamille und die periareoläre Region, wobei dort mit zwei Fingern sanfter Druck ausgeübt wird, um einen möglichen Sekretfluss zu provozieren. Dabei ist auf Oberflächenstruktur, Gewebebeschaffenheit, Verdichtungen, Druckschmerzhaftigkeit oder einen möglichen Sekretaustritt aus der Mamille zu achten. Etwaige Knoten werden hinsichtlich Lokalisation, Anzahl, Größe, Begrenzung (umschrieben oder unscharf), Konsistenz, Schmerzhaftigkeit und Verschieblichkeit beurteilt.

Normalbefund
Weiches, drüsiges Brustgewebe ohne Knotenbildung. Keine Schmerzen, kein Sekretaustritt aus der Mamille. Der obere, äußere Quadrant ist meist dichter und etwas knotiger als die übrigen Bereiche.

Pathologische Befunde
Harte, knotenartige, schlecht abgrenzbare und nicht verschiebliche (verbackene) Veränderungen sind tumorverdächtig und müssen dahingehend abgeklärt werden.

WEITERFÜHRENDE DIAGNOSTIK
➤ Kap. 15.4

15.5.2 Palpation der Lymphknoten im Abflussgebiet der Mamma

Die Palpation der Lymphknoten erfolgt im Abflussgebiet. Die Lymphe fließt in die Axilla sowie in die supra- und infraklavikulären Lymphknoten ab, aber auch in die retrosternalen (nicht tastbaren) Lymphknoten und nach kontralateral (➤ Abb. 15.2).

Durchführung
Die Palpation der Achselhöhle erfolgt am besten im Sitzen. Die Patientin hält die Arme in die Hüfte gestützt. Die andere

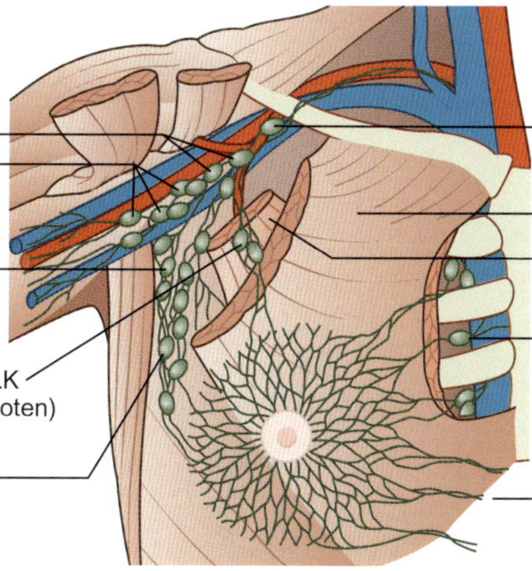

Abb. 15.2 Lymphabflusswege der Mamma (LK: Lymphknoten) [L234]

Möglichkeit ist, dass die Untersucherin bzw. der Untersucher mit der einen Hand den Unterarm der Patientin hält, sodass die Muskulatur entspannt wird. Mit der anderen Hand wird die Axilla weiträumig (ca. von der 6.–7. Rippe in Richtung Axilla) und gründlich palpiert. Dabei wird auf vergrößerte und schmerzhafte Lymphknoten geachtet. Im Anschluss wird der supra- und infraklavikuläre Bereich abgetastet.

Normalbefund

Keine vergrößerten, schmerzhaften, harten oder verbackenen Lymphknoten (< 0,5 cm).

Pathologische Befunde

- Schmerzhafte und vergrößerte Lymphknoten sprechen für eine reaktive (entzündliche) Lymphknotenvergrößerung.
- Nicht schmerzhafte, vergrößerte (> 0,5 cm), harte und nicht verschiebliche Lymphknoten sind malignitätsverdächtig.

WEITERFÜHRENDE DIAGNOSTIK

- V.a. entzündliche Genese: ➤ Kap. 15.4
- V.a. maligne Genese: ➤ Kap. 15.4

15.6 Selbstuntersuchung der Brust

Die Selbstuntersuchung der Brust ist ein wichtiges und effektives Mittel in der Diagnostik von Mammaneubildungen. Empfohlen wird die Selbstuntersuchung nach jeder Menstruation.

Durchführung

Die Selbstuntersuchung der Brust erfolgt vor dem Spiegel (bei guter Beleuchtung) bei zunächst herabhängenden Armen. Dabei ist auf die in ➤ Kap. 15.5.1 beschriebenen Veränderungen zu achten. Im Anschluss werden die Arme hochgehoben, wobei insbesondere auf mögliche Einziehungen geachtet wird. Die Abtastung erfolgt im Sitzen, wobei die gegenüberliegende Hand alle Bereiche gründlich erfasst (➤ Kap. 15.5.1). Die Palpation der Axilla erfolgt mit der gegenüberliegenden Hand (➤ Kap. 15.5.2), wobei nach möglichen vergrößerten Lymphknoten, Seitendifferenzen und neuen Knoten gefahndet wird. Anschließend wird die Untersuchung der Brust und der Axilla im Liegen wiederholt (➤ Abb. 15.3).

15.7 Funktionsprüfung

Sonografie

Die Sonografie der Mamma stellt ein wichtiges Verfahren (neben der Mammografie, bei jungen Frauen auch als alleiniges Verfahren) zur Diagnostik und Differenzialdiagnostik von Zysten, Fibroadenomen und Mammakarzinomen dar. Die Ergebnisse sind mitunter stark von der Erfahrung der Untersucherin bzw. des Untersuchers abhängig. Die Sonografie sollte nach Möglichkeit kurz nach der Periodenblutung durchgeführt werden.

Mammografie

Die Mammografie ist ein radiologisches Verfahren, das mit Röntgenstrahlen arbeitet. Es werden zwei Aufnahmen angefertigt: eine von oben und eine seitlich schräg von oben. Die Brust wird dabei zwischen zwei Plexiglasscheiben zusammengedrückt, was als unangenehm empfunden wird. Schmerzen sollten nicht toleriert werden. Die Mammografie sollte nach Möglichkeit kurz nach der Periodenblutung durchgeführt werden.

Bei jungen Frauen wird die Indikation zur Mammografie zurückhaltend gestellt, zum einen wegen des Alters und zum

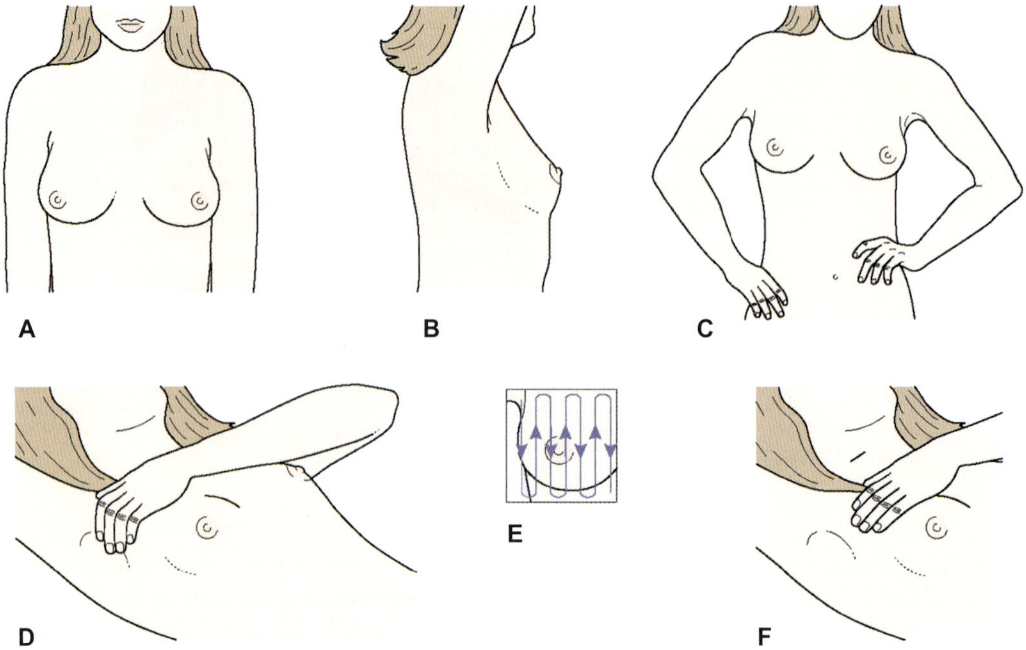

Abb. 15.3 Empfehlung zur Selbstuntersuchung der Brust: **a** Inspektion der Brust bei seitlich herabhängenden Armen, **b** Inspektion der Brust bei über den Kopf erhobenen Armen. **c** Werden die Hände in die Hüften gestützt, spannt sich der M. pectoralis major an, sodass ggf. eine Gewebeverziehung durch einen Tumor deutlich wird. **d** Palpation der Lymphknoten in der Achselhöhle im Liegen, **e** Untersuchung der vier Quadranten der Brust, **f** Palpation des äußeren oberen Quadranten der Brust [L234]

anderen wegen der hohen Dichte der Brust, die ungenaue Ergebnisse liefert und die Beurteilbarkeit einschränkt. Bei Frauen ab dem 50. Lebensjahr ist die Mammografie der Sonografie an Aussagekraft überlegen.

15.8 Differenzialdiagnostik

➤ Tab. 15.1

Tab. 15.1 Ausgewählte Differenzialdiagnosen der Mammaerkrankungen und deren Befunde

Differenzialdiagnosen	Inspektion	Palpation	Funktionsprüfung
Mastitis	Starke lokale Entzündungszeichen wie Rötung und Schwellung	• Druckdolenz • Harte und heiße Brust • Ggf. schmerzhafte Lymphknotenschwellungen in der Axilla	Leukozyten ↑, BSG ↑, CRP ↑
Mammakarzinom	• Größenveränderung der Brust • Einziehung der Haut und der Mamille • Orangenhaut • Hautödem • Entzündlich veränderte Haut • Mamillensekretion • Axillaschwellung	• Evtl. tastbarer Knoten in der Brust • Evtl. tastbare Lymphknoten im Abflussgebiet	• Sonografie • Mammografie: Nachweis von Mikrokalk

KAPITEL

16 Untersuchung der Geschlechtsorgane

PRAXISTIPP

Kenntnisse über die Untersuchung der Geschlechtsorgane dürfen in groben Zügen vorhanden sein.

In diesem Kapitel wird eine orientierende Untersuchung der Geschlechtsorgane beschrieben; es sei an dieser Stelle aber ausdrücklich darauf hingewiesen, dass detaillierte Untersuchungen in einer fachärztlichen Praxis für Gynäkologie bzw. Urologie durchgeführt werden sollten.

16.1 Untersuchung der weiblichen Geschlechtsorgane

16.1.1 Erster Eindruck

Beim ersten Eindruck können i. d. R. nur wenige Anzeichen gesehen werden, die auf eine Erkrankung der Geschlechtsorgane hindeuten. Mögliche Hinweise auf potenziell vorhandene oder abgelaufene Erkrankungen können sein:

- **Geringes Körpergewicht** und **reduzierter Allgemeinzustand:** können ein Hinweis auf ein konsumierendes Geschehen sein.
- **Aszites:** kann als maligner Aszites bei Tumorerkrankungen der Geschlechtsorgane, vor allem beim Ovarialkarzinom, auftreten.
- **Sichtbare Schmerzen beim Gehen sowie breitbeiniger Gang:** können bei akuten Entzündungen der äußeren Geschlechtsorgane, vor allem der Bartholinitis auftreten.

16.1.2 Ausschluss eines Notfalls

Die wichtigsten nicht schwangerschaftsbedingten gynäkologischen Notfälle sind:

- **Vaginale Blutung:** Ursächlich sind Traumata beim Geschlechtsverkehr oder durch Fremdkörper, Tumorerkrankungen (Endometrium- oder Zervixkarzinom), entzündliche Erkrankungen der Vagina oder ein Abort.
- **Adnexitis:** ein- oder beidseitige Entzündung der Ovarien und der Eileiter. Typisch sind vor allem Unterbauchschmerzen mit oder ohne peritoneale Reizung, Fluor

vaginalis, Fieber, Dysurie, Stuhlveränderungen sowie der Portioschiebeschmerz.
- **Stielgedrehte Ovarialzyste:** Drehung der Zyste und des Ovars um die eigene Achse, die mit Drosselung bzw. Strangulation der ovariellen Durchblutung einhergeht. Typisch sind starke Unterbauchschmerzen mit meist peritonealer Reizung.
- **Endometritis:** durch Keimaszension bedingte Entzündung der Gebärmutterschleimhaut, die mit Unterbauchschmerzen, Blutungen sowie Fieber einhergeht.
- **Kohabitationsverletzungen:** Verletzungen durch Geschlechtsverkehr.

Die wichtigsten schwangerschaftsbedingten gynäkologischen Notfälle sind:
- **Extrauterine Schwangerschaft:** Die Einnistung (Nidation) des befruchteten Eis findet außerhalb des Uterus statt, meist im Eileiter mit der Gefahr der Ruptur. Typische Symptome sind Schmierblutungen, rezidivierende kolikartige Unterbauchschmerzen, sekundäre Amenorrhö. Bei Eileiterruptur sind Abwehrspannung und eine Kreislaufinstabilität bis hin zum Schock möglich.
- **Vorzeitige Plazentalösung und Placenta praevia:** Die vorzeitige Plazentalösung geht meist mit starken Unterbauchschmerzen mit hartem Bauch und Abwehrspannung, Schmierblutungen bis hin zum Schock einher. Die Placenta praevia entwickelt sich bei einer Nidation im Bereich des Isthmus uteri. Das wichtigste Symptom ist eine schmerzlose Blutung meist im letzten Drittel der Schwangerschaft.
- **Frühgestosen und Spätgestosen:** Zu den Frühgestosen zählt die *Hyperemesis gravidarum*, die mit zum Teil starkem Erbrechen einhergeht und von Dehydratation und Elektrolytstörungen begleitet sein kann. Zu den Spätgestosen zählen *Präeklampsie* (Hypertonie, Proteinurie), *Eklampsie* (Symptome der Präeklampsie sowie periphere Ödeme und neurologische Symptome, u. a. tonisch-klonische Krampfanfälle) und das *HELLP-Syndrom* (Hämolyse, Leberbeteiligung mit Erhöhung der Leberenzyme und Thrombopenie).
- **Vena-cava-Kompressionssyndrom:** Kompression der V. cava inferior im letzten Schwangerschaftsdrittel, vor allem in Rückenlage, die mit reduziertem Blutfluss zum Herzen und einer nachfolgenden Hypotonie bis hin zur Synkope einhergeht.

16.1.3 Anamnesetische Anhaltspunkte

Im Rahmen der Anamnese sollten folgende Aspekte festgehalten werden:
- Menarche (Alter bei der ersten Regelblutung)
- Menopause (Alter bei der letzten Regelblutung)
- Klimakterische Beschwerden, z. B. Hitzewallungen, Herzrasen, Stimmungsschwankungen, Schwindel, Schlafstörungen
- Details zum Menstruationszyklus: insbesondere Zeitpunkt der letzten Menstruation, gewöhnliche Dauer, Blutungsstärke, Zwischenblutungen, Dysmenorrhö (schmerzhafte Menstruation), ggf. Amenorrhö, vaginaler Fluor, Geruch, Juckreiz
- Mammaveränderungen (➤ Kap. 15)
- Details zu Geburten: Anzahl der Geburten, Fehlgeburten, etwaige Komplikationen, Geburtsverlauf, Form der Antikonzeption
- Gynäkologische Vorerkrankungen, Operationen: Risikofaktor für u. a. Rezidive, Narben, Infertilität
- Miktionsverhalten (u. a. Dysurie, Pollakisurie, Hämaturie), insbesondere zyklusabhängige Miktionsbeschwerden, die ein Hinweis auf eine Endometriose sein können
- Stuhlgewohnheiten und Erfassung von vor allem zyklusabhängigen Stuhlveränderungen als Hinweis auf z. B. eine Endometriose
- Internistische Vorerkrankungen, insbesondere arterielle Hypertonie, Diabetes mellitus, Nierenerkrankungen; Risikofaktor für ein Endometriumkarzinom
- Sexualanamnese mit Erfassung von sexuellen Störungen, u. a. Vaginismus, Dyspareunie oder Fertilitätsstörungen
- Medikamentenanamnese, vor allem Einnahme von Östrogenen/Gestagenen
- Nikotin-, Alkohol- und Drogenabusus; Risikofaktor für Neubildungen im Genitaltrakt
- Familienanamnese: familiäre Häufung von gynäkologischen Tumorerkrankungen

16.1.4 Inspektion

Die Inspektion erfolgt auf dem Gynäkologiestuhl in Steinschnittlage. Beurteilt werden das Abdomen (➤ Kap. 8.2), die Leistenregion und das äußere Genitale.

Durchführung

Inspektorisch wird die Leistenregion im Hinblick auf entzündliche Geschehen und vergrößerte Lymphknoten beurteilt. Beim äußeren Genitale werden die Schambehaarung, Hautveränderungen, große und kleine Schamlippen, der Vaginaleingang sowie das Urethraostium beurteilt. Zusätzlich können Ausveränderungen festgehalten werden (➤ Kap. 8.2.8).

Normalbefund

- Leistenregion: reizlose Haut ohne lokale Schwellungen.
- Äußeres Genitale:
  - Regelrechte weibliche Schambehaarung. Die Behaarung bedeckt die äußeren Schamlippen und hat die Form eines auf der Spitze stehenden Dreiecks (➤ Kap. 11.3.2).
  - Die Haut ist reizlos ohne Pigmentveränderungen, entzündliche Geschehen oder Neubildungen.

- Große Schamlippen und kleine Schamlippen reizlos.
- Vaginaleingang und Urethraostium reizlos.

Pathologischer Befund

Leistenregion:
- Entzündliche Hauterscheinungen durch z. B. Furunkel oder Karbunkel durch lokale Haarbalginfektionen
- Sichtbar geschwollene Lymphknoten bei z. B. infektiösen Erkrankungen des Genitalapparats („sexually transmitted diseases", STD, sexuell übertragbare Krankheiten)

Äußeres Genitale:
- Veränderung der Schambehaarung: ➤ Kap. 11.3.2
- Hautveränderungen: Mögliche Hautveränderungen sind Pigmentstörungen, z. B. Nävi, Vitiligo, Abszesse, Bläschenbildung, Ulzera, Ekzeme, Kratzexkoriationen, Leukoplakie, Candidose, Lichen sclerosus et atrophicus, anogenitale Warzen/Kondylome, Tumoren.
- Ein geröteter Vaginaleingang und Sekretfluss (Fluor vaginalis) können ein Hinweis auf entzündliche/infektiöse Scheidenerkrankungen sein, z. B. Candidose oder Trichomoniasis vaginalis.

16.1.5 Palpation

Die Palpation erfolgt als vaginale Tastuntersuchung und bimanuelle (vaginal und abdominal; ➤ Abb. 16.1) Untersuchung durch eine Fachärztin oder einen Facharzt für Gynäkologie im Anschluss an die Spekulumuntersuchung der Vagina und der Portio vaginalis. Im Rahmen der Palpation werden die Lage, Größe und Form sowie die Beschaffenheit (Konsistenz) der Portio vaginalis, des Uterus und der Adnexe beurteilt. Dabei wird auf die Beweglichkeit der Strukturen, Knoten, Resistenzen, Portioschiebeschmerz und Druckschmerzen geachtet.

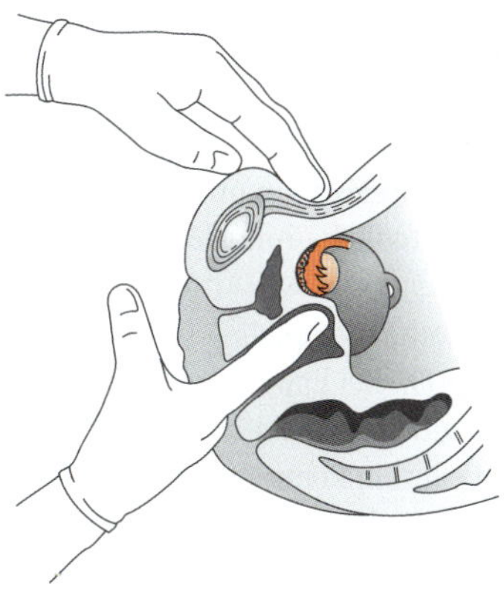

Abb. 16.1 Bimanuelle Tastuntersuchung [L157]

16.1.6 Funktionsprüfung

Die Funktionsprüfung umfasst zahlreiche apparative Untersuchungsarten sowie die Labordiagnostik, die nachfolgend in groben Zügen beschrieben werden.

Spekulumuntersuchung: Bei der Spekulumuntersuchung werden die Vagina und die Portio vaginalis beurteilt. Dabei wird auf mögliche entzündliche Reaktionen und Knotenbildung an der Scheidenwand geachtet. An der Portio vaginalis werden die Größe und Oberflächenbeschaffenheit beurteilt. Im Zuge der Spekulumuntersuchung erfolgt die Abstrichentnahme für die zytologische Diagnostik nach Papanicolaou (PAP-Abstrich). Zusätzlich kann eine Kolposkopie durchgeführt werden, bei der die anatomischen Strukturen (Vagina, Portio und unterer Zervikalkanal) mit einem Vergrößerungsglas beurteilt werden können.

Sonografie: Sie kann als abdominale und hauptsächlich transvaginale Sonografie erfolgen. Beurteilt werden die Ovarien (vor allem Lage, Größe, Zysten, Follikelbildung, persistierende Follikel, Neubildungen), Tuben, Uterus (insbesondere Lage, Größe, Endometriumdicke, Myome mit Lage, Größe und Lokalisation).

Hysteroskopie (Gebärmutterspiegelung): endoskopisches Verfahren zur Beurteilung des Uterus, vor allem des Endometriums. Gleichzeitig können Gewebeproben entnommen, etwaige Blutungen gestillt oder auch submuköse Myome entfernt werden.

Rektale Untersuchung: ➤ Kap. 8.2.8.

Hämoccult-Test: ➤ Kap. 8.2.9.

CT und MRT: ➤ Kap. 3.8.3 bzw. ➤ Kap. 3.8.5.

Labordiagnostik: umfasst u. a. Blutbild, Leber-, Pankreas- und Nierenwerte, Elektrolyte, Gerinnung, Lipidstatus, Glukose, Eiweiß, Entzündungsparameter (BSG, CRP, Leukozyten), ggf. Erregernachweis, Hormondiagnostik (Estradiol, Progesteron, FSH, LH, Prolaktin, β-HCG), Tumormarker (u. a. CEA, CA 125, SCCA), Urinuntersuchung (➤ Kap. 9.8.1).

16.2 Untersuchung der männlichen Geschlechtsorgane

16.2.1 Erster Eindruck

Beim ersten Eindruck können i. d. R. nur wenige Anzeichen gesehen werden, die auf eine Erkrankung der Geschlechtsorgane hinweisen. Mögliche Hinweise auf potenziell vorhandene oder abgelaufene Erkrankungen können sein:
- **Geringes Körpergewicht** und **reduzierter Allgemeinzustand:** können ein Hinweis auf ein konsumierendes Geschehen sein.
- **Hohes skrotales Volumen:** kann ein Hinweis auf eine Hernienbildung sein.

16

16.2.2 Ausschluss eines Notfalls

Die wichtigsten Notfälle, die den männlichen Geschlechtsapparat betreffen, sind:

- **Paraphimose („Spanischer Kragen"):** schmerzhafte Schwellung der Eichel und der zurückgezogenen Vorhaut bei vorbestehender Phimose (Vorhautverengung). Durch die Kompression der Blutversorgung besteht die Gefahr der Nekrosebildung von Eichel und Vorhaut.
- **Penisfrakturen (Penistrauma):** Quetschung oder Abknickung beim erigierten Penis mit Ruptur der Corpora cavernosa und Einblutung in das subkutane Gewebe. Typisch sind Schmerzen und Hämatome. Bei Läsion der Harnröhre starker Harndrang bei gleichzeitiger Unfähigkeit, Urin zu lassen.
- **Priapismus:** schmerzhafte Dauererektion ohne sexuelle Stimulation, begleitet von livider Verfärbung und einer Schwellung.
- **Akutes Skrotum:** Sammelbezeichnung für Erkrankungen, die mit akuten skrotalen Schmerzen einhergehen. Begleitend treten eine Rötung und Schwellung auf. Typische Ursachen sind u. a. die Hodentorsion, Hydatidentorsion, Orchitis, Epidymitis, inkarzerierte Leistenhernie sowie ein Trauma.

16.2.3 Anamnesetische Anhaltspunkte

Im Rahmen der Anamnese sollten folgende Aspekte festgehalten werden:

- Miktionsverhalten (u. a. Dysurie, Pollakisurie, Hämaturie, Harnverhalt, Harninkontinenz, verlängerte Miktionsdauer)
- Internistische Vorerkrankungen, vor allem arterielle Hypertonie, Diabetes mellitus, Nierenerkrankungen
- Urologische Vorerkrankungen, u. a. Operationen im Genitaltrakt (Zirkumzision), Hodentorsion, vorangegangene Infektionen inkl. sexuell übertragbarer Erkrankungen
- Medikamentenanamnese
- Nikotin-, Alkohol- und Drogenabusus
- Familienanamnese: familiäre Häufung von Tumorerkrankungen oder Fehlbildungen
- Sexualanamnese mit Erfassung von sexuellen Störungen, u. a. erektile Dysfunktion oder Fertilitätsstörungen

16.2.4 Inspektion

Im Rahmen der Inspektion werden die Bauchregion (➤ Kap. 8), die Leistenregion und das äußere Genitale mit Penis und Skrotum beurteilt.

Durchführung

Inspektorisch erfolgt die Beurteilung der Leistenregion im Hinblick auf entzündliche Geschehen, vergrößerte Lymphknoten und Hernienbildung. Beim äußeren Genitale wird neben Schambehaarung, Hautveränderungen, Penis mit Vorhaut, Eichel und Penisschaft auch das Skrotum im Hinblick auf Skrotalhaut, Volumen, Lage und Größe der Hoden, Nebenhoden und skrotale Gefäße beurteilt.

Normalbefund

- Leistenregion: reizlose Haut ohne lokale Schwellungen.
- Äußeres Genitale:
  - Regelrechte männliche Schambehaarung. Die Behaarung ist im Genitalbereich rautenförmig und zieht meist bis zum Nabel.
  - Die skrotale und die Penishaut sind reizlos ohne Pigmentveränderungen, entzündliche Geschehen oder Neubildungen.
  - Penis mit Vorhaut, Eichel mit Urethraostium und Schaft mit reizlosen Haut- und Schleimhautverhältnissen, ohne Deviationen; die Vorhaut lässt sich problemlos zurückschieben.
  - Skrotum mit sichtbar vorhandenen Hoden, reizloser Haut und ohne entzündliche oder tumoröse Veränderungen sowie mit normaler Gefäßzeichnung.

Pathologischer Befund

Leistenregion:

- Entzündliche Hauterscheinungen durch z. B. Furunkel oder Karbunkel durch lokale Haarbalginfektionen
- Sichtbar geschwollene Lymphknoten bei z. B. infektiösen Erkrankungen des Genitalapparats (sexuell übertragbare Krankheiten)
- Sichtbare Vorwölbungen unter dem Leistenband als Hinweis auf Hernien

Äußeres Genitale:

- Veränderung der Schambehaarung: ➤ Kap. 11.3.2.
- Hautveränderungen: Mögliche Hautveränderungen sind Pigmentstörungen, z. B. Nävi, Vitiligo, Abszesse, Bläschenbildung, Ulzera, Ekzeme, Kratzexkoriationen, Leukoplakie, Candidose, Lichen sclerosus et atrophicus, anogenitale Warzen/Kondylome, Tumoren.
- Gerötetes Harnröhrenostium mit eitrigem Sekretfluss als Hinweis auf entzündliche/infektiöse Erkrankungen des Genitaltrakts.
- Phimose: Die Vorhautverengung ist im Baby- und Kindesalter physiologisch. Bei Erwachsenen kann sie aus rezidivierenden Entzündungen der Eichel und/oder Vorhaut resultieren. Weiterhin kommt ein Lichen sclerosus et atrophicus in Betracht; dabei handelt es sich um eine entzündliche Hauterkrankung, die mit Narbenbildung und Hautverhärtung einhergeht.
- Balanitis: Entzündung der Glans penis (Eichel), durch infektiöse und nichtinfektiöse Ursachen. Sie geht mit Rötung, brennenden Schmerzen sowie Juckreiz einher.

- Schaftveränderungen und Penisdeviationen: können angeboren oder erworben sein, wobei die angeborenen Formen mit anderen Penisfehlbildungen einhergehen. Sie sind insbesondere im erigierten Zustand sichtbar. Langfristig können eine psychische Belastung und Erektionsstörungen auftreten.
- Skrotalschwellung unterschiedlicher Ursachen: ➤ Tab. 16.1.

Tab. 16.1 Differenzialdiagnose der Skrotalschwellung

Erkrankung	Charakteristika
Hydrozele	• Schmerzloses prall-elastisches Skrotum, ein- oder beidseitig • Diaphanoskopie (Durchleuchtung des Skrotums) positiv
Varikozele	• Schmerzlose Schwellung • Weite venöse Gefäße in Form von wurmartigen Strukturen
Spermatozele	• Schmerzlose, fluktuierende Schwellung, die im Nebenhodenbereich lokalisiert ist • Diaphanoskopie positiv
Hodentumor	• Schmerzlose, langsam wachsende Schwellung • Skrotales Schweregefühl • Diaphanoskopie negativ • B-Symptome
Epididymitis	• Akuter Beginn mit Rötung, Schwellung, Überwärmung • Prehn-Zeichen positiv (Schmerzlinderung bei Hochlagerung des Skrotums) • Gleichzeitig oft Prostatitis
Hodentorsion	• Akuter Beginn mit stärksten Schmerzen • Skrotale Rötung und Schwellung • Hoden auf der betroffenen Seite oft hochgezogen • Prehn-Zeichen negativ

16.2.5 Palpation

In der Palpation werden der Hoden und der Nebenhoden im Seitenvergleich beurteilt (➤ Abb. 16.2). Die Untersuchung erfolgt im Liegen und anschließend im Stehen, damit eine etwaige Hernienbildung beurteilt werden kann. Der Hoden ist unter physiologischen Bedingungen im Skrotum schmerzlos tastbar, hat eine elastische Konsistenz und eine glatte Oberfläche. Auf der linken Seite ist der Hoden tiefer lokalisiert. Das Skrotum ist schmerzlos palpabel.

Wenn Abweichungen vom physiologischen Befund bestehen (z. B. Schmerzhaftigkeit, Knoten, Verhärtungen, Veränderung der Oberfläche) oder der Hoden wegen einer möglichen inguinalen oder abdominalen Lage nicht tastbar oder das skrotale Volumen erhöht ist, sollte eine urologische Vorstellung erfolgen.

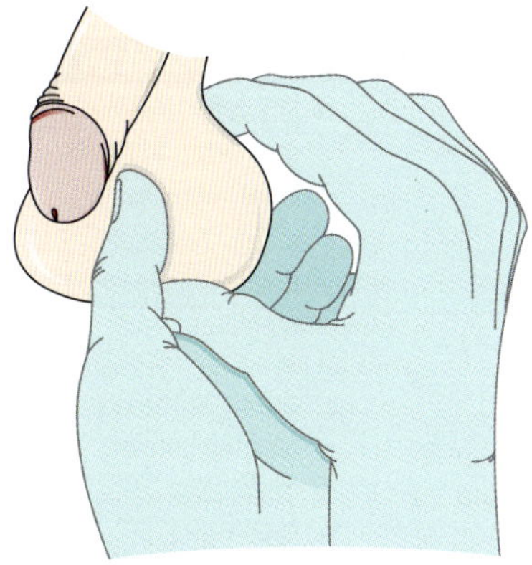

Abb. 16.2 Hodenpalpation [L141]

16.2.6 Auskultation

Bei V. a. eine Skrotalhernie können bei der Auskultation Darmgeräusche über dem Skrotum gehört werden (➤ Kap. 8.8)

16.2.7 Funktionsprüfung

Rektale Untersuchung mit Palpation der Prostata: ➤ Kap. 8.3.8.
Sonografie der Prostata: Diese Untersuchung erfolgt transrektal. Beurteilt werden Lage, Größe, Form, Begrenzung, Gewebebeschaffenheit. Zeitgleich kann bei suspekten Befunden eine Gewebebiopsie erfolgen.
Spermiogramm: Beurteilt werden Anzahl, Mobilität und Qualität der Spermien. Dafür wird das Ejakulat durch Masturbation nach mehrtägiger Karenz gewonnen. Das Ejakulatvolumen sollte 2–6 ml betragen, milchig-weiß sein und einen kastanienblütenartigen Geruch haben. Der pH-Wert liegt bei 7–7,8. Abweichungen in Aussehen, Geruch, pH-Wert, Spermienmenge, -mobilität und -qualität ziehen Folgeuntersuchungen nach sich, u. a. eine mikrobiologische Diagnostik.
CT und MRT: ➤ Kap. 3.8.3 bzw. ➤ Kap. 3.8.5.
Labordiagnostik: Die Labordiagnostik umfasst u. a. Blutbild, Leber-, Pankreas- und Nierenwerte, Elektrolyte, Gerinnung, Lipidstatus, Glukose, Eiweiß, Entzündungsparameter (BSG, CRP, Leukozyten), ggf. Erregernachweis, Hormondiagnostik (Testosteron, FSH, LH, Prolaktin [bei Gynäkomastie]), Tumormarker (u. a. AFP, LDH, β-HCG, PSA), Urinuntersuchung (➤ Kap. 9.8.1).

16.2.8 Differenzialdiagnostik

Frauen: ➤ Tab. 16.2
Männer: ➤ Tab. 16.3

Tab. 16.2 Ausgewählte Differenzialdiagnosen bei Erkrankungen des weiblichen Genitale und deren Befunde

	Schmerzcharakter und Inspektion	Palpation	Funktionsprüfung
Adnexitis	• Ein- oder beidseitige Unterbauchschmerzen mit peritonealer Reizung • Fluor vaginalis	• Abwehrspannung und Verdickung der Adnexe • Portioschiebeschmerz	• Labor: BSG ↑, CRP ↑, Leukozyten ↑ • Sonografie: Tubenverdickung, Ovarialabszesse, Flüssigkeit im Douglas-Raum
Endometriose	• Mensessynchroner Unterbauchschmerz • Je nach Organbeteiligung: mensessynchrone Kreuzschmerzen, Schmerzen bei Stuhlentleerung, Wasserlassen	Von unauffällig bis hin zu tastbaren Knoten im Unterbauch	Sonografie: Zystennachweis mit homogenem Inhalt
Zervixkarzinom	• Schmerzen treten selten und spät auf • Fluor vaginalis	Blutungen bei der Palpation der Portio vaginalis	Zytodiagnostik: Nachweis maligner Zellen
Ovarialkarzinom	• Diffuse Unterbauchschmerzen • Zunahme des Bauchumfangs durch Bildung eines malignen Aszites	Tastbare Raumforderung	• Labor: Tumormarker (CA 125, β-HCG, AFP) ↑ • Sonografie: Nachweis einer Raumforderung
Korpuskarzinom (Endometriumkarzinom)	• Wehenartige Unterbauchschmerzen und vaginale Blutungen • Dunkler Fluor	Vergrößerter Uterus	• Sonografie: Verdickung des Endometriums • Labor: Tumormarker (CA 72-4, CA 125, CEA) ↑

Tab. 16.3 Ausgewählte Differenzialdiagnosen bei Erkrankungen des männlichen Genitale und deren Befunde

Erkrankung	Schmerzcharakter und Inspektion	Palpation	Funktionsprüfung
Benignes Prostatasyndrom (benigne Prostatahyperplasie)	• Keine Schmerzen • Miktionsbeschwerden	Rektale Untersuchung: vergrößerte Prostata	• Transrektale Sonografie: Nachweis einer Prostatavergrößerung • Labor: PSA normal oder ↑ • Uroflowmetrie (zur Bestimmung des Urinflusses): verlängerte Miktion, reduzierter Urinfluss
Prostatitis	• Dumpfe Schmerzen am Damm, besonders beim Sitzen mit Ausstrahlung in die Leiste und Hoden • Schmerzen bei Stuhlentleerung	Rektale Untersuchung: druckschmerzhafte Prostata	• Sonografie: Darstellung einer akuten Entzündung, evtl. Abszessbildung • Bakteriologische Urinuntersuchung: Keimnachweis
Hodentorsion	• Akute, starke skrotale Schmerzen • Hodenhochstand • Rötung und Schwellung des Skrotums	• Druckempfindliches Skrotum • Prehn-Zeichen negativ	Sonografie und Farbduplexsonografie: reduzierte Hodendurchblutung durch Gefäßtorsion
Epididymitis/ Orchitis	• Akute skrotale Schmerzen mit Ausstrahlung in die Leiste • Rötung und Schwellung des Skrotums	• Druckempfindliches Skrotum • Prehn-Zeichen positiv	Labor: BSG ↑, CRP ↑, Leukozyten ↑, evtl. Mumps-Ak
Hodentumor	• Einseitige, schmerzlose Vergrößerung des Hodens • Schweregefühl	• Tastbare Raumforderung • Höckerige, harte Oberfläche • Reduzierte Verschiebbarkeit der skrotalen Haut gegenüber dem Hoden	• Sonografie: Nachweis einer Raumforderung • Labor: Tumormarker (LDH, AFP, β-HCG) ↑

KAPITEL

17 Untersuchung des Kindes

PRAXISTIPP

Kenntnisse über die körperliche, sprachliche und soziale Entwicklung des Kindes, Primitivreflexe, Impfempfehlungen der STIKO, pränatale Infektionen der Mutter und die Differenzialdiagnostik von Exanthemen sollten sicher beherrscht werden.

17.1 Besonderheiten

Die Untersuchung des Kindes **unterscheidet** sich von derjenigen des Erwachsenen:

- Die Reihenfolge mit erstem Eindruck, Ausschluss eines Notfalls, Anamnese usw. bleibt erhalten, wobei aber unangenehme Techniken wie Racheninspektion oder Otoskopie zum Schluss erfolgen.
- Zusätzlich wird der Entwicklungsstatus erfasst, u. a. durch Messung der Körpergröße und des Gewichts, Prüfung der Fein- und Grobmotorik, der Sprache, des Intellekts, des Sozialverhalten sowie des Seh- und Hörvermögens.
- Besonders wichtig ist die Kommunikation mit dem Kind. Untersuchungsgrund und Durchführung den Kindern grundsätzlich genau erklären.

PRAXISTIPP

Das häufigste Symptom bei Kindern ist der **Bauchschmerz**. Dabei muss die Ursache nicht zwangsläufig im Bauch liegen. Denn häufig können Klein-, aber auch Schulkinder den Ursprungsort der Schmerzen nicht exakt benennen. Die häufigsten Erkrankungen bei Kindern, an die man bei „Bauchschmerzen" denken muss, sind:

- Otitis media
- Pneumonie
- Zystitis
- Abdominale Erkrankungen, vor allem Appendizitis
- Bauchweh als Konfliktausdruck (z. B. bei Schulphobie, Schulangst)

Deshalb empfiehlt es sich immer, nicht nur das Abdomen systematisch zu untersuchen, sondern auch den Urin zu beurteilen und den äußeren Gehörgang mit Trommelfell und die Lunge zu auskultieren.

Eine orientierende Untersuchung des Kindes wird zwar beschrieben, es sei aber an dieser Stelle ausdrücklich darauf hingewiesen, dass detaillierte Untersuchungen von Kinderärztinnen und Kinderärzten durchgeführt werden sollten. In der naturheilkundlichen Praxis ist die Kenntnis der Basisuntersuchungen jedoch wichtig und notwendig.

17.2 Meilensteine der Entwicklung

17.2.1 Körperliche Entwicklung

Das Wachstum eines Kindes kann durch objektive Größen festgehalten werden. Die wichtigsten Parameter sind:

- **Wachstum:** Ein Kind ist bei der Geburt im Durchschnitt 51 cm lang, nach 12 Monaten 75 cm (➤ Tab. 17.1).
- **Gewicht:** Ein Kind ist bei der Geburt im Durchschnitt ca. 3,4 kg schwer, hat sein Geburtsgewicht mit ½ Jahr verdoppelt und mit 12 Monaten verdreifacht (➤ Tab. 17.1).
- **Zähne:** Die ersten (Milch-)Zähne erscheinen im Durchschnitt mit ca. 6 Monaten (untere Schneidezähne). Das Milchgebiss besteht aus 20 Zähnen, im Alter von 6–8 Jahren werden sie allmählich durch bleibende Zähne ersetzt.
- **Kopfumfang:** Der normale Kopfumfang des Neugeborenen beträgt 33–37 cm. Er wird frontookzipital gemessen. Am Ende des 1. Lebensjahrs beträgt er ca. 47 cm.

Tab. 17.1 Entwicklung von Körpergewicht und Körperlänge

Alter	Körpergewicht	Körperlänge
Geburt	3,4 kg (2,5–4,2 kg)	46–54 cm
5–6 Monate	Geburtsgewicht verdoppelt	+ ca. 15 cm
1 Jahr	Geburtsgewicht verdreifacht	+ ca. 25 cm
2,5 Jahre	Geburtsgewicht vervierfacht	
6 Jahre	Geburtsgewicht versechsfacht	
10 Jahre	Geburtsgewicht verzehnfacht	

17.2.2 Primitivreflexe

Das Primitivreflexe sind unwillkürliche und reflektorische Bewegungsmuster, die im Neugeborenen- und Säuglingsalter auftreten und physiologisch sind. Sie erlöschen mit zunehmender Reifung des zentralen Nervensystems. Zu den Primitivreflexen zählen u. a.:

- **Reflektorisches Schreiten:** Das Kind mit beiden Händen seitlich am Brustkorb fassen und die Füße wechselseitig geringes Gewicht übernehmen lassen. Das Kind imitiert Schreitbewegungen. Physiologisch ist der Reflex in den ersten 3 Monaten.
- **Rooting-Reflex:** reflektorisches Brustsuchen.
- **Palmargreifreflex:** Bestreichen der Handinnenflächen mit dem Daumen führt zur Greifantwort bzw. zum Faustschluss. Physiologisch bis zum 6. Lebensmonat.
- **Babinski-Reflex:** Beim Bestreichen der lateralen Fußsohle von der Ferse zu den Zehen geht der große Zeh in Dorsalextension, die Zehen 2–5 spreizen sich. Physiologisch bis zum 18. Lebensmonat.
- **Moro-Reaktion:** Laute Geräusche oder eine plötzliche Veränderung der Kopfposition führen zunächst zur Streckung und dann zur Beugung des Körpers und Kopfes. Physiologisch in den ersten 3 Monaten.

17.2.3 Kindliche Entwicklung

➤ Tab. 17.2

17.3 Erster Eindruck

Beim ersten Eindruck sollten u. a. folgende Kriterien beurteilt werden:

- Allgemeiner Eindruck vom Kind: Lebhaftes, stilles, schreiendes, kontaktfreudiges Kind?
- Benehmen in der Spielecke: Interesse und Neugier an Spielsachen, Kinderbüchern?
- Kranker oder gesunder Eindruck: Ist das Kind fiebrig, blass, dehydriert?
- Wie ist der Ernährungszustand?
- Exantheme oder sonstige Hauterscheinungen, z. B. Ekzeme im Rahmen einer Neurodermitis?
- Nägelkauen: häufiges Phänomen bei Kindern. Es kann einen Hinweis auf seelische Anspannung und Konflikte geben.

Tab. 17.2 Übersicht über motorische, sprachliche und soziale Entwicklung des Kindes

Alter	Soziale Entwicklung, Spielverhalten	Motorische Entwicklung	Sprachliche Entwicklung	Primitivreflexe
1.–3. Monat (Saugkind)	• Antwort mit Lächeln bei Anlächeln • Fixieren und Verfolgung von Gegenständen, die im Gesichtsfeld bewegt werden	In Bauchlage Drehen des Kopfes zur Seite	Seufzen und Lautieren im zufriedenen Zustand (gesättigt)	• Reflektorisches Schreiten • Rooting-Reflex • Palmargreifreflex • Babinski-Phänomen • Moro-Reaktion
3. Monat (Schaukind)	• Spontanes Lächeln • Anschauen der eigenen Finger und Spielen mit den Fingern	• Kopfkontrolle in Bauchlage vorhanden • Kopf kann von der Unterlage sicher gehoben werden	Spontane Vokalisation	• Rooting-Reflex • Palmargreifreflex • Babinski-Phänomen
6. Monat (Greifkind)	• Freude über Zuwendung • Greifen nach Gegenständen und Transferieren von einer Hand in die andere	• **Sichere Kopfkontrolle** in jeder Körperhaltung • Aufrechtes Sitzen mit Unterstützung möglich	Antworten mit Vokalisation	• Rooting-Reflex • Palmargreifreflex • Babinski-Phänomen
9. Monat (Krabbelkind)	Fremdeln	• Intensive Untersuchung von Gegenständen mit Händen, Augen und Mund • Scherengriff • **Freies Sitzen** möglich • Robben, Kriechen	Bildung von Silbenketten, z. B. „wawawa"	• Rooting-Reflex • Babinski-Phänomen
12. Monat (Gehkind)	• Zeigen von Zuneigung gegenüber vertrauten Personen • Schütteln von und Werfen mit Gegenständen • Pinzettengriff	• Stehen mit Festhalten möglich • **12.–18. Monat freies Gehen** • Bücken nach Gegenständen	• Imitation von Sprachlauten und Bildung von Doppelsilben, z. B. „mamam", „papap" • Mit 18 Monaten gezielte Verwendung von Mama und/oder Papa	Babinski-Phänomen
2 Jahre (Trotzkind)	• Versuche, sich durchzusetzen, „Verteidigung" des eigenen Besitzes • Imitation von Handlungen der Erwachsenen	Sicheres Rennen und Umgehen von Hindernissen	• Gebrauch von ca. 20 Wörtern • Verstehen einfacher Aufträge	
3 Jahre (Ich-Kind)	• Teilen mit anderen, zumindest nach Aufforderung • Andauerndes und konzentriertes Rollenspiel	Kurzes Stehen auf einem Bein	Korrekte Benutzung von Singular und Plural	

17.4 Ausschluss eines Notfalls

Die wichtigsten und häufigsten pädiatrischen Notfälle sind:

- **Krupp-Syndrom:** Leitsymptome sind bellender Husten und inspiratorischer Stridor.
- **Appendizitis:** Klassisch finden sich Fieber, Übelkeit, Erbrechen, Stuhlunregelmäßigkeiten und Bauchschmerzen.
- **Invagination:** Typisch sind ein akuter Beginn, kolikartige Bauchschmerzen und blutig-schleimige Durchfälle.
- **Meckel-Divertikel:** Leitsymptom ist die akute peranale Blutung.
- **Hodentorsion:** Typische Symptome sind plötzliche skrotale oder abdominale Schmerzen, Hodenhochstand und lokale Entzündungszeichen.
- **Meningitis:** Charakteristisch sind Kopfschmerzen, Nackensteifigkeit, Lichtscheu, ggf. Petechien.

17.5 Anamnestische Anhaltspunkte

Einige anamnestische Angaben sind für die Beurteilung der kindlichen Entwicklung wichtig:

- **Schwangerschaftsverlauf:** Dauer der Schwangerschaft, eingenommene Medikamente, Erkrankungen während der Schwangerschaft (➤ Kap. 17.5.1), Blutungen, sonstige Komplikationen.
- Alkohol, Drogen, Nikotin: Genuss während der Schwangerschaft kann eine kindliche Entwicklungsverzögerung oder gar Behinderung zur Folge haben.
- **Geburtsverlauf:** Spontangeburt, Sectio caesarea (Kaiserschnitt), Zustand des Kindes bei der Geburt, Größe, Gewicht, Kopfumfang, APGAR-Index (nach der Erstbeschreiberin Virginia Apgar). Jedes Neugeborene wird unmittelbar nach der Geburt nach 1, 5 und 10 Minuten

im Hinblick auf **A**ussehen, **P**uls, **G**esichtsbewegungen, allgemeine körperliche **A**ktivität und **R**espiration (Atmung) untersucht. Diese Kriterien sind wichtig, um potenzielle Gefahren bei der Adaptation an das postpartale Leben zu erkennen.
- Erbkrankheiten: z. B. Mukoviszidose, Fehlbildungen, Klumpfüße.
- Sozialer Status und Berufstätigkeit sowie familiäre Konstellationen der Eltern, Geschwister.
- Gewichtsentwicklung, Längenentwicklung, Kopfumfang, Zahnung, motorische Fähigkeiten seit der Geburt.
- Ernährungsanamnese: Gestilltes Kind? Wenn ja, wie lange?
- Durchgemachte Erkrankungen: Kinderkrankheiten, häufige Erkältungskrankheiten, Traumata, Krämpfe.
- Allergien oder Unverträglichkeiten: z. B. Glutenunverträglichkeit, Laktoseintoleranz.
- Impfstatus: Wann sind welche Impfungen appliziert worden? Sind Impfreaktionen aufgetreten? (➤ Kap. 17.5.2).

17.5.1 Pränatale Infektionen

Die wichtigsten pränatalen Infektionen und ihre Auswirkungen auf die kindliche Entwicklung kann man anhand der Merkhilfe: TORCHELL memorieren (➤ Tab. 17.3).

Tab. 17.3 Pränatale Infektionen und Auswirkungen auf das Kind (Merkhilfe: TORCHELL)

Erkrankung	Kindliche Symptome der pränatalen Infektion
Toxoplasmose	• Totgeburt (1. Trimenon) • Frühgeburt • Hydrozephalus, zerebrale Verkalkungen, geistige Retardierung • Chorioretinitis, Katarakt • Krampfanfälle
Röteln	• Embryopathie: **Gregg-Trias** mit Katarakt, Innenohrschwerhörigkeit, Herzschäden (Pulmonalstenose, persistierender Ductus Botalli) • Geistige Retardierung
Cytomegalie	• Hydrozephalus, intrazerebrale Verkalkungen • Hepatitis • Sepsis • Geistige und motorische Retardierung
Herpes simplex	Enzephalitis
Lues	• **Hutchinson-Trias:** Keratitis, Hörstörung, Zahnfehlbildungen • Gedeihstörung, Entwicklungsverzögerung
Listeriose	• Fetopathie durch Infektion im letzten Trimenon • Granulomatosis infantiseptica (Hepatosplenomegalie, Meningoenzephalitis)

17.5.2 Impfungen

Impfkalender

Die Ständige Impfkommission (STIKO) am Robert Koch-Institut aktualisiert die Impfempfehlungen i. d. R. jährlich (www.rki.de/DE/Content/Kommissionen/STIKO/Empfehlungen/Impfempfehlungen_node.html). Die aktuellen Impfempfehlungen sind ➤ Tab. 17.4 und ➤ Tab. 17.5 zu entnehmen.

COVID-19-Impfstoffe

Hinsichtlich der Infektion mit dem SARS-CoV-2-Virus (COVID-19) spricht die STIKO folgende Impfempfehlungen aus:
- Für Kinder zwischen 5–11 Jahren besteht eine generelle Impfempfehlung mit einer Impfstoffdosis für alle gesunden Kinder. Bei entsprechendem elterlichem Wunsch ist eine Grundimmunisierung möglich. Eine Grundimmunisierung (bestehend aus zwei Impfungen) wird für gesunde Kinder empfohlen, die in einem Umfeld mit Personen leben, die selbst ein hohes Risiko haben, einen schweren Verlauf zu erleiden, und Menschen, die durch die Vakzinierung nicht sicher geschützt werden können, z. B. Personen, die Immunsuppressiva einnehmen.
- Für Kinder/Jugendliche zwischen 12 und 17 Jahren wird eine generelle Impfempfehlung (Grundimmunisierung und 1. Auffrischimpfung) ausgesprochen.
- Für Erwachsene zwischen 18 und 59 Jahren wird ebenfalls eine generelle Impfempfehlung (Grundimmunisierung und 1. Auffrischimpfung) ausgesprochen.
- Für Personen ab 60 Jahren gilt eine generelle Impfempfehlung (Grundimmunisierung plus 1. und 2. Auffrischimpfung).

Die Impfempfehlungen werden laufend angepasst, sodass nicht klar ist, ob diese aktuellen Empfehlungen auch nächstes Jahr Bestand haben werden. Aktuelle Impfempfehlungen können auf der RKI-Webseite unter www.rki.de abgerufen werden.

17.6 Körperliche Untersuchung

17.6.1 Untersuchung des Kopfes

Untersuchung der Fontanellen

Bei der Untersuchung des Kopfes ist bei Neugeborenen und Säuglingen die Palpation der Schädelnähte und der Fontanellen wichtig (➤ Abb. 17.1). Die große Fontanelle ist rautenförmig und befindet sich zwischen Stirnnaht (Sutura frontalis), Pfeilnaht (Sutura sagittalis) und Kranznaht (Sutura coronalis).

Tab. 17.4 Impfempfehlungen der STIKO (Ständige Impfkommission) für Säuglinge und Kinder bis 2 Jahren (Stand April 2023)

Impfung	Alter in vollendeten Monaten								
	2	3	4	5–10	11	12	13–14	15	16–23
Tetanus	G1	N	G2	N	G3	N			
Diphtherie									
Pertussis									
HiB									
Polio									
Hepatitis B									
Pneumokokken									
Rotaviren	1. Impfung ab dem Alter von 6 Wochen, Wiederholung 2 bzw. 3 × je nach Impfstoff im Abstand von mindestens 4 Wochen								
Meningokokken C						G1	N		
Mumps Masern Röteln					G1	N		G2	N
Varizellen					G1	N		G2	N

G: Grundimmunisierung mit 2 und 3 Teilimpfungen; N: Nachholimpfung; A: Auffrischimpfung; S: Standardimpfung

Tab. 17.5 Impfempfehlungen der STIKO (Ständige Impfkommission) für Kinder ab 2 Jahren, Jugendliche und Erwachsene (Stand April 2023)

Impfung	Alter in Jahren							
	2–4	5–6	7–8	9–14	15–16	17	Ab 18	Ab 60
Tetanus	N	A1	N	A2		N	A[1]	
Diphtherie								
Pertussis							A3[1]	N
HiB								
Polio		N		A1		N		
Hepatitis B		N						
Pneumokokken								S
Meningokokken C	N	N						
Mumps Masern Röteln		N					Masern S[2]	
Varizellen		N						
HPV				G1 G2	N			
Herpes zoster								G1 G2
Influenza								S jährlich

[1] Tetanus-Diphtherie: Auffrischimpfung alle 10 Jahre. Nächste fällige TD-Impfung 1-malig als TDP bzw. bei Indikation als TDP-Polio-Impfung
[2] Einmalige Impfung mit MMR für alle nach 1970 geborenen Personen über 19 Jahre mit unklarem Impfstatus, ohne oder nur mit einer Impfung in der Kindheit

Bei 80 % der Kinder schließt sie sich bis zum 2. Lebensjahr. Die kleine Fontanelle ist dreieckig. Sie befindet sich zwischen Pfeilnaht und Lambdanaht (Sutura lambdoidea) und schließt sich spätestens mit dem 5. Lebensmonat.

Durchführung

Den Kopf des Kindes in beide Hände nehmen und sanft palpieren. Der Bereich der Fontanellen ist sehr weich. Dabei ist auf Vorwölbungen oder Einsenkungen zu achten.

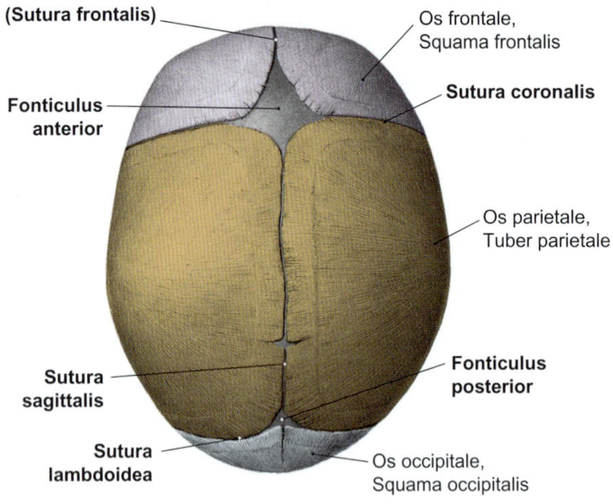

Abb. 17.1 Schädel eines Neugeborenen mit Fontanellen [S700]

Normalbefund

Offene, weiche, weitgehend im Knochenniveau liegende Fontanellen.

Pathologische Befunde

- Eingesunkene Fontanelle: typischer Befund bei Exsikkose
- Vorgewölbte Fontanelle: charakteristisch bei Hydrozephalus, Hirndruck, Meningitis

WEITERFÜHRENDE DIAGNOSTIK

- V.a. Exsikkose: Anamnese, Symptome, Vitalzeichen, internistische Untersuchung, Hautuntersuchung, Neurostatus, Labor (vor allem Na^+, K^+, Blutbild, Glukose, Kreatinin, Harnstoff), Urinuntersuchung → Notfall
- V.a. Hydrozephalus, Hirndruck, Meningitis: Anamnese, Symptome, internistische Untersuchung, Neurostatus, ophthalmologische Untersuchung (Stauungspapille bei Hirndruck), Labor (u.a. Differenzialblutbild, BSG, CRP, Na^+, K^+), Liquoruntersuchung, CT, MRT → Notfall

17.6.2 Lymphknotenuntersuchung

Die Erhebung des Lymphknotenstatus ist bei Kindern wegen der häufigen Erkältungs- und Kinderkrankheiten sehr wichtig. Zum Vorgehen: ➤ Kap. 14.1.5.

17.6.3 Untersuchung des Rachens

Die Untersuchung des Rachens entspricht der allgemeinen Racheninspektion (➤ Kap. 8.1.4). Zur Differenzialdiagnostik von Rachenbefunden: ➤ Tab. 8.1.

17.6.4 Untersuchung der Ohren

Die Untersuchung der Ohren entspricht der allgemeinen Ohruntersuchung (➤ Kap. 13.4, ➤ Kap. 13.5, ➤ Kap. 13.6).

17.6.5 Untersuchung der Haut

Die Untersuchung der Haut entspricht der allgemeinen Hautuntersuchung (➤ Kap. 11). Besonders wichtig ist die differenzialdiagnostische Beurteilung von Exanthemen (➤ Tab. 17.6).

WEITERFÜHRENDE DIAGNOSTIK

Exanthem und V.a. Infektionskrankheit: Anamnese (Impfstatus, durchgemachte Erkrankungen), Symptome, Untersuchung von Mund-Rachen-Raum, Ohren, internistische Untersuchung, Lymphknotenstatus, Neurostatus, Labor (u.a. Differenzialblutbild, CRP, BSG, spezifische Serologie je nach Symptombild), Abdomensonografie

17.6.6 Untersuchung der Lungen und des Herzens

Die Untersuchung der Lungen und des Herzens entspricht der allgemeinen Untersuchung (➤ Kap. 4 bzw. ➤ Kap. 6). Bei Kindern gelten jedoch für Blutdruck, Puls und Atemfrequenz andere Normwerte, die ➤ Tab. 17.7 zu entnehmen sind.

17.6.7 Untersuchung des Abdomens

Die Untersuchung des Abdomens entspricht der allgemeinen, in ➤ Kap. 8 beschriebenen abdominalen Untersuchung.

17.6.8 Untersuchung von Nieren, Urin und Genitale

Für die Untersuchung von Nieren und Urin wird auf ➤ Kap. 9 verwiesen.

Bei der Untersuchung des **Genitales** sind insbesondere die **Reifezeichen** von Bedeutung:

- Bei Mädchen sollten die großen **Labien** die kleinen zum Zeitpunkt der Geburt überdecken.
- Bei Jungen ist der **Descensus testis** zum Zeitpunkt der Geburt abgeschlossen, bei bis zu 3 % der männlichen Neugeborenen erfolgt die physiologische Wanderung des Hodens aus der Bauchhöhle in den Hodensack bis zum 1. Lebensjahr. Ein ausbleibender oder inkompletter Descensus kann wie folgt eingeteilt werden:
  - **„Echter" Kryptorchismus** (Bauchhoden): Ausbleiben der Hodenwanderung in der Embryonalzeit.
  - **Leistenhoden:** Der Hoden ist bei der Wanderung im Leistenkanal steckengeblieben.

Tab. 17.6 Differenzialdiagnostik von Exanthemen

	Beginn	Exanthem	Besonderheiten	
Masern	• Hohes, zweigipfliges Fieber • Husten • Halsentzündung	• Makulopapulöses Exanthem • Konfluierend • Von oben nach unten ausbreitend • Hinter den Ohren beginnend	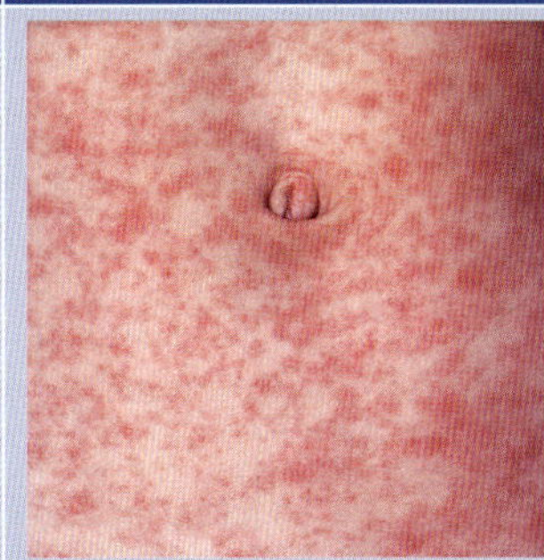 [O530]	Koplik-Wangenflecken
Röteln	• Leichtes Fieber • Mäßiges Krankheitsgefühl	Schwaches, nichtkonfluierendes Exanthem insbesondere am Stamm	 [E916]	Stark geschwollene nuchale und retroaurikuläre Lymphknoten
Varizellen	• Leichtes Fieber • Mäßiges Krankheitsgefühl	• Beginn überall in Schüben • Auch an Kopfhaut und Schleimhäuten, aber nicht an Handflächen und Fußsohlen • Entwickelt sich über einen Fleck zur Papel, zum Bläschen und zu Krusten = Heubner-Sternenhimmel	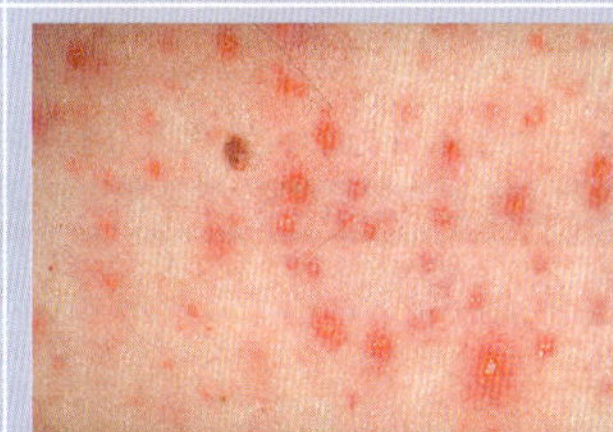 [M123]	Starker Juckreiz
Scharlach	• Hohes Fieber • Angina tonsillaris	• Feinfleckiger Ausschlag • In Leisten und Achseln beginnend • Periorale Blässe	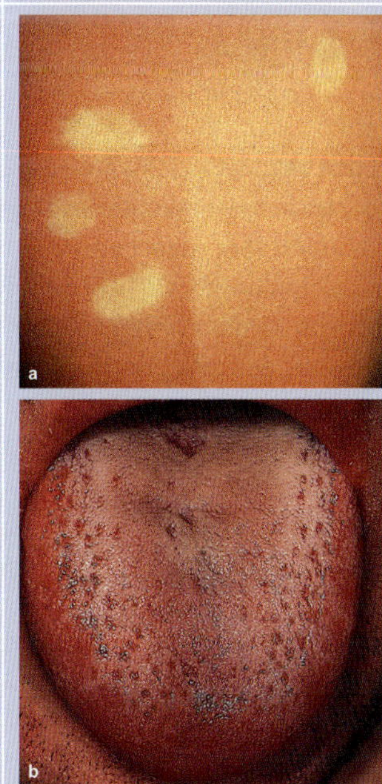 [E536]	Himbeerzunge

17

Tab. 17.6 Differenzialdiagnostik von Exanthemen *(Forts.)*

	Beginn	Exanthem	Besonderheiten	
Infektiöse Mononukleose	• Fieber • Angina • Krankheitsgefühl	Masernähnlich	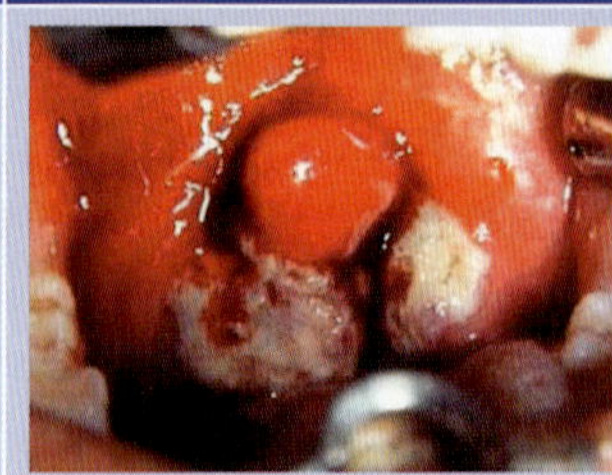 [E508]	• Petechiale Blutungen am Gaumen • Stark geschwollene Lymphknoten
Ringelröteln	• Leichtes Fieber • Krankheitsgefühl	• Schmetterlingsförmiges Exanthem im Gesicht • Girlandenförmiges Exanthem am Körper	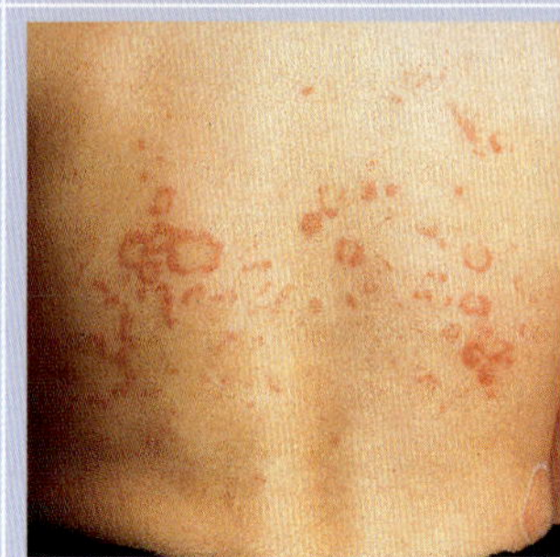 [M552]	

Tab. 17.7 Normwerte für Kinder für Blutdruck, Puls und Atemfrequenz

Alter	Blutdruck [mmHg]	Puls [Schläge/min]	Atemfrequenz [pro min]
Neugeborene	80/45	100–180	40–60
1 Jahr	90/65	80–160	20–40
4 Jahre	95/55	60–150	20–40
6 Jahre	100/60	60–120	15–30
12 Jahre	115/60	50–100	15–26

  - **Gleithoden:** Der Hoden befindet sich im äußeren Leistenring, lässt sich kurzzeitig unter manuellem Zug ins Skrotum verlagern, wandert aber wieder zurück.
  - **Pendelhoden:** nicht behandlungsbedürftige Normvariante. Der Hoden liegt im Skrotum, kann aber unter dem Kremasterzug bis zum äußeren Leistenring wandern, wandert aber wieder spontan zurück.
- **Phimose:** bis zum 3. Lebensjahr physiologisch. Die Vorhaut bis zu diesem Alter daher nicht reponieren.
- Ferner muss bei der Genitalinspektion auf **Missbrauchshinweise** geachtet werden, z. B. Hämatome, Blutungen, Fluor, Kondylome.

17.6.9 Untersuchung des Bewegungsapparats

Zur Untersuchung des Bewegungsapparats wird auf ➤ Kap. 3 verwiesen. Bei Kindern ist dabei ein besonderes Augenmerk auf folgende Aspekte zu legen:

- Entwicklung der Füße bzw. Fußanomalien: Sichelfuß, Klumpfuß, Spitzfuß
- Skoliose
- Morbus Scheuermann
- Angeborene Hüftgelenkdysplasie:

Typische Befunde sind:
  - Asymmetrische Falten im Gesäßbereich und am Oberschenkel.
  - Ungleiche Beinlänge.
  - Das betroffene Beinchen wird deutlich weniger bewegt.
  - Positives Ortolani-Zeichen: Schnappen in der Hüfte bei Abduktion und Außenrotation im Hüftgelenk beim auf dem Rücken liegenden Kind. Diese Untersuchung sollte erfahrenen Pädiaterinnen und Pädiatern vorbehalten bleiben.

17.6.10 Neurologische Untersuchung

Die neurologische Untersuchung entspricht der in ➤ Kap. 10 beschriebenen Untersuchung. Relevant ist die Erfassung der Primitivreflexe (➤ Kap. 15.2.2).

KAPITEL

18 Psychopathologischer Befund

PRAXISTIPP

Die einzelnen Aspekte des psychopathologischen Befunds sollten im Hinblick auf die Befunderhebung und Interpretation sicher beherrscht werden.

Die psychiatrische Exploration unterscheidet sich von allen anderen internistischen Untersuchungen. Während die internistische Befunderhebung weitgehend über die Anamnese und die Untersuchung der Organe erfolgt, steht bei der psychiatrischen Exploration das **Gespräch** mit der Patientin bzw. dem Patienten im Vordergrund. Wichtig ist, dass **organische Erkrankungen ausgeschlossen** werden müssen, bevor eine psychiatrische Erkrankung diagnostiziert wird. Jeder psychiatrischen Diagnose geht also eine internistische Untersuchung voraus.

18.1 Bewusstseinsstörungen

Bewusstseinsstörung ist der Oberbegriff für alle Veränderungen der Bewusstseinslage. Man unterscheidet:
- **quantitative Bewusstseinsstörungen**, die mit einer **Verminderung** des Bewusstseins einhergehen, und
- **qualitative Bewusstseinsstörungen**, die **Veränderungen** des Bewusstseins zeigen.

18.1.1 Quantitative Bewusstseinsstörung

Der Zustand der quantitativen Bewusstseinseinschränkung ist mit einer vitalen Gefährdung des Patienten verbunden. Es gibt verschiedene Abstufungen der verminderten Vigilanz:
- **Benommenheit:** Der Patient denkt zwar verlangsamt, reagiert aber adäquat. Die Informationsverarbeitung ist (z. T. stark) eingeschränkt.
- **Somnolenz:** Der Patient ist schläfrig, aber leicht erweckbar. Eine psychiatrische Exploration kann bereits stark eingeschränkt bis unmöglich sein.
- **Sopor:** Der Patient ist nur durch Schmerzreize erweckbar. Eine Erhebung des psychopathologischen Befunds ist nicht möglich.
- **Koma:** Der Patient ist nicht erweckbar, die Reflexe sind noch auslösbar, können aber auch fehlen. Im schweren/tiefen Koma bestehen ausgeprägte vegetative Funktionsstörungen (Atmungs-, Temperatur-, Kreislaufregulation). Die Erhebung des psychopathologischen Befunds ist nicht möglich.

Vorkommen

Eine quantitative Bewusstseinsstörung kann Folge einer Meningitis, einer Enzephalitis oder einer anderen hirnorganischen Erkrankung sein. Intoxikationen können die Vigilanz ebenfalls einschränken. Jede Einschränkung der Vigilanz stellt einen Notfall dar.

18.1.2 Qualitative Bewusstseinsstörung

Hauptkennzeichen der qualitativen Bewusstseinsstörung ist die Veränderung der Bewusstseinsklarheit. Folgende Formen kommen vor:
- **Bewusstseinstrübung:** mangelnde Klarheit im Erleben der eigenen Situation oder der Umwelt. Sie kann als Ablenkbarkeit oder Verwirrtheit imponieren.
- **Bewusstseinseinengung:** Der Patient richtet die Aufmerksamkeit auf wenige bzw. bestimmte Dinge, ohne die Gesamtsituation zu erfassen. Eine Empfänglichkeit hinsichtlich äußerer Reize, z. B. Türenschließen oder Türenknallen, ist deutlich reduziert und ruft keine Reaktion hervor.
- **Bewusstseinsverschiebung:** Äußere Reize werden in ihrer Intensität gesteigert wahrgenommen, z. B. besonders hell oder leuchtend oder besonders farbintensiv.

Vorkommen

Ursächlich können u. a. psychotische Erkrankungen, Drogenkonsum und hirnorganische Psychosyndrome sein.

18.2 Orientierungsstörungen

Orientierungsstörungen können unterschiedliche Qualitäten betreffen: die Zeit, den Ort, die Situation, in der man sich befindet, und die Orientierung zur Person. Dabei geht die Orientierung meist in der Reihenfolge zeitlich, örtlich, situativ und letztlich zur Person verloren. Die Orientierung kann dabei unsicher, mangelhaft oder gänzlich aufgehoben sein.

Die Prüfung der Orientierung ist einfach: Man befragt den Patienten nach Tageszeit, Jahreszeit, aktuellem Aufenthaltsort, Grund des Besuchs und persönlichen Daten, z. B. Geburtsdatum, Geburtsort, Name der Eltern oder Geschwister.
Man unterscheidet:
- **Zeitliche Desorientierung:** Der Patient kann das aktuelle Datum, das Jahr oder die Tageszeit nicht richtig benennen.
- **Örtliche Desorientierung:** Der Patient weiß nicht, wo er sich aktuell befindet.
- **Situative Desorientierung:** Der Patient erfasst die Situation nicht, in der er sich befindet, und kann auch meist nicht zuordnen, dass er sich in der Heilpraktiker- oder Arztpraxis aufhält.
- **Desorientierung zur Person:** Der Patient weiß den eigenen Namen oder andere wichtige persönliche Lebensdaten nicht mehr.

Vorkommen

Orientierungsstörungen sind das Leitsymptom der Demenzen.

18.3 Störungen der Auffassung und Konzentration

18.3.1 Auffassungsstörung

Die Fähigkeit, Wahrnehmungen in ihrer Bedeutung zu erfassen, sinnvoll miteinander zu verbinden oder auch in den bestehenden Erfahrungsbereich einzubauen, ist gestört. Die Wahrnehmungen können zu langsam, falsch oder gar nicht erfasst werden und Fehlhandlungen sowie u. U. Selbst- oder Fremdgefährdungen zur Folge haben.

18.3.2 Konzentrationsstörung

Als Konzentrationsstörung bezeichnet man die Unfähigkeit, Gedanken bzw. die Aufmerksamkeit längerfristig auf einen Gegenstand oder ein Thema zu richten.

Die Konzentrationsprüfung kann z. B. durch fortlaufendes Subtrahieren von Zahlen, z. B. 100–8, 92–8 usw., oder das Buchstabieren von längeren und komplizierteren Wörtern erfolgen.

Vorkommen

Die Konzentrationsstörung ist eines der Kennzeichen der Aufmerksamkeitsdefizit-/Hyperaktivitätsstörung (ADHS). Ferner kann diese Störung bei hirnorganischen Erkrankungen, chronischen Intoxikationen oder psychotischen Erkrankungen auftreten.

18.4 Gedächtnisstörungen

Charakteristisch für Gedächtnisstörungen ist die fehlende bzw. veränderte Wiedergabe von in der Vergangenheit erlebten Ereignissen. Es werden unterschieden:

- **Störungen der Merkfähigkeit (Kurzzeitgedächtnis):** Neu Erlerntes kann sofort oder nach kurzer Zeit (10 Minuten) nicht wiedergegeben werden. Die Prüfung der Merkfähigkeit erfolgt über die Benennung von 3–5 Wörtern (z. B. Schnee, Wald, Kröte, Uhr, Sandalen) oder einer Zahlenkombination. Nach z. B. 7 Minuten werden dann die vorher genannten Gegenstände abgefragt.
- **Störung des Gedächtnisses (Langzeitgedächtnis):** Sie fällt meist dadurch auf, dass weit zurückliegende Ereignisse nicht erinnert werden können, z. B. Ort des Schul- und Berufsabschlusses, Zeitpunkt und Umstände während der Verheiratung. Das Prüfen des Langzeitgedächtnisses kann im laufenden Gespräch erfolgen, indem man sich aus der Biografie des Patienten erzählen lässt. Zu den Gedächtnisstörungen zählen außerdem:
  - **Amnesien:** Erinnerungslücken, die meist zeitlich und/oder inhaltlich begrenzt sind. Unterschieden werden retrograde von anterograden Amnesien: *Retrograde Amnesien* beinhalten Gedächtnislücken für den Zeitraum vor dem Eintreten des schädigenden Einflusses. *Anterograde Amnesien* sind nach einem schädigenden Ereignis auftretende Gedächtnislücken. Als *kongrade (orthograde) Amnesie* wird eine Gedächtnislücke bezeichnet, die für die Zeit des schädigenden Ereignisses (z. B. Unfall) auftritt.
  - **Konfabulationen:** Erinnerungslücken, die mit spontanen Einfällen gefüllt werden, wobei der Patient die Einfälle als Erinnerung beurteilt.

Vorkommen

- Die Merkfähigkeit ist z. B. bei organischen Hirnerkrankungen, vor allem bei Demenz, deutlich beeinträchtigt und eines der Hauptmerkmale.
- Amnesien können nach einem Schädel-Hirn-Trauma auftreten.
- Konfabulationen sind typisch für das Korsakow-Syndrom oder die Wernicke-Enzephalopathie. Gelegentlich sind sie auch im Rahmen einer Schizophrenie zu beobachten.

18.5 Störung der Intelligenz

Intelligenz bezeichnet die Fähigkeit, sich an neue, veränderte und ungewohnte Lebensbedingungen durch z. B. Erfassung von Zusammenhängen und Interaktionen oder eine Denkleistung anzupassen.

Eine angeborene Intelligenzstörung wird **Oligophrenie** genannt. Häufiger sind Intelligenzstörungen erworben; dann spricht man von einer **Demenz**.

Die Intelligenz kann mit standardisierten Tests erfolgen (IQ-Test). Am häufigsten wird der HAWIE (Hamburg-Wechsler-Intelligenztest für Erwachsene) bzw. der HAWIK (Hamburg-Wechsler-Intelligenztest für Kinder) eingesetzt. Normalwerte bewegen sich zwischen 85 und 115 (Standardabweichung eingerechnet).

Vorkommen

- Bei Kindern und Jugendlichen sind Intelligenzstörungen vor allem durch gestörte Embryonalentwicklung, Sauerstoffmangel unter der Geburt oder genetische Defekte (z. B. Down-Syndrom) bedingt.
- Bei Erwachsenen sind Intelligenzdefekte auf organische Erkrankungen (z. B. Alzheimer-Demenz oder Wernicke-Korsakow-Syndrom) zurückzuführen.

18.6 Formale Denkstörungen

Die formalen Denkstörungen sind **Störungen des Denkablaufs**, der Klarheit, Zielhaftigkeit und Struktur. Es geht darum, wie der Patient denkt. Häufig sind formale Denkstörungen im Gespräch wahrnehmbar, sie können aber auch subjektiver Natur sein und nur vom Patienten wahrgenommen werden.

Einige Formen und deren Vorkommen sind:

- **Denkverlangsamung:** Der Gedankengang ist schleppend, mühsam und zäh. Der Patient erlebt den Denkvorgang als gebremst oder stockend und ist nicht in der Lage, diesen zu beheben (Denkhemmung). Sie ist ein typisches Symptom der Depression.
- **Umständliches Denken:** Der Patient kann nicht das Wesentliche vom Nebensächlichen trennen. Er verliert sich in Einzelheiten, ohne allerdings vom Ziel abzukommen. Dieses Symptom kann u. a. bei Depressionen und Schizophrenien auftreten.
- **Grübeln:** Der Patient ist unablässig mit meist unangenehmen Gedanken beschäftigt, die häufig mit seiner aktuellen Lage in Zusammenhang stehen. Grübeln ist ein typisches Symptom der Depression, kann aber auch bei Gesunden im Rahmen einschneidender Lebensereignisse auftreten.
- **Perseverationen:** Der Patient wiederholt ständig gleiche Denkinhalte, die mit der momentanen Themenbearbeitung im Gespräch nicht sinnvoll und wenig zielführend sind. Die Perseveration ist ein häufiges Symptom der Schizophrenie.
- **Ideenflucht:** Sie ist ein besonders einfallsreicher Gedankengang. Patienten kommen vom Hundertsten ins Tausendste, und häufig wird der Ursprungsgedanke nicht zu Ende geführt. Die Ideenflucht ist ein typisches Symptom der Manie.
- **Vorbeireden:** Der Patient geht auf die Frage nicht ein, obwohl er den Sinn der Frage verstanden hat. Es kann im Zuge der Schizophrenie beobachtet werden.
- **Denkzerfahrenheit, Inkohärenz:** Der Gedankengang ist ungeordnet, sprunghaft und für die Zuhörer unlogisch. Meist kann man den Ausführungen nicht oder nur schwer folgen. Die Maximalvariante ist der „Wortsalat". Hier werden Wörter oder nur Silben ohne erkennbaren Sinn aneinandergereiht. Die Denkzerfahrenheit ist ein typisches Symptom der Schizophrenie.
- **Neologismen:** Wortneubildungen, deren Sinnhaftigkeit für die Zuhörer häufig nicht verständlich ist. Neologismen können bei der Schizophrenie auftreten.
- **Gedankenabreißen:** Ohne erkennbaren Grund reißt der bis dahin flüssige Gedankengang ab. Dieses Phänomen kann bei der Depression auftreten, aber auch bei gesunden Menschen, die z. B. erschöpft sind.

18.7 Inhaltliche Denkstörungen

Inhaltliche Denkstörungen betreffen den **Inhalt des Gedachten**. es geht also darum, was der Patient denkt.

Der **Wahn** stellt die wichtigste inhaltliche Denkstörung dar. Er handelt sich dabei um eine **unkorrigierbar** falsche Einschätzung und Wahrnehmung der Realität. Wahnphänomene können in unterschiedlicher Form und mit unterschiedlichem Inhalt auftreten. Zu den anderen inhaltlichen Denkstörungen zählen u. a. **Phobien, Zwänge** und **hypochondrische Befürchtungen**.

Man kann den Wahn in verschiedene **Wahnformen** einteilen:

- **Wahneinfall:** urplötzliches Auftreten von wahnhaften Vorstellungen bzw. Überzeugungen.
- **Wahnwahrnehmung:** wahnhafte Interpretation einer richtigen Wahrnehmung.
- **Wahnstimmung:** Stimmung des Unheimlichen, Vieldeutigen und Unbestimmten. Die Patienten haben häufig den Eindruck, dass irgendetwas naht oder in der Luft liegt.

Typische **Wahnthemen** sind:

- **Beziehungswahn:** Der Patient bezieht diverse Ereignisse und Erlebnisse auf die eigene Person. Dabei werden z. B. Plakatslogans, der Inhalt von Radio- oder Fernsehnachrichten oder zufällig gehörte, von Fremden geäußerte Worte auf die eigene Person bezogen.
- **Beeinträchtigungs- und Verfolgungswahn:** Beim Beeinträchtigungswahn werden Ereignisse auf die eigene Person bezogen, wobei das Gefühl der Bedrohung häufig im Vordergrund steht. Der Verfolgungswahn kann als dessen Steigerung angesehen werden. Hier fühlt sich der Patient körperlich und geistig bedroht und verfolgt. Häufig kann der Aggressor nicht definiert werden, oder es werden Geheimdienste, fremde und undefinierte Mächte usw. benannt.
- **Eifersuchtswahn:** Der Patient ist unkorrigierbar davon überzeugt, dass er betrogen wird.
- **Liebeswahn:** Der Patient ist unkorrigierbar davon überzeugt, von einer anderen, häufig fremden Person geliebt zu werden.
- **Verarmungswahn:** Der Patient ist überzeugt, nichts zu besitzen oder alles verloren zu haben. Häufig berichtet der Patient, keine Hilfe in Anspruch nehmen zu können, weil er eine Therapeutin oder einen Therapeuten nicht bezahlen kann.
- **Nihilistischer Wahn:** Der Patient ist unkorrigierbar überzeugt, nichts wert zu sein, nichtig zu sein (daher auch: Nichtigkeitswahn). Ferner werden der eigene physische Körper und die Umgebung als nicht existent deklariert.
- **Größenwahn:** Patient hält sich für besonders machtvoll, intelligent und omnipotent. Häufig findet eine Identifizierung mit berühmten historischen Personen statt, u. a. Napoleon, Kleopatra.
- **Schuldwahn:** unkorrigierbare Überzeugung des Patienten, Schuld auf sich geladen zu haben.

Vorkommen

Wahn kann bei Schizophrenie (Beziehungs- oder Verfolgungswahn), Manie (Größenwahn), Depression (Verarmungswahn), chronischem Alkoholismus (Eifersuchtswahn) oder hirnorganischen Erkrankungen auftreten.

18.8 Halluzinationen

Halluzinationen sind Wahrnehmungserlebnisse ohne entsprechende Reizquelle, die aber für wirkliche Sinneseindrücke gehalten werden. Je nach Sinneswahrnehmung unterscheidet man:

- **Akustische Halluzinationen:** Sinnestäuschungen im akustischen Bereich, die von elementaren Lauten (Akoasmen) bis hin zu komplexen akustischen Phänomenen (z. B. Stimmenhören) reichen. Im Rahmen der akustischen Halluzinationen können folgende Stimmen gehört werden:
  - **Dialogische Stimmen:** Der Patient hört meist mehrere Stimmen, die sich miteinander unterhalten.
  - **Kommentierende Stimmen:** Die vom Patienten gehörten Stimmen kommentieren alles, was der Patient tut.
  - **Imperative Stimmen** haben Befehlscharakter.
- **Optische Halluzinationen:** Sinnestäuschungen im optischen Bereich, die von Lichtblitzen (Photomen) bis hin zu komplexen Bildern reichen.
- **Olfaktorische Halluzinationen:** Sinnestäuschungen im Geruchsbereich. Patienten berichten, z. B. Strom oder den Stromfluss riechen zu können.
- **Zönästhesien:** abstruse Leibeserlebnisse, die als nicht von „außen gemacht" erlebt werden. Organe oder Organteile können als verzogen, beweglich, besonders schwer oder besonders starr empfunden werden.

Vorkommen

Akustische Halluzinationen sind ein typisches Symptom der Schizophrenie. Optische Halluzinationen können bei organischen psychischen Störungen, insbesondere im Rahmen eines Delirium tremens, als graue Schatten, Ungeziefer oder huschende Mäuse auftreten. Olfaktorische Halluzinationen sind typisch für die Schizophrenie.

18.9 Ich-Störungen

Ich-Störungen erzeugen das Gefühl des von außen Gemachten. Der Patient fühlt sich in seinen Gedanken oder in seiner körperlich-seelischen Integrität beeinflusst.
Formen der Ich-Störungen sind:

- **Gedankenausbreitung:** Die Gedanken gehören nicht mehr dem Patienten allein, sondern können von anderen Menschen gelesen werden. Andere wissen, was der Patient denkt.
- **Gedankenentzug:** Dem Patienten werden die Gedanken von anderen Menschen, Mächten oder Institutionen weggenommen oder „abgezogen".
- **Gedankeneingebung:** Gedanken und Vorstellungen werden als von außen beeinflusst, gemacht, gelenkt, gesteuert, eingegeben oder aufgedrängt empfunden.
- **Depersonalisation:** Störung des Einheitserlebens. Die Person kommt sich selbst fremd, unwirklich, unmittelbar verändert, als oder wie eine andere Person oder uneinheitlich vor.
- **Derealisation:** Personen, Gegenstände und die Umgebung erscheinen unwirklich, fremdartig oder auch räumlich verändert. Dadurch wirkt die Umwelt z. B. fremd, sonderbar oder gespenstisch.
- **Fremdbeeinflussungserlebnisse:** Der Patient fühlt sich in seinen Taten, seinem Denken, seinen Absichten usw. von außen gelenkt, manipuliert und gesteuert.

Vorkommen

Ich-Störungen sind typische Symptome der Schizophrenie. Depersonalisationen und Derealisationen können bei Angststörungen oder bei sonst gesunden Menschen im Rahmen von Erschöpfungszuständen auftreten.

18.10 Störungen der Affektivität

Die Affektivität umfasst kurzzeitige Gefühlsregungen (Affekte) und längerfristige Gefühlslagen (Stimmungen). Affektivitätsstörungen zeigen sich als:

- **Affektlabilität:** Im Vordergrund stehen ein sehr schneller Stimmungs- und Affektwechsel. Bei einer bipolaren Störung können z. B. Traurigkeit, Verzweiflung und Fröhlichkeit einander abwechseln.
- **Affektarmut:** Der Patient zeigt sehr wenige Gefühle, wobei er häufig gleichgültig und reserviert erscheint.
- **Affektinkontinenz:** Affekte und Stimmungen lassen sich nicht kontrollieren und werden ohne Rücksicht (z. B. auf soziale Normen und Regeln) ausgelebt.
- **Gefühl der Gefühllosigkeit:** Mangel an affektiven Regungen. Der Patient beschreibt den Zustand als innere Leere, wobei weder positive noch negative Stimmungen vorhanden sind.
- **Innere Unruhe:** Der Patient fühlt sich innerseelisch unter Spannung, ist nervös.
- **Gereiztheit:** Hierbei besteht eine labile Stimmung mit der Tendenz zu aggressiven Ausbrüchen.
- **Läppischer Affekt:** Der Patient macht z. B. alberne, unreife Äußerungen oder kichert unangemessen über alles.
- **Parathymie:** Gesagtes bzw. Affekt oder Verhalten und Anlass stimmen nicht überein. Beispiel: Der Patient berichtet amüsiert und lachend über das Unglück naher Angehöriger.

Vorkommen

Störungen der Affektivität können bei folgenden Erkrankungen vorkommen:
- Depression: Affektarmut, Gefühl der Gefühllosigkeit, innere Unruhe.
- Manie: Affektinkontinenz.
- Bipolare Störung: Affektlabilität.
- Schizophrenie: Affektinkontinenz, läppischer Affekt, Parathymie, innere Unruhe.
- Angststörungen: innere Unruhe.
- Gereiztheit kann bei allen psychiatrischen Erkrankungen auftreten, aber auch bei sonst gesunden Personen.

18.11 Störung des Antriebs und der Psychomotorik

Folgende Störungen des körperlichen Antriebs und der Psychomotorik können auftreten:
- **Antriebsarmut:** ist durch reduzierte bzw. mangelnde spontane Bewegungen gekennzeichnet.
- **Antriebshemmung:** Der Patient erlebt seine körperliche Energie subjektiv als gebremst oder verzögert.
- **Antriebssteigerung:** Zunahme an Energie, Initiative und Anteilnahme. Der Patient hat meist einen starken Bewegungs- und Tatendrang.
- **Stupor:** Der Patient ist bewegungslos bei erhaltenem Bewusstsein.
- **Mutismus:** Nichtsprechen bei gesundem Sprechapparat und Hörvermögen. Der (s-)elektive Mutismus ist dadurch gekennzeichnet, dass die Hemmung der Sprache sich nur gegenüber einem bestimmten Personenkreis zeigt, z. B. gegenüber Lehrkräften oder entfernten Angehörigen.
- **Logorrhö:** Sprechen ohne Punkt und Komma. Meist sprechen die Patienten auch sehr laut und sind im Redefluss kaum zu unterbrechen.
- **Motorische Unruhe:** gesteigerte und ungerichtete motorische Aktivität. Die Bewegungen und Aktionen sind meist ziellos und unproduktiv.
- **Automatismen:** sich ständig wiederholende, z. T. komplexe Bewegungsabläufe.
- **Sozialer Rückzug, soziale Umtriebigkeit:** Verminderung bzw. Erweiterung sozialer Kontakte.
- **Stereotypien:** Äußerungen auf sprachlicher und motorischer Ebene, die stereotyp, also in immer derselben Form wiederholt werden. Meist erscheinen sie sinnlos.
- **Tics:** gleichförmige, wiederkehrende, rasche Muskelzuckungen an unterschiedlichen Muskelpartien. Häufig finden sich Muskelzuckungen im Gesicht, an den Armen und der Schultermuskulatur. Neben muskulären Tics gibt es auch vokale Tics.

Vorkommen

Störungen des Antriebs und der Psychomotorik treten bei folgenden Erkrankungen auf:
- Depression: Antriebsarmut, Antriebshemmung, motorische Unruhe, sozialer Rückzug
- Manie: Antriebssteigerung, Logorrhö, motorische Unruhe, soziale Umtriebigkeit
- Schizophrenie: Stupor, Mutismus, motorische Unruhe, Automatismen, sozialer Rückzug oder soziale Umtriebigkeit
- Bipolare Störung: soziale Umtriebigkeit
- Tourette-Syndrom: Tics
- Nach traumatischen Ereignissen: Mutismus

18.12 Suizidalität

Bei jeder psychiatrischen Exploration sollte die Suizidalität erfragt werden, zumal die Hälfte aller Suizide von Menschen verübt wird, die an einer psychiatrischen Störung leiden. Die Annahme, man könnte durch Nachfragen eine latente Suizidalität aktivieren oder die Patienten in ihren suizidalen Absichten bestärken, trifft nicht zu. In der Regel reagieren die Patienten mit seelischer Erleichterung und teilen sich auch zumeist offen mit.

Nach Pöldinger können 10 initiale Fragen an den Patienten zur Einschätzung der Suizidalität gestellt werden:
1. Denken Sie daran, sich das Leben zu nehmen? Häufig?
2. Sind diese Gedanken wie ein Zwang?
3. Haben Sie konkrete Ideen, wie Sie vorgehen würden?
4. Haben Sie schon Vorbereitungen getroffen?
5. Haben Sie schon einmal einen Versuch unternommen?
6. Ist in Ihrer Familie oder im Umkreis so etwas schon passiert?
7. Sehen Sie die Situation als aussichtslos für sich an?
8. Haben Ihre Kontakte zu Freunden bzw. Verwandten abgenommen?
9. Wohnen Sie allein?
10. Fühlen Sie sich familiär, beruflich, religiös oder weltanschaulich nicht mehr eingebunden?

PRAXISTIPP

Bei akuter Suizidgefahr müssen die Patienten in ein psychiatrisches Krankenhaus gebracht werden. Eine Einweisung durch Heilpraktikerinnen oder Heilpraktiker kann nicht erfolgen; im Akutfall ist aber eine Unterbringung nach den länderspezifischen Unterbringungsgesetzen oder Psychisch-Kranken-(Hilfe-)Gesetzen auch gegen den Willen der Patientin bzw. des Patienten möglich. Die Inhalte der länderspezifischen Regelungen und die darin festgelegten und Vorgehensweisen müssen im Praxisalltag präsent sein.

WEITERFÜHRENDE DIAGNOSTIK

- V.a. affektive Psychose (Depression, Manie, bipolare Störungen) und Schizophrenie: Anamnese (Life Events, Medikamenten-, Drogenanamnese, vor allem LSD, Ecstasy, Kokain, Cannabis; Vorerkrankungen, familiäre Häufung), Symptome, vollständige internistische und neurologische Untersuchung, Labor (u.a. Differenzialblutbild, CRP, Leber- und Nierenwerte, TSH, Na^+, K^+, Ca^{2+}, Glukose, Kortisol, ggf. HIV-, Borrelien- und Lues-Serologie, Drogenscreening), EKG, EEG, Schädel-CT oder -MRT, ggf. Liquorpunktion
- V.a. Demenz: Anamnese (Vorerkrankungen, Medikamenten- und Familienanamnese), Fremdanamnese, Symptome, vollständige internistische und neurologische Untersuchung, Labor (u.a. Differenzialblutbild, CRP, BSG, Leber-, Nierenwerte, TSH, Glukose, HbA_{1c}, Vitamin B_{12}, ggf. HIV-, Lues-, Borrelien-Serologie, Kupfer i.S. und i.U., Lipidstatus, ggf. ANA), psychometrische Tests, u.a. Mini-Mental-Status-Test, Uhrentest, EEG, Schädel-CT oder -MRT, ggf. Liquordiagnostik, Duplex- und Dopplersonografie der Karotiden, EKG, Echokardiografie
- V.a. alkoholassoziierte Erkrankungen (Delir, Korsakow-Syndrom): Anamnese (Menge, Dauer des Alkoholkonsums, Art der Alkoholika, Vorerkrankungen, soziale, berufliche Lage, CAGE-Test, AUDIT-Test), Symptome, internistische und neurologische Untersuchung, Labor (u.a. Differenzialblutbild, CRP, Na^+, K^+, Ca^{2+}, Glukose, Vitamin B_1 und $_{12}$, Folsäure, GOT, GPT, γ-GT, GLDH, AP, Bilirubin, Albumin, Quick, PTT, PCHE, CDT, CK, Ethanol i.S., Ethylglucuronid i.U.), EKG, Echokardiografie, Abdomensonografie (vor allem Leber), Schädel-CT oder -MRT

18.13 Beispiel für einen psychopathologischen Befund

Frau X. ist bewusstseinsklar, allseits orientiert, im interpersonellen Kontakt freundlich zugewandt und rasch in der Auffassung. Kein Hinweis auf Gedächtnisstörungen oder inhaltliche Denkstörungen. Vereinzelt Wortfindungsschwierigkeiten und Silbendreher. Der Gedankengang ist kohärent, dominiert auf Zukunftsängste. Daneben zählen Konzentrationsprobleme, reduzierte Belastbarkeit, Erschöpfungszustände und Schlafstörungen zu den zentralen Themen. Kein Anhalt für Ich- oder Wahrnehmungsstörungen. Im Affekt ist die Patientin gedrückt und ängstlich in Bezug auf die Zukunft mit herabgesetztem Gefühl von Kraft und Lebendigkeit. Keine Einschränkung im Antrieb und in der Psychomotorik. Von Suizidgedanken ist die Patientin glaubhaft distanziert.

Frau X. ist teilberufstätig als Sachbearbeiterin. Sie ist verheiratet, hat einen 2-jährigen Sohn und ist sehr gut im sozialen Gefüge eingebunden.

18.14 Psychische Erkrankungen in Pandemie- und Krisenzeiten

Die Coronapandemie und die damit verbundenen Maßnahmen zur Eindämmung des Infektionsgeschehens haben das Leben nachhaltig und tiefgreifend verändert. Die Häufigkeit psychischer Erkrankungen hat in allen Altersgruppen deutlich zugenommen, was sich auf das therapeutische Geschehen in nahezu allen therapeutischen Einrichtungen auswirkt. Auch wenn die akute Phase der Pandemie überwunden ist, nähert sich die Gesellschaft einer sogenannten neuen Normalität mit Abstandsregeln, Maskenpflicht und anderen, an das Geschehen angepassten Auflagen an, die Belastungen mit sich bringen. Verschärft wird die Situation aktuell (Stand April 2023) durch das Kriegsgeschehen in der Ukraine, die Energiekrise und die wirtschaftliche Stagnation.

Nach Angaben der Weltgesundheitsorganisation (WHO) und des RKI wird aktuell eine Zunahme von vor allem Angststörungen, Depressionen und Zwangsstörungen verzeichnet:

- **Angststörungen** sind unterschiedlich ausgeprägt und haben von Fall zu Fall einen unterschiedlichen Fokus. Viele Menschen haben Angst vor einer Infektion, einem schweren Verlauf und einer etwaigen intensivmedizinischen Behandlung. Bei Patienten mit Vorerkrankungen ist diese Angst häufig stark ausgeprägt. Andere Menschen erlebten und erleben Angst in Zeiten der Isolation und der damit verbundenen Einsamkeit und Hoffnungslosigkeit und Perspektivlosigkeit. Berufstätige Menschen haben häufig Angst vor einem Arbeitsplatzverlust, wirtschaftlich-finanziellen Folgen und Verarmung. In diesem Zusammenhang ist vielfach auch eine verschärfte Stresssituation innerhalb der Familie zu verzeichnen, bedingt durch Homeoffice, vorangegangene Schul- und Kitaschließungen im Lockdown und der damit verbundenen Beschulung von Kindern zu Hause sowie häufig einer räumlichen Enge.
- **Depressionen** bzw. depressive Befürchtungen und Reaktionen haben ebenfalls in der Häufigkeit und in unterschiedlichen Schweregraden zugenommen.
- Auch die Häufigkeit von **Zwangsstörungen** hat zugenommen; sie stehen häufig im Zusammenhang mit Hygienemaßnahmen wie Hände- und Flächendesinfektion, Tragen von Masken usw.

Besonders schwierig stellt sich die Pandemiesituation bei älteren und alten **Menschen**, die **in Pflegeheimen** untergebracht sind. Die Angst vor einer Infektion, miterlebte Infektionen oder Todesfälle bei nahestehenden Personen oder Mitbewohnerinnen und Mitbewohnern stehen im Vordergrund. Ein weiterer gewichtiger Grund ist die **Isolation**, die entweder durch die eigene Gebrechlichkeit oder durch die Eindämmungsmaßnahmen bedingt ist, z.B. durch das Verbot, die Einrichtung zu betreten, begrenzte Besucheranzahl und begrenzte Besuchszeit. All diese Punkte führen dazu, dass u.a. körperliche wie geistige Abbauprozesse beschleunigt werden. Dies wiederum mindert die Resilienz und schlussendlich auch die Lebensqualität und kann häufig auch zu einer veränderten Lebensbewertung führen.

Die Auswirkungen der Pandemie und der damit verbundenen Maßnahmen hatte und hat auch einen enormen Einfluss auf die **kindliche Entwicklung** und Reifung sowie auf

Jugendliche, deren Ausgang und Auswirkungen man wohl erst nach Jahren vollumfänglich wird beurteilen können. Häufige Folgen waren bzw. sind Konzentrationsstörungen, Schlafprobleme, Verhaltensauffälligkeiten, verzögerter Spracherwerb, Somatisierungsstörungen in Form von rezidivierenden Kopf- und Bauchschmerzen, Angst vor COVID-19-Übertragung usw. Der Wegfall von alltäglicher Routine, Freizeitangeboten und sozialen Kontakten in Lockdownzeiten hatte ebenfalls nachhaltige Auswirkungen auf die kindliche Entwicklung. Die mit dem Lockdown verbundene räumliche Enge (je nach Wohnsituation) und fehlende Ausweichmöglichkeiten führten zu erhöhtem familiärem Stress und gehäufter familiärer **Aggression** bis hin zu **Gewalt** und **Missbrauch**.

All diese Aspekte werden den therapeutischen Alltag in den nächsten Jahren begleiten und sollten in der Behandlung mitberücksichtigt werden. Eine generelle Empfehlung für den Umgang mit Krisenzeiten ist pauschal nicht möglich. Jeder Mensch entwickelt eigene Strategien, mit denen er Stress und Krisen bewältigen kann.

PRAXISTIPP

Folgende Ansätze (Auswahl) können hilfreich sein:

- Die Beibehaltung der täglichen Routine bzw. die Tagesstrukturierung ist von Vorteil. Feste Tagesabläufe wie Mahlzeiten, Spaziergänge, Ausflüge, Schlafenszeiten sollten eingehalten werden.
- Das Pflegen von Kontakten, wenn nicht persönlich, dann telefonisch, via Mail, Chat oder Videokonferenzen ist sehr wichtig und hilft in der Vernetzung und gegenseitiger Unterstützung.
- Sportliche Aktivitäten fördern die körperliche und psychische Gesundheit und sind je nach Ressource und Möglichkeit in jeder erdenklichen Art indiziert.
- Das Einplanen von Erholungsphasen, körperlich wie mental ist von herausragender Bedeutung. Dazu zählt auch z. B. eine Nachrichten-/Fernseh- oder Handykarenz.
- Die Ausrichtung der Gedanken und des Bewusstseins auf positive Dinge ist nützlich und eine wichtige Strategie für den Erhalt der seelischen Gesundheit.
- Gespräche mit Kindern und Jugendlichen sind wichtig. Sie sollten das Gefühl bekommen, dass sie jederzeit beschützt und behütet sind.
- Im Falle von akuten oder chronischen Belastungen, die zu eskalieren drohen, ist die Inanspruchnahme professioneller Hilfe indiziert.
- Bei vorhandenen körperlichen und seelischen Kapazitäten kann Mitmenschen Hilfe angeboten werden, z. B. älteren Menschen in der Nachbarschaft. Das fördert die Vernetzung, gute Gespräche und Lösungsmöglichkeiten.
- Schädliche Strategien wie z. B. ein erhöhter Alkoholkonsum oder der Konsum anderer Substanzen sind zu vermeiden.

Register

Für die mündliche Prüfung und als Nachschlagewerk in der zukünftigen Praxis

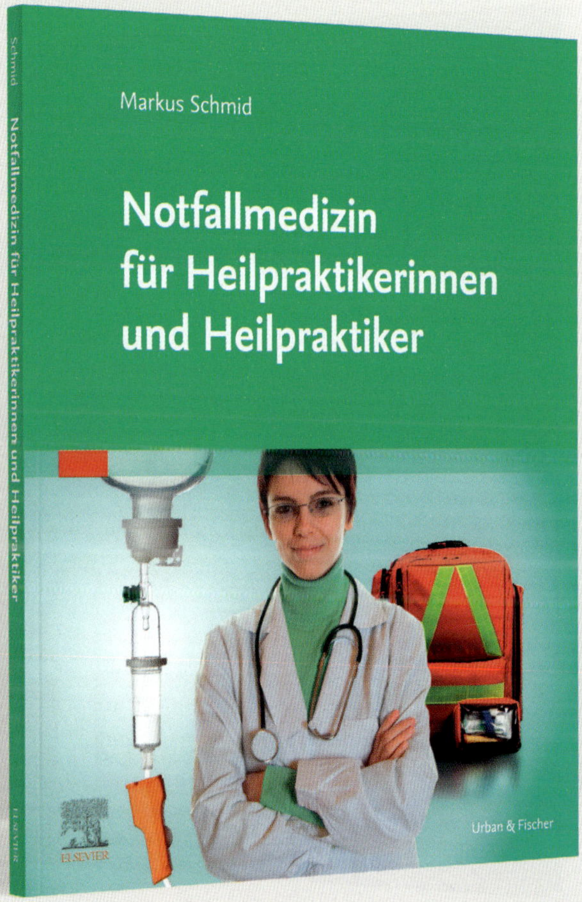

Melden Sie sich für unseren Newsletter an unter www.elsevier.de/newsletter

20230525d2 Irrtümer vorbehalten. Stand 05/2023

ELSEVIER

Diesen und viele weitere Titel sowie die aktuellen Preise
finden Sie in Ihrer Buchhandlung vor Ort und unter **shop.elsevier.de**

Der Schlüssel zur individuellen, zielgerichteten und erfolgreichen Therapie

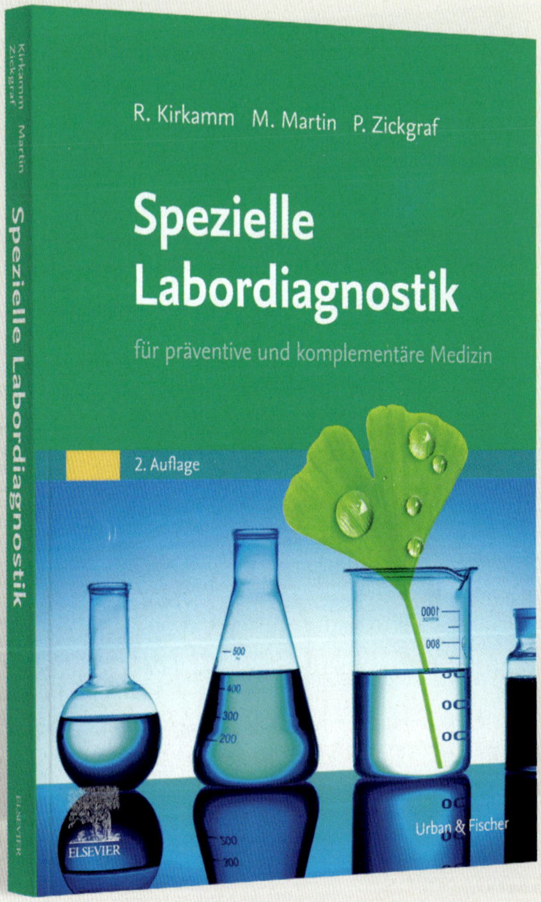

Melden Sie sich für unseren Newsletter an unter www.elsevier.de/newsletter

20230525d1 Irrtümer vorbehalten. Stand 05/2023

Diesen und viele weitere Titel sowie die aktuellen Preise finden Sie in Ihrer Buchhandlung vor Ort und unter **shop.elsevier.de**

ELSEVIER